1 Orientierung am Weiterbildungs-Curriculum der Bundesärztekammer

Suchtmedizinische Versorgung

Springer

*Berlin
Heidelberg
New York
Barcelona
Hongkong
London
Mailand
Paris
Singapur
Tokio*

T. Poehlke   I. Flenker   A. Follmann
G. Kremer   F. Rist   (Hrsg.)

Grundlagen der Behandlung

Mit einem Geleitwort von Dr. I. FLENKER

Mit 9 Abbildungen und 16 Tabellen

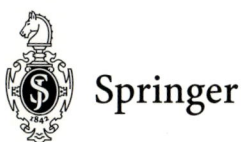

Dr. Thomas Poehlke
Hafenweg 11, 48155 Münster

Dr. Ingo Flenker
Ärztekammer Westfalen-Lippe
Gartenstraße 210-214, 48147 Münster

Anke Follmann
Ärztekammer Westfalen-Lippe,
Gartenstr. 210-214, 48147 Münster

Georg Kremer
Psychiatrische Klinik Gilead,
Remterweg 69/71, 33617 Bielefeld

Prof. Dr. Fred Rist
Universität Münster, Psychologisches Institut I,
Fliednerstr. 21, 48149 Münster

ISBN 3-540-67290-7   Springer-Verlag Berlin Heidelberg New York

Die Deutsche Bibliothek – CIP-Einheitsaufnahme

Suchtmedizinische Versorgung: Orientierung am Weiterbildungs-Curriculum der Bundesärztekammer / Hrsg.: Thomas Poehlke .... - Berlin; Heidelberg; New York; Barcelona; Hongkong; London; Mailand; Paris; Singapur; Tokio: Springer

  1. Grundlagen der Behandlung. – 2000
  ISBN 3-540-67290-7

Dieses Werk ist urheberrechtlich geschützt. Die dadurch begründeten Rechte, insbesondere die der Übersetzung, des Nachdrucks, des Vortrags, der Entnahme von Abbildungen und Tabellen, der Funksendung, der Mikroverfilmung oder der Vervielfältigung auf anderen Wegen und der Speicherung in Datenverarbeitungsanlagen, bleiben, auch bei nur auszugsweiser Verwertung, vorbehalten. Eine Vervielfältigung dieses Werkes oder von Teilen dieses Werkes ist auch im Einzelfall nur in den Grenzen der gesetzlichen Bestimmungen des Urheberrechtsgesetzes der Bundesrepublik Deutschland vom 9. September 1965 in der jeweils geltenden Fassung zulässig. Sie ist grundsätzlich vergütungspflichtig. Zuwiderhandlungen unterliegen den Strafbestimmungen des Urheberrechtsgesetzes.

Springer-Verlag ist ein Unternehmen der Fachverlagsgruppe BertelsmannSpringer
© Springer-Verlag Berlin Heidelberg 2000
Printed in Germany

Die Wiedergabe von Gebrauchsnamen, Handelsnamen, Warenbezeichnungen usw. in diesem Werk berechtigt auch ohne besondere Kennzeichnung nicht zu der Annahme, daß solche Namen im Sinn der Warenzeichen- und Markenschutzgesetzgebung als frei zu betrachten wären und daher von jedermann benutzt werden dürften.

Produkthaftung: Für Angaben über Dosierungsanweisungen und Applikationsformen kann vom Verlag keine Gewähr übernommen werden. Derartige Angaben müssen vom jeweiligen Anwender im Einzelfall anhand anderer Literaturstellen auf ihre Richtigkeit überprüft werden.

Herstellung: PRO EDIT GmbH, D-69126 Heidelberg
Umschlaggestaltung: d & p, D-69121 Heidelberg
Satz: TBS, Sandhausen
Gedruckt auf säurefreiem Papier   SPIN 10748171   18/3134Re – 5 4 3 2 1 0

Geleitwort

Die Sucht ist, neben beispielsweise den Herz-Kreislauf-Erkrankungen oder dem Diabetes mellitus, inzwischen eine der vorherrschenden chronischen Erkrankungen unserer Zeit. Und genauso, wie die Entstehung von Suchterkrankungen teilweise gesellschaftliche Ursachen hat, so haben Abhängigkeitserkrankungen auch gesellschaftliche Folgen: Hierbei geht es nicht nur um die unmittelbaren Krankheits- oder Krankheitsfolgekosten, die durch Suchterkrankungen verursacht werden, sondern um die Millionen Einzelschicksale und „Suchtkarrieren", die vielfach mit einem erheblichen individuellen und familiären Leidensdruck verbunden sind. Sucht als Krankheit stellt Staat und Gesellschaft vor große Herausforderungen; die Prävention und Therapie dieser chronischen Erkrankung gehören zugleich zu den vorrangigen Aufgaben unseres Gesundheitssystems und der Medizin.

Aber wo sollen wir ansetzen? Ebenso vielgestaltig wie die Ursachen der Entstehung von Sucht sind auch ihre Ausprägungen: Sucht hat viele Gesichter. Die Abhängigkeit von sogenannten „illegalen" Drogen ist dabei nur eine von vielen Formen der Sucht. Gesellschaftlich akzeptierte Substanzen wie Nikotin, Alkohol und Medikamente, deren Mißbrauch aber gleichwohl zu schweren Abhängigkeiten führen kann, sind in der öffentlichen Wahrnehmung weitaus weniger mit dem Begriff der „Drogenproblematik" verbunden, obwohl sie von der Häufigkeit her gesehen an der Spitze stehen.

Wir müssen also Sucht und Suchterkrankungen in diesem breiten Spektrum vielfältiger Formen und gradueller Ausprägungen sehen, um wirkungsvolle Ansätze für eine möglichst frühzeitige Erkennung und Behandlung zu entwickeln. Deshalb sind entsprechende medizinische Kenntnisse, Qualifikationen und Kompetenzen auf allen Versorgungsebenen und in allen Versorgungsbereichen von herausragender Bedeutung. Dies gilt insbesondere für die hausärztlich tätigen Kolleginnen und Kollegen, denen bei der Prävention, Erkennung und Erstbehandlung von Suchterkrankungen eine besondere Rolle zufällt. Hier können auch die Weichen für eine weiterführende Therapie gestellt werden.

Durch die Einführung der Fachkunde *„Suchtmedizinische Grundversorgung"* sind wir auf dem Weg zu einer weiteren Verbesserung der

Versorgung suchtkranker Menschen einen großen Schritt weitergekommen. Diesen Weg müssen wir konsequent weitergehen. Hierzu gehört nicht zuletzt die Erkenntnis, daß eine wirkungsvolle suchtmedizinische Versorgung stets auch auf Kooperation und Vernetzung angewiesen ist. Eine multiprofessionelle Zusammenarbeit ist in der Versorgung Suchtkranker unerläßlich, um die notwendige umfassende Behandlung und oft schwierige und langfristige Betreuung dieser Patientengruppe zu gewährleisten. Es bedarf der Einrichtung örtlicher Netzwerke, die eine auf breiter Basis stehende fachübergreifende Arbeit möglich machen. Kooperation, Integration und Vernetzung sind Kernbegriffe in der aktuellen gesundheits- und berufspolitischen Debatte über die Weiterentwicklung unseres Gesundheitswesens. Ziel ist vor allem eine Steigerung der Versorgungsqualität und -effizienz. Das sind die Maßstäbe, an denen sich auch die suchtmedizinische Versorgung ausrichten muß.

Nach dem zu Beginn des Jahres 2000 erschienenen Band „Drogen" widmet sich die nun vorgelegte Veröffentlichung den „Grundlagen der Behandlung". Neben der Vermittlung des notwendigen medizinischen Basiswissens wird hier ein Überblick über unser komplexes Sozialversicherungssystem mit seinen unterschiedlichen Zuständigkeiten hinsichtlich der Kostenübernahme bei der Behandlung und Rehabilitation suchtkranker Menschen gegeben. Aber auch rechtliche Aspekte dieser vielschichtigen Thematik sind angesprochen. Die geplante Veröffentlichungsreihe „Suchtmedizinische Versorgung", die sich am Weiterbildungs-Curriculum der Bundesärztekammer orientiert, ist damit um ein wesentliches Element erweitert. Die nächsten Bausteine werden in absehbarer Zeit folgen und diese Reihe zu einem aktuellen, perspektivenreichen und auf fachlich hohem Niveau stehenden Gesamtwerk vervollständigen.

Den Mitherausgebern dieses Bandes – stellvertretend für alle nenne ich an dieser Stelle Herrn Kollegen Poehlke – sowie allen Autoren der Fachbeiträge sei herzlich für ihre engagierte Mitwirkung gedankt. Wir legen diesen Band in der Überzeugung vor, allen in der suchtmedizinischen Versorgung Tätigen damit eine fachlich fundierte, aktuelle und praxisnahe Arbeits- und Entscheidungshilfe an die Hand zu geben.

Dr. med. INGO FLENKER
Präsident der Ärztekammer Westfalen-Lippe
Vorsitzender des Ausschusses „Sucht und Drogen"
der Bundesärztekammer

Vorwort

Der Band I der insgesamt drei Bände umfassenden Reihe „Suchtmedizinische Versorgung", die sich inhaltlich am Weiterbildungs-Curriculum „Suchtmedizinische Grundversorgung" der Bundesärztekammer orientiert, gibt einen Überblick darüber, wie multiprofessionell angelegte Strategien bei der Behandlung Suchtkranker ineinandergreifen bzw. aufeinander aufbauen. So ist eine Behandlung abhängiger Patienten nicht möglich ohne das Wissen um die vom Gesetzgeber vorgesehenen Schritte, juristischen Begrenzungen oder Überlegungen zur jeweiligen Kostenregelung.

Sucht ist eine Krankheit. Die Ausführungen der Bände I bis III basieren auf dieser Prämisse. Dennoch ist es sinnvoll und notwendig, auch die Eigenverantwortlichkeit der Betroffenen anzusprechen und Grenzen der Behandlungsmöglichkeiten aufzuzeigen.

Angesprochen werden sollen mit den folgenden Bänden insbesondere Ärzte, aber auch andere Berufsgruppen, die mit Suchtkranken in Kontakt stehen. Dies sind insbesondere Mitarbeiter aus Einrichtungen der Suchtkrankenhilfe, Juristen, Mitarbeiter von Verwaltungen und Behörden und nicht zuletzt Entscheidungsträger bei den Krankenkassen und Rentenversicherungsträgern. Die Bundesärztekammer hat mit der Einführung der Fachkunde „Suchtmedizinische Grundversorgung" und der Veröffentlichung des entsprechenden Weiterbildungs-Curriculums zur den derzeit verstärkten Bemühungen um eine intensive medizinische Versorgung von Menschen mit Abhängigkeitserkrankungen Rechnung getragen. Zur Behandlung der zur Zeit auf mehr als 3,5 Millionen Menschen geschätzten Anzahl von Suchtkranken bedarf es einer gut ausgebildeten Gruppe von Behandlern und Begleitern. Unter den gerade in Deutschland in den letzten Jahren verstärkt in der Diskussion befindlichen Möglichkeiten, etwa der Originalstoffvergabe mit Heroin, die letztendlich nur einen kleinen Teil der Betroffenen erreichen wird, sind größere Bezüge teilweise aus dem Blickfeld geraten. Dies ist insbesondere in der ambulanten Versorgung Suchtkranker, wie etwa Alkoholabhängiger, zu sehen, die in Deutschland weiterhin entwicklungsfähig ist.

Die in diesem Band vereinten Autoren, denen an dieser Stelle bereits der Dank der Herausgeber für engagiertes und inhaltlich niveauvolles Bearbeiten der einzelnen Themen gilt, waren bemüht, eine Darstellung sehr komplexer und schwieriger Themen in angemessener Form zu finden. Dies ist ihnen eindeutig gelungen. Somit stellt der Band I „*Suchtmedizinische Versorgung – Grundlagen der Behandlung*" den ersten Baustein zu einer schrittweisen Erarbeitung einer individuellen Vorgehensweise in der Behandlung Suchtkranker dar. Immer ist der Vorgabe einer praxisnahen und erlebensintensiven Darstellung Rechnung getragen worden. Aus diesem Grund wird in den einzelnen Beiträgen auf weiterführende Literatur nur verwiesen, was den wissenschaftlich interessierten Lesern Anreize zu weitergehendem Studium geben mag. Für diejenigen unter den Lesern, die eine rasche und aus der Praxiserfahrung argumentierende Zusammenstellung suchen, mag dieser Band in vielfältiger Richtung eine Ergänzung bereits bekannter Fakten sein.

Der besondere Dank der Herausgeber und der Autoren gilt jenen Firmen, die durch ihr Engagement und die finanzielle Unterstützung dieses Buchprojektes überhaupt erst ermöglichten. Die Zusammenarbeit mit den Firmen *addiCare Arzneimittel*, Holzkirchen; *Aventis Pharma Deutschland*, Bad Soden; *Essex Pharma*, München; *Merck*, Darmstadt und *Sanofi-Synthelabo Arzneimittel*, Berlin, hat sich in hervorragender Weise gestaltet.

Nicht zuletzt ist der guten Arbeit von Herrn Thomas Günther, Springer-Verlag, der in mühevoller Kleinarbeit das Puzzle einzelner Beiträge zusammensetzte und den roten Faden für die Gesamterstellung des Buches niemals aus den Händen verlor, herzlich zu danken.

Münster, im März 2000 Dr. Thomas Poehlke

Inhaltsverzeichnis

Part I

Allgemeine Grundlagen

Kapitel 1

Diagnostische Klassifikation 3
R. Demmel

ICD-10 3
Akute Intoxikation 4
Schädlicher Gebrauch 6
Abhängigkeitssyndrom 6
Entzugssyndrom 8
Weitere Störungen 9
DSM-IV 11
Abschließende Bemerkungen 13

Kapitel 2

Epidemiologie 15
R. Demmel

Grundlagen epidemiologischer Untersuchungen 15
Ergebnisse der Repräsentativerhebung 1997 15
Illegale Drogen 16
Alkohol 16
Tabak 17
Medikamente 17
Zusammenfassung 20

KAPITEL 3

Körperliche und psychische Folgeerkrankungen, soziale Folgen und volkswirtschaftliche Kosten 23
G. REYMANN

Einleitung 23
Körperliche Folgeerkrankungen bei Suchtmittelkonsumenten ... 23
Körperliche Folgeerkrankungen im Umfeld des
Suchtmittelkonsumenten 24
Psychische Folgeerkrankungen
bei Suchtmittelkonsumenten 26
Psychische Folgeerkrankungen im Umfeld von
Suchtmittelkonsumenten 27
Soziale Suchtfolgeschäden 27
Belastung der Gesamtbevölkerung
durch Suchtfolgeerkrankungen 27
Zur Berechnung der volkswirtschaftlichen Kosten
von Substanzabhängigkeit 28

KAPITEL 4

Entwicklung und Aufrechterhaltung von Drogengebrauch und Drogenabhängigkeit 31
F. RIST, G. REYMANN

Störungsmodelle 31
Sucht als Krankheit 32
Sucht als körperliche Abhängigkeit 33
Sucht als psychische Abhängigkeit 34
Drogen als positive Verhaltensverstärker 34
Welche Befunde am Tier sind auf Menschen übertragbar? 35
Chronischer Drogengebrauch: ein Paradoxon? 37
Wie wirkt eine Droge subjektiv? 37
Negative Verstärkerwirkung 37
Indirekte Verstärkereffekte 38
Kopplung der Drogenwirkung an Hinweisreize 38
Toleranzentwicklung 39
Entzugssymptome 41
Neuroanatomische Substrate der Abhängigkeitsentwicklung ... 41
Stadien des Drogenkonsums 44
Toleranzänderung in der Suchtentwicklung 44
Sensitivierung 45
Distale und proximale Risikofaktoren für den Drogengebrauch ... 45
Subjektive Drogenwirkungseffekte 48
Drogenwirkung und Erwartungseffekte 48

Temperament, Charakter und Substanzpräferenzen 49
Ausblick 50

Kapitel 5

Prävention 53
R. Demmel

Präventionsstrategien 53
Primärprävention 53
Ergebnisse und Konzepte der Grundlagenforschung 57
Prospektive Längsschnittstudien 58
Experimentelle Untersuchungen 59
Ausblick 60

Kapitel 6

Prinzipien der Intervention 65
G. Reymann

Niederschwelligkeit 65
Freiwilligkeit 66
Absprache der Behandlungsziele zwischen Patient und Arzt 66
Zielhierarchie und „harm reduction" 67
Absprache des Settings 68
Multiprofessionalität und regionaler Verbund 69
Regelverstöße durch Patienten 70
Regelverstöße durch die Behandelnden 71

Kapitel 7

**Effektivität und Effizienz der Behandlung
von Suchtkrankheiten** 73
F. Rist

Strategien der Suchtbehandlung 73
Messung des Therapieerfolgs 74
Methodische Überlegungen zur Gültigkeit
von Erfolgsaussagen 75
Behandlungserfolg im katamnestischen Verlauf 76
Kontrollierter Konsum vs. Abstinenz 77
Prognose des Behandlungserfolgs 78
Vergleiche von Behandlungsformen......................... 79
Dauer einer Behandlung 79

Vergleiche zwischen minimaler und extensiver Behandlung 80
Vergleichende Untersuchungen von Behandlungsprogrammen .. 80
Überprüfung der Wirksamkeit von Behandlungskomponenten ... 81

Part II

Leistungserbringung

Kapitel 8

**Leistungserbringung
– Kranken-, Rentenversicherung und Sozialhilfe** 87
F. Baur, J. Lippert

Einführung 87
Die grundsätzlichen Zuständigkeitsmerkmale der Kranken-
und Rentenversicherung sowie der Träger der Sozialhilfe 88
Überblick über den Leistungsumfang der Kranken-
und Rentenversicherung und der Träger der Sozialhilfe 91
Überblick über die Leistungspflichten bei einzelnen Hilfen
für Suchtkranke 93
Hinweise zum Verwaltungsverfahren
der einzelnen Leistungsträger 96

Part III

Versorgungssystem

Kapitel 9

Versorgungssystem der Suchtkrankenhilfe in Deutschland 101
A. Holz

Niederschwellige Einrichtungen 104
Ärzte, psychotherapeutische Praxen und ärztlichen Dienste 105
Ambulante Behandlungs- und Beratungsstellen,
Institutsambulanzen und Fachambulanzen 106
Ambulantes betreutes Wohnen 108
Akutkrankenhäuser und psychiatrische Kliniken 108
Rehabilitationseinrichtungen 109
Wohnheime und Übergangseinrichtungen 110

Betriebliche Suchtkrankenhilfe 111
Beschäftigungs- und Arbeitsprojekte 111
Selbsthilfe 111

Kapitel 10

Psychosoziale Betreuung inkl. Kooperationsansätze und -modelle 115
J. Mühl

Entwicklung der Suchtkrankenhilfe in Deutschland 115
Aufgaben der Beratungsstellen 116
Prophylaxe 118
Information 119
Beratung 119
Vermittlung 121
Krisenintervention 121
Psychosoziale Begleitung 122
Nachsorge 123
Ambulante Rehabilitation 123
Niedrigschwellige Drogenhilfe 124
Formen der Zusammenarbeit 124
Modelle der Kooperation und Vernetzung 125
Kooperation 125
Vernetzung 126
Kooperation und Vernetzung – warum? 127

Kapitel 11

Netzwerk kommunaler Suchthilfen am Beispiel Bielefeld 129
M. Reker

Warum bedarf es eines kommunalen Suchthilfesystems? 129
Koordination und Kooperation als Basis für ein dynamisches Steuerungsmodell 130
Zum Stellenwert der Medizin im kommunalen Suchthilfesystem 132
Sucht ist ein interdisziplinäres Problem 133
Verantwortlichkeiten gerade für Schwerstabhängige müssen eindeutig geklärt sein 136
Die strukturelle Zweiteilung muß überwunden werden 137
Die Behandlung und Versorgung suchtkranker Menschen als Prüfstein für das Selbstverständnis einer demokratischen Gesellschaft 138

Kapitel 12

Rechtliche Grundlagen in der Versorgung von Suchtkranken – Typische Situationen aus der täglichen Praxis 143
M.Reker, A. Follmann, P. Budde

Suchtkrankheit und Schwangerschaft 143
Minderjährige suchtkranke Personen 146
Wohnungslosigkeit des Suchtkranken 148
Strafrechtliche Folgen von Abhängigkeit 151
Unterschied zwischen legalem und illegalem
Suchtmittelkonsum 151
Zur Schuldfähigkeit des suchtkranken Patienten
aus gutachterlicher Sicht 151
Dissoziale Verhaltensweisen im Rauschzustand:
Zuständigkeitsprobleme in einem schwierigen Grenzbereich ... 152
Zu richterlich angeordneten Rechtsfolgen einer Straftat
– Geld- und Freiheitsstrafen – Bewährungsstrafen
– Maßregelvollzug – Therapie statt Strafe 153
Der Arzt als Behandler eines straffälligen Patienten 154
Zum Schweigerecht bzw. zur Schweigepflicht 155
Zum Behandlungsabbruch wegen strafbarer Handlungen 155
Suchtkranke Patienten als Gewaltopfer 156
Suchtkranke Patienten und Ausländerstatus 158
Suchtkranke Patienten mit krankheitsbedingter
Selbstgefährdung 159
Suchtkranke Patienten und Fahrerlaubnis 161
Suchtkranke Patienten und Infektionskrankheiten 162
Fazit 164

Part IV

Frühintervention und motivierende Gesprächsführung

Kapitel 13

Die Arzt-Patient-Beziehung 169
G. Reymann

Grundlegende Implikationen der Arzt- und der Patientenrolle .. 169
Häufige von Patienten mit problematischem
Suchtmittelkonsum ihrem Arzt zugeschriebene Rollen 173
Rollenzuweisung aufgrund von Vorerfahrung 173
Rollenzuweisung aufgrund aktueller Erfahrung 174

Einstellungen von Ärzten gegenüber Patienten
mit problematischem Suchtmittelkonsum 175
Grundlagen einer motivierenden Arzt-Patient-Beziehung 176
Umfassende offene Kommunikation 176
Verzicht auf Drohungen und Gewalt 177
Einbeziehung des Suchthilfesystems 177
Selbstreflexion des Arztes 177

Kapitel 14

Grundlagen motivierender Gesprächsführung 179
G. Kremer

Das Phänomen der Ambivalenz 180
Zur Effektivität kurzer motivierender Gespräche
in Praxis und Krankenhaus 183
Grundprinzipien motivierender Gesprächsführung 185
Prinzip 1: Empathie ausdrücken 186
Prinzip 2: Diskrepanzen entwickeln 186
Prinzip 3: Beweisführungen vermeiden 187
Prinzip 4: Den Widerstand aufnehmen 188
Prinzip 5: Selbstwirksamkeit fördern 189
Strategien zur Förderung der Veränderungsmotivation 190
Offene Fragen stellen 190
Aktiv Zuhören 191
Bestätigen 193
Selbstmotivierende Aussagen hervorrufen 194
Zusammenfassen 198
Strategien zum Umgang mit Widerstand 199
Den Fokus verschieben 199
Zustimmung mit einer Wendung 199
Umformen und anders beleuchten 200
Paradoxe Intervention 200
Strategien zur Einleitung konkreter Veränderungsschritte 201
Zur Beteiligung von Angehörigen
und wichtigen Bezugspersonen 205

Sachverzeichnis 211

Mitarbeiterverzeichnis

BAUR, FRITZ, Dr., Landesrat
Abt. 60 „Sozialhilfe"
Freiherr-von-Stein-Platz, 48133 Münster
Tel.: 0251/591-237, Fax: 0251/591-265
e-mail: f.baur@lwl.org

BUDDE, PETER, Rechtsanwalt
Tybbinkstr. 72, 44319 Dortmund
Tel.: 0231/2 75 77, Fax: 0231/2 75 78
e-mail: budde.unna@t-online.de

DEMMEL, RALF, Dr., Dipl.-Psych.
Westfälische Wilhelms-Universität Münster,
Psychologisches Institut
Fliednerstr. 21, 48149 Münster
Tel.: 0251/83-3 41 94, Fax: 0251/83-3 13 31
e-mail: demmel@psy.uni-muenster.de

FLENKER, INGO, Dr. med.
Ärztekammer Westfalen-Lippe
Gartenstr. 210–214, 48147 Münster
Tel.: 0251/929-20 10

FOLLMANN, ANKE, Dipl.-Sozialarbeiterin
Ärztekammer Westfalen-Lippe,
Gartenstr. 210–214, 48147Münster
Tel.: 0251/929-26 41, Fax: 0251/929-26 49
e-mail: anke.follmann@aekwl.de

HOLZ, ANTONIUS, Dipl.-Pädagoge
Diakoniewerk Essen, II.
Hagen 7, 45127 Essen
Tel.: 0201 / 2205-133, Fax: 0201 / 2205-153

KREMER, GEORG, Dipl.-Psych.
Psychiatrische Klinik Gilead
Remterweg 69/71, 33617 Bielefeld
Tel.: 0521/144-28 23, Fax: 0521/144-48 17
e-mail: Kremer@psychiatrie.gilead.de

LIPPERT, JOHANNES
Abt. 60 „Sozialhilfe"
Freiherr-von-Stein-Platz 1, 48133 Münster
Tel.: 0251/591-47 42, Fax: 0251/591-265

MÜHL, JÜRGEN, Dipl.-Sozialpädagoge
Beratungsstelle „Krisenladen"
Hauptstr. 14, 58313 Herdecke
Tel.: 02330/31 53, Fax: 02330/91 00 15

POEHLKE, THOMAS, Dr. med.
Hafenweg 11, 48155 Münster
Tel.: 0251/67 43 833, Fax: 0251/67 43 834

REKER, MARTIN, Dr. med.
Psychiatrische Klinik Gilead
Remterweg 69/71, 33617 Bielefeld
Tel.: 0521/144-51 80, Fax: 0521/144-51 01
e-mail: MReker@psychiatrie.gilead.de

REYMANN, GERHARD, Dr. med.
Westf. Zentrum für Psychiatrie, Psychotherapie und Psychosomatik,
Marsbruchstr. 179, 44287 Dortmund
Tel.: 0231/45 03-780, Fax: 0231/45 03-783

RIST, FRED, Prof. Dr.
Universität Münster, Psychologisches Institut I,
Fliednerstr. 21, 48149 Münster
Tel.: 0251/833-41 11
e-mail: rist@psy.uni-muenster.de

PART I

Allgemeine Grundlagen

KAPITEL 1
Diagnostische Klassifikation 3
R. DEMMEL

KAPITEL 2
Epidemiologie 15
R. DEMMEL

KAPITEL 3
**Körperliche und psychische Folgeerkrankungen,
soziale Folgen und volkswirtschaftliche Kosten** 23
G. REYMANN

KAPITEL 4
**Entwicklung und Aufrechterhaltung von Drogengebrauch
und Drogenabhängigkeit** 31
F. RIST, G. REYMANN

KAPITEL 5
Prävention 53
R. DEMMEL

KAPITEL 6
Prinzipien der Intervention 65
G. REYMANN

KAPITEL 7
**Effektivität und Effizienz der Behandlung
von Suchtkrankheiten** 73
F. RIST

Diagnostische Klassifikation

R. Demmel

Mit der Einführung operationalisierter Klassifikationssysteme konnten Reliabilität und Validität psychiatrischer und klinisch-psychologischer Diagnosen wesentlich verbessert werden. Sowohl in der ICD-10 (ICD = International Classification of Diseases; deutsche Version: Dilling et al. 1999) als auch im DSM-IV (DSM = Diagnostic and Statistical Manual of Mental Disorders; deutsche Version: Saß et al. 1996) ist den Störungen durch psychotrope Substanzen jeweils ein Abschnitt gewidmet. Beide Systeme unterscheiden sich jedoch z.B. beträchtlich hinsichtlich der Definition von schädlichem Gebrauch (ICD-10) bzw. Substanzmißbrauch (DSM-IV).

ICD-10

Die überwiegende Mehrzahl der psychiatrisch relevanten Störungen durch psychotrope Substanzen wird entsprechend den diagnostischen Leitlinien in Abschnitt F1 (*Psychische und Verhaltensstörungen durch psychotrope Substanzen*) des Kapitels V der ICD-10 klassifiziert (Tabelle 1.1). Der Mißbrauch von Substanzen ohne Suchtpotential (Antidepressiva, Laxantien, Analgetika, Antida, Vitamine, Steroide, Naturheilmittel, Diuretika etc.) wird in Abschnitt F5 (*Verhaltensauf-*

Tabelle 1.1. Störungen durch psychotrope Substanzen nach der ICD-10 im Überblick

Kodierung	Störung
F1x.0	Akute Intoxikation
F1x.1	Schädlicher Gebrauch
F1x.2	Abhängigkeitssyndrom
F1x.3	Entzugssyndrom
F1x.4	Entzugssyndrom mit Delir
F1x.5	Psychotische Störung
F1x.6	Amnestisches Syndrom
F1x.7	Restzustand und verzögert auftretende psychotische Störung
F1x.8	Sonstige psychische und Verhaltensstörungen
F1x.9	Nicht näher bezeichnete psychische und Verhaltensstörung

ICD International Classification of Diseases.

fälligkeiten mit körperlichen Störungen und Faktoren), sog. Tätigkeitssüchte (pathologisches Glücksspiel etc.) und Störungen der Impulskontrolle werden in Abschnitt F6 (*Persönlichkeits- und Verhaltensstörungen*) beschrieben. Die ICD-10 sieht eine Kodierung der die jeweilige Störung verursachenden Substanz (Tabelle 1.2) sowie des gegenwärtigen klinischen Bildes vor. Auf die Kodierung F19 (*Störungen durch multiplen Substanzgebrauch*) soll i.d.R. verzichtet werden. Neben den klinisch-diagnostischen Leitlinien hat die WHO (World Health Organization) ergänzende Forschungskriterien (deutsche Version: Dilling et al. 1994) vorgelegt, die in vielerlei Hinsicht ausführlicher und präziser sind (Operationalisierung der Kriterien, Angaben über Dauer der Störung etc.). Es wird angenommen, daß die Symptome der Abhängigkeit von psychotropen Substanzen einerseits und des schädlichen Gebrauchs dieser Substanzen andererseits klinische Manifestationen distinkter Störungen sind (Edwards et al. 1981). Strukturierte bzw. standardisierte klinische Interviews sowie Checklisten ermöglichen eine weitgehend objektive und reliable Befunderhebung nach den diagnostischen Leitlinien der ICD-10 (Überblick in Wittchen u. Lachner 1996).[1]

Akute Intoxikation

Die ICD-10 definiert *akute Intoxikation* (häufig auch als *Rausch* bezeichnet) als einen reversiblen Zustand nach dem Konsum psychotroper Substanzen, der durch Störungen
- des Bewußtseins,
- kognitiver Funktionen,
- der Wahrnehmung,
- des Affekts und
- des Verhaltens

gekennzeichnet ist. *Schädlicher Gebrauch* (F1x.1), *Abhängigkeitssyndrom* (F1x.2) und *psychotische Störung* (F1x.5) sind als übergeordnete Hauptdiagnosen zu erwägen. Akute Substanzintoxikationen können mit einer Reihe verschiedener Komplikationen einhergehen (Tabelle 1.3). Differentialdiagnostisch müssen sowohl ein akutes Schädel-Hirn-Trauma als auch eine Hypoglykämie ausgeschlossen werden. Die substanzspezifischen Merkmale einer akuten Intoxikation werden lediglich in den Forschungskriterien der ICD-10 aufgeführt. Als mögliche Anzeichen einer Opioidintoxikation werden beispielsweise genannt:
- Apathie und Sedierung,
- Enthemmung,
- psychomotorische Verlangsamung,

---

[1] Sowohl in der ICD-10 als auch im DSM-IV werden Substanzen wie z.B. LSD und Meskalin zu der Kategorie *Halluzinogene* zusammengefaßt. Diese herkömmliche Bezeichnung wird im vorliegenden Beitrag ebenfalls verwendet, obwohl die akute Intoxikation nach dem Konsum dieser Substanzen i.d.R. nicht mit halluzinatorischen Sinnestäuschungen, sondern vielmehr mit illusionären Verkennungen einhergeht (Ungerleider u. Pechnick 1999).

Tabelle 1.2. Kategorien psychotroper Substanzen nach der ICD-10

Kodierung	Verursachende Substanz
F10	Störungen durch Alkohol
F11	Störungen durch Opioide
F12	Störungen durch Cannabinoide
F13	Störungen durch Sedativa oder Hypnotika
F14	Störungen durch Kokain
F15	Störungen durch sonstige Stimulantien einschließlich Koffein
F16	Störungen durch Halluzinogene
F17	Störungen durch Tabak
F18	Störungen durch flüchtige Lösungsmittel
F19	Störungen durch multiplen Substanzgebrauch und Konsum sonstiger psychotroper Substanzen

ICD International Classification of Diseases.

Tabelle 1.3. Akute Intoxikation: Kodierung begleitender Komplikationen nach der ICD-10

Kodierung	Klinisches Bild
F1x.00	Ohne Komplikationen
F1x.01	Mit Verletzung oder sonstiger körperlicher Schädigung
F1x.02	Mit anderen medizinischen Komplikationen
F1x.03	Mit Delir
F1x.04	Mit Wahrnehmungsstörungen
F1x.05	Mit Koma
F1x.06	Mit Krampfanfällen
F1x.07	Pathologischer Rausch (nur bei Alkohol)

ICD International Classification of Diseases.

- Störungen der Aufmerksamkeit,
- Einschränkung der Urteilsfähigkeit,
- Beeinträchtigung der Leistungsfähigkeit,
- Schläfrigkeit,
- verwaschene Sprache,
- Miosis,
- Störungen des Bewußtseins.

Verschiedene Faktoren, z.B. die Dosierung einer Substanz, die Art der Verabreichung (intravenös, oral etc.) oder das jeweilige Setting (Ort, Zeitpunkt etc.), bedingen eine große inter- und intraindividuelle Variabilität des klinischen Bildes (z.B. Sedierung vs. Stimulation). Darüber hinaus sind sowohl subjektiv wahrnehmbare als auch objektiv meßbare Substanzeffekte in hohem Maße von psychologischen Faktoren abhängig. Frühere Erfahrungen und kognitive Prozesse, z.B. Konsumgewohnheiten und situationsspezifische Erwartungen, bestimmen neben den pharmakologischen Eigenschaften einer psychotropen Substanz deren Wirkung. Dies gilt beispielsweise für die (vermeintliche) sexuelle Enthemmung nach dem Konsum von Alkohol.

Schädlicher Gebrauch

Nach Ansicht von Edwards et al. (1981) sollten die Begriffe „*drug abuse*" und „*drug misuse*" durch eine differenzierte Klassifikation verschiedener Formen des Substanzmißbrauchs ersetzt werden (Tabelle 1.4). Die Kategorie *schädlicher Gebrauch* in Abschnitt F1 der ICD-10 entspricht dem von Edwards et al. vorgeschlagenen Konzept „*harmful use*": Der schädliche Gebrauch einer psychotropen Substanz führt zu nachweisbaren Schädigungen der körperlichen oder psychischen Gesundheit. Diese Definition beschreibt weniger ein spezifisches unangepaßtes Verhalten als vielmehr dessen Folgen. Negative Konsequenzen eines schädlichen Gebrauchs können beispielsweise eine Leberzirrhose sowie andere substanzbedingte Folgeerscheinungen und Organschäden oder affektive Störungen nach fortgesetztem exzessiven Alkoholkonsum sein.

Abhängigkeitssyndrom

Die Beschreibung des *Abhängigkeitssyndroms* in der ICD-10 (Tabelle 1.5) folgt ebenso wie die des schädlichen Gebrauchs weitgehend den Empfehlungen einer von der WHO eingesetzten Arbeitsgruppe (Edwards et al. 1981): Abhängigkeit von einer psychotropen Substanz wird definiert als ein hinsichtlich der quantita-

Tabelle 1.4. Klassifikation des Mißbrauchs psychotroper Substanzen nach Edwards et al. (1981)

Bezeichnung	Beschreibung
Ungebilligter Gebrauch („*unsanctioned use*")	Gebrauch einer psychotropen Substanz, der von der Gesellschaft bzw. einem Teil der Gesellschaft nicht gebilligt wird
Riskanter Gebrauch („*hazardous use*")	Gebrauch einer psychotropen Substanz, der wahrscheinlich zu schädlichen Konsequenzen führen wird
Dysfunktionaler Gebrauch („*dysfunctional use*")	Gebrauch einer psychotropen Substanz, der zu einer Einschränkung psychischer und sozialer Funktionen führt
Schädlicher Gebrauch („*harmful use*")	Gebrauch einer psychotropen Substanz, der zu körperlichen oder psychischen Schäden führt

Ausführliche Darstellung und Erläuterung in Edwards et al. (1981).

tiven Ausprägung des klinischen Bildes variierendes Syndrom, das durch den Vorrang des Substanzkonsums gegenüber anderen Verhaltensweisen gekennzeichnet ist. Es wird hervorgehoben, daß „der oft starke, gelegentlich übermächtige Wunsch" (Dilling et al. 1999, S. 92), die jeweilige Substanz zu konsumieren (*craving*), zentrales Merkmal des Syndroms ist. Insbesondere die Forschungskriterien sehen eine differenzierte Beschreibung und Kodierung des gegenwärtigen Zustands (abstinent, in Remission etc.), des Verlaufs (ständiger Konsum vs. episodischer Konsum) und der Subtypen (mit körperlichen Symptomen vs. ohne körperliche Symptome) vor (Tabelle 1.6). Die Unterscheidung der beiden Subtypen kann von prognostischer Relevanz sein: Ein Abhängigkeitssyndrom mit körperlichen Symptomen (Entzugserscheinungen, Toleranzentwicklung) geht mit einem erhöhten Risiko substanzbedingter Folgeerkrankungen und Organschä-

Tabelle 1.5. Diagnostische Leitlinien des Abhängigkeitssyndroms nach der ICD-10 (gekürzt)

Diagnose Abhängigkeit bei drei oder mehr Symptomen
1. Starker Wunsch oder Zwang, die Substanz zu konsumieren (*craving*)
2. Verminderte Kontrollfähigkeit
3. Körperliches Entzugssyndrom
4. Toleranzentwicklung
5. Einengung des Verhaltensspielraums (Vernachlässigung anderer Interessen; erhöhter Zeitaufwand für Beschaffung, Konsum etc.)
6. Fortsetzung des Konsums trotz schädlicher Folgen

ICD International Classification of Diseases.

Tabelle 1.6. Abhängigkeitssyndrom: Differenzierte Beschreibung nach der ICD-10

Kodierung	Beschreibung
F1x.20	Gegenwärtig abstinent
F1x.200	Frühe Remission
F1x.201	Teilremission
F1x.202	Vollremission
F1x.21	Gegenwärtig abstinent in beschützender Umgebung (Klinik, Haftanstalt etc.)
F1x.22	Gegenwärtig Teilnahme an einem ärztlich überwachten Ersatzdrogenprogramm (Methadonsubstitution, Nikotinpflaster etc.)
F1x.23	Gegenwärtig abstinent in Behandlung mit aversiven oder antagonistischen Medikamenten (Naltrexon, Disulfiram etc.)
F1x.24	Gegenwärtiger Substanzgebrauch
F1x.240	Ohne körperliche Symptome
F1x.241	Mit körperlichen Symptomen
F1x.25	Ständiger Substanzgebrauch
F1x.26	Episodischer Substanzgebrauch

ICD International Classification of Diseases.

den einher (z.B. Singer u. Teyssen 1999). Weder für die Diagnose des Abhängigkeitssyndroms noch für die des schädlichen Gebrauchs ist der Umfang des Substanzkonsums maßgeblich. Sowohl hinsichtlich der Sensitivität für akute Substanzeffekte als auch in Hinblick auf den Zusammenhang zwischen Höhe des Konsums einerseits und den biologischen sowie psychosozialen Folgen eines fortgesetzten unangepaßten Konsums andererseits sind beträchtliche interindividuelle Unterschiede nachweisbar.

Erworbene chronische Toleranz (*acquired tolerance*) im Sinne der ICD-10 muß von einer initial, also bereits vor der Manifestation klinischer Symptome erhöhten Toleranz (*initial tolerance*) abgegrenzt werden (Edwards et al. 1981). Alkoholabhängige Patienten berichten häufig von einer bereits im Vorfeld der Erkrankung erhöhten Alkoholtoleranz. Experimentelle Untersuchungen bestätigen diese klinische Beobachtung (Schuckit 1994). Die Entwicklung einer Kreuztoleranz für verschiedene Substanzen ist ebenfalls empirisch gut belegt. So muß beispielsweise eine hohe Kreuztoleranz von Barbituraten, Benzodiazepinen und Alkohol vorausgesetzt werden (Boisse u. Okamoto 1980). Während sich bei der Abhängigkeit von Opiaten und Stimulantien i.d.R. eine erhebliche Toleranzentwicklung beobachten läßt, berichten z.B. Patienten, die regelmäßig und exzessiv Cannabis konsumieren, mitunter keinerlei subjektiv wahrgenommene Zunahme der Toleranz. Bei chronischer Alkoholabhängigkeit kommt es in fortgeschrittenen Stadien der Erkrankung häufig zu einer Abnahme der Toleranz. Neben pharmakologischen Veränderungen sind Lernprozesse (klassische und operante Konditionierung, Lernen am Modell) maßgeblich an der Toleranzentwicklung beteiligt (Vogel-Sprott u. Fillmore 1999).

Entzugssyndrom

In den Forschungskriterien der ICD-10 werden drei allgemeine Merkmale des Entzugs von psychotropen Substanzen (F1x.3) genannt:
- nachgewiesene Reduktion oder Beendigung des Substanzkonsums nach (wiederholtem und i.d.R. langfristigem) Konsum großer Mengen der Substanz;
- substanzspezifische Entzugssymptome;
- die Symptome lassen sich nicht auf eine von dem Substanzkonsum unabhängige körperliche Erkrankung zurückführen.

In den Forschungskriterien werden die substanzspezifischen Anzeichen des Entzugs von Alkohol, Opioiden, Sedativa und Hypnotika, Kokain, Stimulantien (einschließlich Koffein) und Nikotin beschrieben. Die Symptome des Entzugs von Cannabis sind unspezifisch, ein Entzug von Halluzinogenen und Lösungsmitteln ist in der Literatur nicht beschrieben. Folgende Symptome weisen z.B. auf einen akuten Entzug von Opiaten hin:
- Verlangen nach Opiaten,
- Rhinorrhoe oder Niesen,
- Tränenfluß,
- Muskelschmerzen oder -krämpfe,

- abdominelle Spasmen,
- Übelkeit oder Erbrechen,
- Diarrhoe,
- Pupillendilatation,
- Piloerektion oder wiederholter Schauer,
- Tachykardie oder Hypertonie,
- Gähnen,
- unruhiger Schlaf.

Die zusätzlichen Kodierungen F1x.30 (*ohne Komplikationen*) und F1x.31 (*mit Krampfanfällen*) dienen einer näheren Charakterisierung des klinischen Bildes. Entzugssyndrome mit Delir, z.B. das alkoholbedingte Delirium tremens, zeichnen sich durch die in Abschnitt F0 (*organische, einschließlich symptomatischer psychischer Störungen*) beschriebenen allgemeinen Merkmale eines Delirs (Bewußtseinseintrübung und Verwirrtheit, Wahrnehmungsstörungen etc.) aus.

Während des akuten Entzugs z.B. von Alkohol kann es zu klinisch bedeutsamen Veränderungen der subjektiven Befindlichkeit kommen, die häufig dem Vollbild einer Depression oder einer anderen psychischen Störung entsprechen. Die Ergebnisse verschiedener Untersuchungen weisen darauf hin, daß die Komorbidität von Alkoholabhängigkeit und affektiven Störungen möglicherweise überschätzt wird (Davidson u. Ritson 1993). Die Durchführung abschließender diagnostischer Untersuchungen nach dem Abklingen der akuten Entzugssymptomatik kann die Häufigkeit falsch-positiver Neben- bzw. Zusatzdiagnosen deutlich reduzieren (z.B. Davidson 1995: Prävalenz schwerer affektiver Störungen vor Entgiftung: 67% vs. Prävalenz schwerer affektiver Störungen nach Entgiftung: 13%). Verschiedene Kurzskalen erlauben eine ökonomische und objektive Erfassung der akuten Entzugssymptomatik (z.B. Banger et al. 1997).

Weitere Störungen

Neben der akuten Intoxikation, dem schädlichen Gebrauch psychotroper Substanzen, dem Abhängigkeits- und dem Entzugssyndrom (mit Delir) werden im Abschnitt F1 der ICD-10 substanzinduzierte *psychotische Störungen, amnestische Syndrome*, sog. *Restzustände und verzögert auftretende psychotische Störungen* sowie *sonstige* und *nicht näher bezeichnete Störungen* beschrieben (Tabelle 1.1). Bei der differentialdiagnostischen Abgrenzung substanzinduzierter psychotischer Zustände von den in den Abschnitten F2 (*Schizophrenie, schizotype und wahnhafte Störungen*) und F3 (*affektive Störungen*) genannten psychotischen Störungen müssen insbesondere Beginn (während des Konsums einer psychotropen Substanz oder innerhalb von zwei Wochen nach deren Konsum) und Dauer der psychotischen Symptome (länger als 48 Stunden) beachtet werden. Darüber hinaus muß zwischen akuten Intoxikationen, beispielsweise nach der Einnahme von Halluzinogenen (LSD, Phenylethylamine etc.), die mit Wahrnehmungsstörungen und Halluzinationen einhergehen, und substanzinduzierten psychotischen Störungen unterschieden werden. Die Differenzierung der Subtypen erfolgt entsprechend der vorwiegenden Ausgestaltung des psychotischen Bildes (Tabelle 1.7).

Tabelle 1.7. Substanzinduzierte psychotische Störung: Differenzierung nach der ICD-10

Kodierung	Unterteilung
F1x.50	Schizophreniform
F1x.51	Vorwiegend wahnhaft
F1x.52	Vorwiegend halluzinatorisch
F1x.53	Vorwiegend polymorph
F1x.54	Vorwiegend depressive Symptome
F1x.55	Vorwiegend manische Symptome
F1x.56	Gemischt

ICD International Classification of Diseases.

Merkmale substanzbedingter amnestischer Syndrome, wie z.B. der alkoholbedingten Korsakow-Psychose, sind u.a. eine ausgeprägte chronische Beeinträchtigung des Kurzzeitgedächtnisses und Störungen des Zeitgefühls bei i.d.R. gut erhaltenem Immediatgedächtnis (unmittelbare Wiedergabe), intakter Aufmerksamkeit und klarem Bewußtsein (siehe die allgemeinen Symptome organischer amnestischer Syndrome in Abschnitt F0 der ICD-10). Persönlichkeitsveränderungen (Apathie, Verlust der Initiative etc.) und Konfabulationen können ausgeprägt sein, sind jedoch keine notwendigen Bedingungen der Diagnose. Im Rahmen der differentialdiagnostischen Untersuchung müssen organisch bedingte amnestische Syndrome, sonstige hirnorganische Syndrome (z.B. Demenz oder Delir) sowie eine Depression ausgeschlossen werden.

In der Kategorie F1x.7 (*Restzustand und verzögert auftretende psychotische Störung*) wird ein breites Spektrum verschiedener Störungen zusammengefaßt: sog. Nachhallzustände (*flashbacks*), substanzbedingte Persönlichkeits- und Verhaltensstörungen, deren klinische Merkmale einer organischen Persönlichkeitsstörung (siehe F07.0) entsprechen, affektive Zustandsbilder (siehe F06.3), substanzbedingte dementielle Erkrankungen (vgl. Abschnitt F0) und sonstige anhaltende kognitive Beeinträchtigungen sowie verzögert auftretende psychotische Störungen. Diesen Störungen ist gemein, daß die jeweilige Symptomatik über die Dauer der angenommenen unmittelbaren Substanzwirkung hinaus besteht. In jüngster Zeit wurden in der Literatur – neben bereits bekannten Phänomenen, die häufig mit dem Gebrauch von Halluzinogenen einhergehen, – verzögert auftretende Störungen, z.B. wiederholt auftretende Flashbacks, nach dem Konsum von Ecstasy und anderen Designer-Drogen beschrieben, die mitunter eine langfristige psychiatrische Behandlung erfordern (Überblick in Thomasius 1999). Bei substanzbedingten Demenzen und anderen kognitiven Beeinträchtigungen kann es nach dauerhafter Abstinenz zu einer (teilweisen) spontanen Restitution kommen. Nach dem 50. Lebensjahr nimmt die Wahrscheinlichkeit alkoholbedingter hirnorganischer Beeinträchtigungen in klinischen Stichproben deutlich zu (Cutting 1982).

DSM-IV

Das insbesondere in den Vereinigten Staaten und im Rahmen der Forschung häufig angewandte Klassifikationssystem DSM-IV unterscheidet sich – trotz einer engen Abstimmung zwischen der American Psychiatric Association und der WHO während der Entwicklung beider Klassifikationen – in vielerlei Hinsicht von der ICD-10. Das multiaxiale System des DSM-IV erfordert eine Beurteilung verschiedener Problembereiche:
- Achse I: klinische Störungen und andere klinisch relevante Probleme;
- Achse II: Persönlichkeitsstörungen und geistige Behinderung;
- Achse III: medizinische Krankheitsfaktoren;
- Achse IV: psychosoziale oder umgebungsbedingte Probleme;
- Achse V: globale Beurteilung des Funktionsniveaus.

Das DSM-IV zeichnet sich durch eine i.d.R. präzise Operationalisierung diagnostischer Kriterien sowie ausführliche Darstellungen der Epidemiologie (Prävalenz, familiäre Häufung, Geschlechts- und Altersunterschiede etc.) und des Verlaufs der jeweiligen Störung, adäquater Methoden der Befunderhebung und notwendiger differentialdiagnostischer Abgrenzungen aus. Das Strukturierte Klinische Interview (SKID) (Wittchen et al. 1997), die Internationalen Diagnosen Checklisten (IDCL) (Hiller et al. 1997) sowie eine Reihe weiterer Verfahren ermöglichen eine operationalisierte Diagnostik nach DSM-IV (Demmel 1999).

Im DSM-IV wird zwischen *Störungen durch Substanzkonsum* (Substanzabhängigkeit und -mißbrauch) und *Substanzinduzierten Störungen* (Substanzintoxikation, Substanzentzug, Substanzinduziertes Delir, Persistierende Substanzinduzierte Demenz, Persistierende Substanzinduzierte Amnestische Störung, Substanzinduzierte Psychotische Störung, Substanzinduzierte Affektive Störung, Substanzinduzierte Angststörung, Substanzinduzierte Sexuelle Funktionsstörung, Substanzinduzierte Schlafstörung) unterschieden (Tabelle 1.8). Substanzabhängigkeit und -mißbrauch sowie Intoxikation, Entzug und die Persistierende Wahrnehmungsstörung im Zusammenhang mit Halluzinogenen (Flashbacks) werden im Kapitel *Störungen im Zusammenhang mit psychotropen Substanzen* (Achse I) beschrieben, substanzinduzierte Störungen, deren Symptomatik (weitgehend) den in anderen Abschnitten erläuterten Krankheitsbildern entspricht, hingegen in den jeweiligen Sektionen des DSM-IV. So finden sich z.B. die diagnostischen Kriterien der Persistierenden Alkoholinduzierten Demenz im Kapitel *Delir, Demenz, Amnestische und Andere Kognitive Störungen*.

Das DSM-IV nennt eine Reihe verschiedener sekundärer substanzinduzierter Störungen, z.B. alkoholinduzierte Schlafstörungen, die in der ICD-10 nicht erwähnt werden. Darüber hinaus bietet das Klassifikationssystem des DSM-IV gegenüber der ICD-10 erweiterte Möglichkeiten, Mißbrauch und Abhängigkeit von mehreren Substanzen (*Polytoxikomanie*) abzubilden. Substanzmißbrauch ist nach DSM-IV u.a. gekennzeichnet durch einen unangepaßten Konsum psychotroper Substanzen, der mit rechtlichen und sozialen Problemen einhergeht. Während diese Definition deutlich von der Charakterisierung schädlichen Gebrauchs in der ICD-10 abweicht, stimmen die Beschreibungen des Abhängig-

Tabelle 1.8. Störungen im Zusammenhang mit psychotropen Substanzen nach dem DSM-IV im Überblick

	Abhängigkeit	Mißbrauch	Intoxikation	Entzug	Intoxikationsdelir	Entzugsdelir	Demenz	Amnestische Störung	Psychotische Störungen	Affektive Störungen	Angststörungen	Sexuelle Funktionsstörungen	Schlafstörungen
Alkohol	X	X	X	X	I	E	P	P	I/E	I/E	I/E	I	I/E
Amphetamine	X	X	X	X	I	–	–	–	I	I/E	I	I	I/E
Cannabis	X	X	X	–	I	–	–	–	I	–	I	–	–
Halluzinogene	X	X	X	–	I	–	–	–	I[a]	I	I	–	–
Inhalantien	X	X	X	–	I	–	P	–	I	I	I	–	–
Koffein	–	–	X	–	–	–	–	–	–	–	I	–	I
Kokain	X	X	X	X	I	–	–	–	I	I/E	I/E	I	I/E
Nikotin	X	–	–	X	–	–	–	–	–	–	–	–	–
Opiate	X	X	X	X	I	–	–	–	I	I	–	I	I/E
Phencyclidine	X	X	X	–	I	–	–	–	I	I	I	–	–
Sedativa, Hypnotika oder Anxiolytika	X	X	X	X	I	E	P	P	I/E	I/E	E	I	I/E
Multiple Substanzen	X	–	–	–	–	–	–	–	–	–	–	–	–
Andere	X	X	X	X	I	E	P	P	I/E	I/E	I/E	I	I/E

DSM Diagnostic and Statistical Manual of Mental Disorders. *X, I, E, I/E* oder *P* zeigen an, daß diese Kategorie berücksichtigt wird. Zusätzlich zeigt *I* an, daß die Zusatzkodierung „Mit Beginn während der Intoxikation" bei dieser Kategorie (Ausnahme ist das Intoxikationsdelir) ergänzt werden kann. *E* zeigt an, daß die Zusatzkodierung „Mit Beginn während des Entzugs" für diese Kategorie (mit Ausnahme des Entzugsdelirs) verwendet werden kann. *I/E* zeigt an, daß bei dieser Kategorie die Zusatzkodierung „Mit Beginn während der Intoxikation" oder „Mit Beginn während des Entzugs" gewählt werden kann. *P* zeigt an, daß es sich um eine persistierende Störung handelt.
[a] Auch „Persistierende Wahrnehmungsstörungen im Zusammenhang mit Halluzinogenen (Flashbacks)". (Aus Saß et al. 1996. Copyright 1996 bei Hogrefe. Wiedergabe mit Genehmigung.)

keitssyndroms (ICD-10) bzw. der Substanzabhängigkeit (DSM-IV) weitgehend überein. In der Liste der diagnostischen Kriterien nach DSM-IV findet sich jedoch kein (direkter) Hinweis auf *Craving* oder äquivalente klinische Phänomene.

In der Literatur wird zwischen *physical (nonsymbolic) craving* während des akuten Entzugs und *psychological (symbolic) craving* während der Abstinenz unterschieden. Die weitere Eingrenzung des Konstrukts (Intensität? Indikatoren? Determinanten? etc.) erscheint schwierig. Dennoch wurden von verschiedenen Autoren Skalen zur Erfassung der Intensität, Häufigkeit und Auslöser von *Craving* entwickelt (z.B. Anton et al. 1996). Die empirischen Befunde und theoretischen Annahmen zur Bedeutung des *Craving* in Hinblick auf die Entstehung und Aufrechterhaltung süchtigen Verhaltens sind widersprüchlich (Tiffany 1995). Zahlreiche Patienten, die eine Abhängigkeit von Schmerzmitteln entwickeln, beschreiben beispielsweise ausgeprägte Anzeichen eines Entzugs, berichten aber keinen subjektiv wahrgenommenen Drang, den Substanzkonsum fortzusetzen. Edwards et al. (1981) schlagen daher vor, den Begriff *physical dependence* durch die Bezeichnung *neuroadaptation* zu ersetzen:

„The nature of this neuroadaptation is such that if drug administration is stopped or the drug displaced from its site of action, a syndrome is not necessarily aversive, although in some cases (e.g., opioids) it can be aversive and dysphoric in the extreme. Furthermore, it does not necessarily give rise to drug-seeking behaviour, even when its manifestations include a considerable degree of subjective distress." (S. 229)

Abschließende Bemerkungen

Eine möglichst objektive und reliable Diagnostik nach den Klassifikationssystemen ICD-10 und DSM-IV setzt die Anwendung hinsichtlich ihrer psychometrischen Eigenschaften überprüfter Instrumente voraus. Im Rahmen der Routineversorgung ist eine standardisierte Befunderhebung aufgrund des mitunter erheblichen Aufwands jedoch häufig nicht möglich. Checklisten (z.B. die IDCL von Hiller et al. 1997) können eine ökonomische, flexible und dennoch standardisierte Alternative zu klinischen Interviews wie z.B. dem SKID sein und einen wesentlichen Beitrag zur Qualitätssicherung in der medizinischen Basisversorgung und der Psychotherapie leisten.

Literatur

Anton RF, Moak DH, Latham PK (1996) The obsessive compulsive drinking scale. A new method of assessing outcome in alcoholism treatment studies. Archives of General Psychiatry 53: 225–231

Banger M, von Wilmsdorff M, Baier M (1997) Score-gesteuerte Behandlung des akuten Alkoholentzugssyndroms. Krankenhauspsychiatrie 8: 56–61

Boisse NR, Okamoto M (1980) Ethanol as a sedative-hypnotic; comparison with barbiturate and nonbarbiturate sedative-hypnotics. In: Rigter H, Crabbe JCJR (Hrsg) Alcohol tolerance and dependence. Elsevier, Amsterdam, S 265–292

Cutting J (1982) Alcoholic dementia. In: Benson DF, Blumer D (eds) Psychiatric aspects of neurologic disease. Grune & Stratton, New York, NY, pp 149–165

Davidson KM (1995) Diagnosis of depression in alcohol dependence: Changes in prevalence with drinking status. British Journal of Psychiatry 166: 199–204

Davidson KM, Ritson EB (1993) The relationship between alcohol dependence and depression. Alcohol and Alcoholism 28: 147–155

Demmel R (1999) Besprechung des Strukturierten Klinischen Interviews für DSM-IV und der Internationalen Diagnosen Checklisten für DSM-IV. Zeitschrift für Klinische Psychologie 28: 68–70

Dilling H, Mombour W, Schmidt MH, Schulte-Markwort E (1994) Internationale Klassifikation psychischer Störungen: ICD-10, Kapitel V (F); Forschungskriterien/Weltgesundheitsorganisation. Huber, Bern

Dilling H, Mombour W, Schmidt MH (1999) Internationale Klassifikation psychischer Störungen: ICD-10, Kapitel V (F); Klinisch-diagnostische Leitlinien/Weltgesundheitsorganisation. Huber, Bern

Edwards G, Arif A, Hodgson R (1981) Nomenclature and classification of drug- and alcohol-related problems: A WHO Memorandum. Bulletin of the World Health Organization 59: 225–242

Hiller W, Zaudig M, Mombour W (1997) IDCL Internationale Diagnosen Checklisten für DSM-IV. Hogrefe, Göttingen

Saß H, Wittchen H-U, Zaudig M (1996) Diagnostisches und Statistisches Manual Psychischer Störungen DSM-IV. Hogrefe, Göttingen

Schuckit MA (1994) A clinical model of genetic influences in alcohol dependence. Journal of Studies on Alcohol 55: 5–17

Singer MV, Teyssen S (1999) Alkohol und Alkoholfolgekrankheiten: Grundlagen – Diagnostik – Therapie. Springer, Berlin

Thomasius R (1999) Ecstasy – Wirkungen, Risiken, Interventionen. Enke, Stuttgart

Tiffany ST (1995) The role of cognitive factors in reactivity to drug cues. In: Drummond DC, Tiffany ST, Glautier S, Remington B (eds) Addictive behaviour: Cue exposure theory and practice. Wiley, Chichester, pp 137–165

Ungerleider JT, Pechnick RN (1999) Hallucinogens. In: Galanter M, Kleber HD (eds) The American Psychiatric Press textbook of substance abuse treatment. American Psychiatric Press, Washington, DC, pp 195–203

Vogel-Sprott M, Fillmore MT (1999) Learning theory and research. In: Leonard KE, Blane HT (eds) Psychological theories of drinking and alcoholism. Guilford, New York, NY, pp 292–327

Wittchen H-U, Lachner G (1996) Klassifikation. In: Ehlers A, Hahlweg K (Hrsg) Enzyklopädie der Psychologie: Themenbereich D Praxisgebiete, Serie II Klinische Psychologie, Band 1 Grundlagen der klinischen Psychologie. Hogrefe, Göttingen, S 3–67

Wittchen H-U, Zaudig M, Fydrich T (1997) SKID – Strukturiertes Klinisches Interview für DSM-IV. Achse I und II. Hogrefe, Göttingen

Kapitel 2

Epidemiologie

R. Demmel

Grundlagen epidemiologischer Untersuchungen

Die Ergebnisse zahlreicher epidemiologischer Studien belegen die hohe Prävalenz von Substanzabhängigkeit und -mißbrauch. Epidemiologische Untersuchungen können wesentliche Beiträge zur Planung bedarfsgerechter Versorgung, Identifikation von Risikofaktoren und somit zur Prävention des Konsums, Mißbrauchs und der Abhängigkeit von psychotropen Substanzen leisten. Aufschluß über Häufigkeit, Verlauf und Verteilung psychischer Störungen in der Allgemeinbevölkerung geben insbesondere aufwendige Feldstudien an möglichst repräsentativen Stichproben (z.B. Dilling u. Weyerer 1984). Die Auswertung kumulativer Fallregister sowie Erhebungen im Rahmen der medizinischen Basisversorgung erlauben unter bestimmten Bedingungen ebenfalls eine zuverlässige Schätzung der wahren Prävalenz. Die Ergebnisse epidemiologischer Untersuchungen können in Abhängigkeit z.B. von der Falldefinition (z.B. DSM-IV vs. ICD-10 etc.) und -identifikation (z.B. klinisches Urteil vs. strukturiertes klinisches Interview), der untersuchten Stichprobe (Alter etc.), des Erhebungszeitraums (Punktprävalenz vs. Periodenprävalenz) sowie einer Reihe weiterer Faktoren erheblich variieren (für eine zusammenfassende Einführung in die Grundlagen der Epidemiologie siehe Häfner u. Weyerer 1998). Verschiedene Methoden zur Schätzung insbesondere der Prävalenz von Substanzabhängigkeit und -mißbrauch werden in einer von der Europäischen Drogenbeobachtungsstelle in Lissabon herausgegebenen Monographie diskutiert (European Monitoring Centre for Drugs and Drug Addiction 1997).

Im vorliegenden Beitrag werden aktuelle Befunde zur Epidemiologie des Konsums, Mißbrauchs und der Abhängigkeit von psychotropen Substanzen (illegale Drogen, Alkohol, Tabak, Medikamente) beschrieben (z.B. Simon et al. 1999; zum Alkoholkonsum in Österreich siehe Uhl et al. 1999). Untersuchungen zur Häufigkeit sog. Tätigkeitssüchte (Spielsucht, Kaufsucht etc.) werden nicht berücksichtigt (z.B. Meyer 1999).

Ergebnisse der Repräsentativerhebung 1997

Seit 1980 wurden in Deutschland im Auftrag des Bundesministeriums für Gesundheit insgesamt sechs Repräsentativerhebungen (1980, 1986, 1990, 1992,

1995, 1997) zum Konsum psychotroper Substanzen durchgeführt. Die (unregelmäßige) Wiederholung dieser Querschnittsuntersuchungen erlaubt die Beurteilung von Konsumtrends (Kraus u. Augustin 1999). An der jüngsten Erhebung im Jahr 1997 nahmen 8.020 zufällig ausgewählte Personen (alte Bundesländer: 6.338; neue Bundesländer und Berlin: 1.682; Ausschöpfungsrate: 64,9%) im Alter zwischen 18 und 59 Jahren aus dem gesamten Bundesgebiet teil (Kraus u. Bauernfeind 1998). Gegenstand der schriftlichen Befragung war die Höhe des Konsums von illegalen Drogen, Alkohol, psychotropen Medikamenten und Tabak. Darüber hinaus wurden im Rahmen der Repräsentativerhebung 1997 Daten über die Prävalenz von Substanzabhängigkeit und -mißbrauch erhoben (Mißbrauch und Abhängigkeit von illegalen Drogen: 12-Monats-Prävalenz; Alkoholmißbrauch und -abhängigkeit: Lebenszeit- und 12-Monatsprävalenz). Somit ist erstmals seit den Untersuchungen von Dilling u. Weyerer (1984), Fichter (1990) sowie Wittchen et al. (1992; vgl. auch Bronisch u. Wittchen 1992) eine zuverlässige Schätzung der Prävalenz dieser Störungen möglich.

Illegale Drogen

Die Ergebnisse der Befragung zum Konsum illegaler Drogen lassen sich wie folgt zusammenfassen (Tabelle 2.1): 14,2% (alte Bundesländer) bzw. 4,8% (neue Bundesländer) der befragten Personen berichten, zumindest einmal illegale Drogen konsumiert zu haben (Lebenszeitprävalenz). Dies entspricht – hochgerechnet auf die Gesamtbevölkerung – 5,7 Mio. Konsumenten in den alten und 400.000 Konsumenten in den neuen Bundesländern. Die 12-Monats-Prävalenz ist erwartungsgemäß niedriger: 4,9% (alte Bundesländer) bzw. 2,7% (neue Bundesländer). In beiden Teilen Deutschlands ist der Anteil der Konsumenten unter den männlichen Befragten höher (Lebenszeitprävalenz in den alten Bundesländern: 17,1% vs. 11,3%; Lebenszeitprävalenz in den neuen Bundesländern: 5,6% vs. 4,0%). Darüber hinaus ist die Prävalenz des Konsums illegaler Drogen in hohem Maße vom Alter abhängig (Tabelle 2.2). Cannabis wird weitaus häufiger konsumiert als andere illegale Drogen. Während Mißbrauch und Abhängigkeit von illegalen Drogen in den neuen Bundesländern sehr selten sind (die Autoren machen daher keine Angaben zur Prävalenz in den neuen Bundesländern), muß aufgrund der aktuellen Daten angenommen werden, daß in den alten Bundesländern gegenwärtig ca. 550.000 Personen erkrankt sind (12-Monats-Prävalenz: 1,4%).

Die Ergebnisse der Repräsentativerhebung 1997 belegen, daß die Prävalenz des Konsums illegaler Drogen – nach einer Zunahme Ende der 80er und Anfang der 90er Jahre – seit 1995 relativ konstant ist. Nach wie vor können teils erhebliche Unterschiede hinsichtlich Konsum, Mißbrauch und Abhängigkeit von illegalen Drogen zwischen Ost- und Westdeutschland beobachtet werden.

Alkohol

Im Vergleich zu den vorliegenden Daten aus anderen Ländern ist der durchschnittliche Alkoholkonsum in Deutschland verhältnismäßig hoch. Lediglich in

Portugal, Luxemburg und Frankreich wurde 1997 mehr Alkohol konsumiert als in Deutschland (Tabelle 2.3). Basis dieser im Jahrbuch Sucht 2000 aufgeführten Zahlen sind Berechnungen auf der Grundlage der Produktions-, Außenhandels-, Biersteuer- und Schaumweinsteuerstatistik des Statistischen Bundesamtes (Breitenacher 1999). Die Ergebnisse der Repräsentativerhebung 1997 zum durchschnittlichen Pro-Kopf-Verbrauch basieren hingegen auf den Angaben der befragten Teilnehmer und weichen daher deutlich von den im Jahrbuch Sucht genannten Werten ab (soziale Erwünschtheit, Erhebungszeitraum etc.).

Die Repräsentativerhebung 1997 bestätigt frühere Befunde zum Einfluß des Geschlechts auf den durchschnittlichen Alkoholkonsum und die Prävalenz von Alkoholabhängigkeit und -mißbrauch. Die männlichen Befragten berichten einen gegenüber Frauen drastisch erhöhten Alkoholkonsum (9,2 vs. 3,1 Liter reiner Alkohol pro Kopf und Jahr). Darüber hinaus ist ihr Erkrankungsrisiko deutlich erhöht (12-Monats-Prävalenz von Alkoholmißbrauch nach DSM-IV: 8,1% vs. 1,9%; 12-Monats-Prävalenz von Alkoholabhängigkeit: 4,9% vs. 1,1%). Insgesamt weisen die Daten auf eine leichte Abnahme des Alkoholkonsums in Deutschland hin (Breitenacher 1999).

Tabak

Hinsichtlich der Prävalenz des Tabakkonsums lassen sich sowohl Geschlechts- als auch Alterseffekte beobachten: 43% der befragten Männer, aber lediglich 30% der Frauen waren Raucher (Tabakkonsum während der zurückliegenden 30 Tage). Die Prävalenzrate ist am höchsten in den Altersgruppen der 21- bis 24jährigen (Männer in beiden Landesteilen) bzw. 25- bis 29jährigen (Frauen in den alten Bundesländern) und 18- bis 20jährigen (Frauen in den neuen Bundesländern), am niedrigsten in der Altersgruppe der 50- bis 59jährigen (beide Geschlechter und Landesteile). Die Autoren heben hervor, daß in allen Subgruppen eine deutliche Abnahme der Prävalenz nach Abschluß des fünften Lebensjahrzehnts nachgewiesen werden kann. Aufgrund der vorliegenden Ergebnisse läßt sich die Zahl der Raucher in der Gesamtbevölkerung auf 17,8 Mio. schätzen; 6,7 Mio. Bundesbürger sind wahrscheinlich starke Raucher (20 oder mehr Zigaretten täglich). Zusammengefaßt belegen zumindest die Daten aus den alten Bundesländern einen erheblichen Rückgang des Nikotinkonsums (Abnahme der Anteile täglicher und starker Raucher, Abnahme der Prävalenz in der Gruppe der 18- bis 24jährigen).

Medikamente

Im Gegensatz zu den Angaben über den Konsum von illegalen Drogen, Alkohol und Tabak weisen die Ergebnisse zur Einnahme von psychotropen Medikamenten auf einen höheren Konsum der weiblichen Bevölkerung hin: Insgesamt 19,5% der befragten Frauen, aber lediglich 11,5% der Männer geben an, im vergangenen Monat zumindest einmal pro Woche psychotrope Medikamente eingenommen zu haben. Den geringsten Konsum berichten 25- bis 29jährige, den höchsten 50- bis 59jährige Personen.

Tabelle 2.1. Repräsentativerhebung 1997: Prävalenz des Konsums, Mißbrauchs und der Abhängigkeit von psychotropen Substanzen im Überblick (alle Angaben in Prozent)

	Alte Bundesländer			Neue Bundesländer			Gesamt		
	Gesamt	Männer	Frauen	Gesamt	Männer	Frauen	Gesamt	Männer	Frauen
Illegale Drogen									
Konsum									
Lebenszeitprävalenz	14,2	17,1	11,3	4,8	5,6	4,0	–	–	–
12-Monats-Prävalenz	4,9	6,4	3,3	2,7	3,6	1,7	–	–	–
30-Tage-Prävalenz	3,3	4,5	2,2	1,8	3,0	0,6	–	–	–
Mißbrauch[a] (12-Monats-Prävalenz)	0,7	1,0	0,4	–	–	–	–	–	–
Abhängigkeit[a] (12-Monats-Prävalenz)	0,7	1,1	0,2	–	–	–	–	–	–
Alkohol									
Konsum (Gramm Reinalkohol pro Tag während der vergangenen 12 Monate)									
0	–	9,6	14,9	–	6,4	7,6	–	–	–
1–10	–	36,9	64,5	–	41,2	73,1	–	–	–
11–20	–	19,0	12,7	–	19,5	14,1	–	–	–
21–40	–	20,9	6,0	–	16,8	3,9	–	–	–
41–60	–	6,8	0,9	–	8,9	0,4	–	–	–
≥ 61	–	6,8	1,0	–	7,3	0,9	–	–	–
Mißbrauch[a] (12-Monats-Prävalenz)	–	–	–	–	–	–	5,0	8,1	1,9
Abhängigkeit[a] (12-Monats-Prävalenz)	–	–	–	–	–	–	3,0	4,9	1,1
Tabak									
Nichtraucher	–	33,3	48,6	–	30,1	53,5	–	–	–
Exraucher	–	22,9	20,8	–	26,9	15,8	–	–	–
Raucher	–	43,3	30,1	–	42,8	30,0	–	–	–
Zigarettenkonsum pro Tag									
≤ 10	–	29,2	47,9	–	34,7	63,8	–	–	–
11–19	–	20,2	18,7	–	23,1	23,0	–	–	–
≥ 20	–	49,1	31,9	–	39,7	12,9	–	–	–

Tabelle 2.1. *Continued.*

	Alte Bundesländer			Neue Bundesländer			Gesamt		
	Gesamt	Männer	Frauen	Gesamt	Männer	Frauen	Gesamt	Männer	Frauen
Medikamente									
30-Tage-Prävalenz häufiger Einnahme (mind. einmal pro Woche)	–	11,4	18,6	–	11,8	22,7	15,4	11,5	19,5

Leere Felder zeigen an, daß im Bericht keine Angaben gemacht werden.
[a]Definition von Mißbrauch und Abhängigkeit nach DSM-IV (deutsche Version: Saß et al. 1996).

Tabelle 2.2. Repräsentativerhebung 1997: Lebenszeitprävalenz des Konsums illegaler Drogen in Abhängigkeit von Alter und Landesteil (alle Angaben in Prozent)

	Alter					
	18–20	21–24	25–29	30–39	40–49	50–59
Alte Bundesländer	23,2	31,0	21,1	18,1	9,6	3,3
Neue Bundesländer	13,4	15,8	17,2	3,0	0,6	0,2

Ausführliche Darstellung und Erläuterung in Kraus u. Bauernfeind (1998).

Tabelle 2.3. Durchschnittlicher Alkoholkonsum in verschiedenen Ländern (Alkoholkonsum pro Kopf und Jahr in Liter reiner Alkohol)

Rang	Land	1995	1996	1997
1	Portugal	11,0	11,2	11,3
2	Luxemburg	12,1	11,6	11,2
3	Frankreich	11,4	11,2	10,9
4	Deutschland	11,1	11,0	10,8
5	Ungarn	10,0	10,3	10,1
6	Spanien	9,5	9,3	10,1
7	Tschechische Republik	10,0	10,0	10,0
8	Dänemark	10,0	10,0	9,9
9	Österreich	9,8	9,7	9,5
10	Schweiz	9,4	9,3	9,2
11	Rumänien	9,0	8,9	9,2
12	Irland	9,2	9,2	9,0
13	Belgien	9,1	9,0	8,9
14	Griechenland	8,8	8,7	8,8
15	Slowakische Republik	8,0	8,3	8,6
16	Niederlande	8,0	8,1	8,2
17	Italien	8,3	7,9	7,9
19	Vereinigtes Königreich	7,3	7,6	7,7
20	Australien	7,6	7,5	7,6
22	Rußland	8,8	7,3	7,3
27	USA	6,5	6,6	6,6
28	Japan	6,6	6,6	6,6

Aus: Jahrbuch Sucht 2000 der Deutschen Hauptstelle gegen die Suchtgefahren e.V. 1999. Copyright 1999 bei Neuland. Wiedergabe mit Genehmigung.

Zusammenfassung

Die referierten Ergebnisse stimmen weitgehend mit bislang vorliegenden epidemiologischen Befunden überein (Abweichungen hinsichtlich der von anderen Autoren berichteten Prävalenzschätzungen zum Konsum illegaler Drogen in einem großstädtischen Ballungsraum entsprechen den Erwartungen; Perkonigg et al. 1997):

- Das Ausmaß des Konsums von Alkohol, Tabak und Medikamenten sowie die Prävalenz von Alkoholabhängigkeit und -mißbrauch gehen deutlich über die Häufigkeit des Konsums, Mißbrauchs und der Abhängigkeit von illegalen Drogen hinaus.
- Cannabis wird häufiger konsumiert als andere illegale Drogen.
- Konsum, Mißbrauch und Abhängigkeit von illegalen Drogen, Alkohol und Tabak sind in der männlichen Bevölkerung weitaus häufiger.
- Der Konsum psychotroper Medikamente ist unter Frauen verbreiteter als unter Männern.

Die aktuellen Daten weisen zwar auf einen leichten Rückgang des Konsums von Alkohol und Tabak hin. Es muß jedoch hervorgehoben werden, daß insbesondere der Alkoholkonsum in Deutschland nach wie vor außerordentlich hoch ist (Tabelle 2.3).

Literatur

Breitenacher M (1999) Alkohol – Zahlen und Fakten zum Konsum. In: Deutsche Hauptstelle gegen die Suchtgefahren e.V. (Hrsg) Jahrbuch Sucht 2000. Neuland, Geesthacht, S 7–21

Bronisch T, Wittchen H-U (1992) Lifetime and 6-month prevalence of abuse and dependence of alcohol in the Munich follow-up study. European Archives of Psychiatry and Clinical Neuroscience 241: 273–282

Dilling H, Weyerer S (1984) Psychische Erkrankungen in der Bevölkerung bei Erwachsenen und Jugendlichen. In: Dilling H, Weyerer S, Castell R (Hrsg) Psychische Erkrankungen in der Bevölkerung: Eine Felduntersuchung zur psychiatrischen Morbidität und zur Inanspruchnahme ärztlicher Institutionen in drei kleinstädtisch-ländlichen Gemeinden des Landkreises Traunstein/Oberbayern. Enke, Stuttgart, S 1–121

European Monitoring Centre for Drugs and Drug Addiction (1997) Estimating the prevalence of problem drug use in Europe. Office for Official Publications of the European Communities, Luxembourg

Fichter MM (1990) Verlauf psychischer Erkrankungen in der Bevölkerung. Springer, Berlin

Häfner H, Weyerer S (1998) Epidemiologie. In: Baumann U, Perrez M (Hrsg) Lehrbuch Klinische Psychologie – Psychotherapie. Huber, Bern, S 119–132

Kraus L, Augustin R (1999) Alkoholkonsumtrends bei Erwachsenen 1990 bis 1997. In: Deutsche Hauptstelle gegen die Suchtgefahren e.V. (Hrsg) Jahrbuch Sucht 2000. Neuland, Geesthacht, S 123–137

Kraus L, Bauernfeind R (1998) Repräsentativerhebung zum Gebrauch psychoaktiver Substanzen in Deutschland 1997. SUCHT – Zeitschrift für Wissenschaft und Praxis 44 (Sonderheft 1)

Meyer G (1999) Glücksspiel – Zahlen und Fakten. In: Deutsche Hauptstelle gegen die Suchtgefahren e.V. (Hrsg) Jahrbuch Sucht 2000. Neuland, Geesthacht, S 89–103

Perkonigg A, Beloch E, Garzynski E, Nelson CB, Pfister H, Wittchen H-U (1997) Prävalenz von Drogenmißbrauch und -abhängigkeit bei Jugendlichen und jungen Erwachsenen: Gebrauch, Diagnosen und Auftreten erster Mißbrauchs- und Abhängigkeitsmerkmale. Zeitschrift für Klinische Psychologie 26: 247–257

Saß H, Wittchen H-U, Zaudig M (1996) Diagnostisches und Statistisches Manual Psychischer Störungen DSM-IV. Hogrefe, Göttingen

Simon R, Tauscher M, Pfeiffer T (1999) Suchtbericht Deutschland 1999. Schneider Verlag Hohengehren, Baltmannsweiler

Uhl A, Kopf N, Springer A, Eisenbach-Stangl I, Beiglböck W, Preinsperger W, Mader R (1999) Handbuch Alkohol – Österreich: Zahlen, Daten, Fakten, Trends. Bundesministerium für Arbeit, Gesundheit und Soziales, Wien

Wittchen H-U, Essau CA, von Zerssen D, Krieg JC, Zaudig M (1992) Lifetime and six-month prevalence of mental disorders in the Munich Follow-up Study. European Archives of Psychiatry and Clinical Neuroscience 241: 247–258

Körperliche und psychische Folgeerkrankungen, soziale Folgen und volkswirtschaftliche Kosten

G. Reymann

Einleitung

Jeder abhängige Substanzkonsum birgt das Risiko somatischer und/oder psychischer Folgeerkrankungen. Während sich dieses Risiko ganz überwiegend auf den Konsumenten bezieht, wirken die durch die Abhängigkeitserkrankung bedingten sozialen Schädigungen meist weit in das soziale Umfeld des Patienten hinein.

Führt man sich die Größe der der Gesellschaft durch Sucht entstehenden Schäden vor Augen, drängt sich die Frage nach den volkswirtschaftlichen Kosten auf. Die Ergebnisse von Kostenschätzungen divergieren stark, je nachdem wie weitgehend die Suchtfolgeschäden berücksichtigt werden. Zugleich ist zu hinterfragen, ob etwaiger volkswirtschaftlicher Nutzen von Suchtmittelkonsum nicht in die Rechnung mit einbezogen werden muß.

Mancher Arzt mag diese Überlegungen als abstrakt und als für seine Arbeit irrelevant erleben. Sie beeinflussen aber den Kontext unseres Handelns erheblich. Dies wird spätestens bei der Frage, ob eine suchtmittelbedingte Übersterblichkeit im Rentenalter als volkswirtschaftlicher Vorteil gewertet werden darf, deutlich. Hier ist dringend ärztliche Einmischung erforderlich.

Körperliche Folgeerkrankungen bei Suchtmittelkonsumenten

Die Gewebstoxizität der verschiedenen Suchtmittel differiert stark. Sie ist zum Beispiel bei LSD oder Heroin sehr gering, bei Tabak ist sie akut und chronisch stark ausgeprägt.

Beim Alkohol sind auch protektive Wirkungen nachweisbar. Aufgrund einer Verringerung des Risikos für koronare Herzerkrankung und für den Hirninfarkt ergibt sich in einigen Populationen bei älteren Menschen unter niedrigem Alkoholkonsum (z. B. 10 ml Alkohol jeden 2. Tag) eine geringere Gesamtmortalität als unter Abstinenz. Bei höheren Alkoholmengen steigt die Gesamtmortalität jedoch stark an. So war bei einer Katamnese an klinisch behandelten Alkoholikern innerhalb von 4 Jahren ein Viertel verstorben – jeweils ungefähr ein Drittel an körperlichen Folgekrankheiten, durch Suizid und durch Unfälle (Lesch 1985). Die Veränderung der Gesamtmortalität bei zunehmendem Alkoholkonsum wird daher als j-Kurve bezeichnet (Rehm 1999). Bei anderen Suchtmitteln wie zum

Beispiel beim Tabak sind protektive Faktoren nicht nachweisbar. Hier findet sich bereits bei geringem Konsum ein Anstieg der Morbidität und der Mortalität. In der BRD sind 30% der Frauen und 43% der Männer zwischen 18 und 59 Jahren Raucher (Kraus et al. 1998).

Die toxische Wirkung kann sich ganz überwiegend auf ein Organsystem beziehen – wie zum Beispiel beim Kaffee auf den Gastrointestinaltrakt – oder sie kann nahezu alle Gewebe betreffen wie beim Alkohol (Seitz et al. 1995).

Ob und an welchem Organ eine Schädigung eintritt, kann von einer Vielzahl von Faktoren abhängen:

- Die *Konzentration des Suchtmittels* spielt zum Beispiel beim Alkohol eine Rolle. Hochprozentige Alkoholika verursachen zusätzlich zu den allgemeinen Organschäden nicht selten oropharyngeale Karzinome.
- Die *Zubereitung des Suchtmittels* ist zum Beispiel beim Tabak wichtig. Der Rauch entfaltet bei Zigarren seine karzinogene Wirkung oft an den Epithelien der Mundhöhle, beim Pfeifentabak ist der Pharynx stark betroffen und bei Zigaretten stehen die Bronchialkarzinome an erster Stelle.
- Der *zeitliche Ablauf des Konsums* hat beim Alkohol beispielsweise einen Einfluß auf das Risiko, eine koronare Herzerkrankung zu entwickeln. 10 g Alkohol, jeden zweiten Tag getrunken, senkt das Risiko. Die gleiche Menge zusammengefaßt an wenigen Tagen getrunken (sog. Binge-Trinken) erhöht das Risiko (Kauhanen 1997).
- Die *Zusammensetzung der Nahrung* hat zum Beispiel einen großen Einfluß darauf, ob sich unter Alkoholkonsum eine toxische Myopathie entwickelt (Seitz et al. 1995).

Auch Suchtmittel mit geringer Toxizität können mittelbar im Rahmen der Intoxikation zu gravierenden Schäden führen. Die Frakturen, die sich besonders ältere Menschen unter Benzodiazepinen zuziehen, und hypoxische Hirnschäden nach verzögertem Beginn einer Reanimation bei Opiatabhängigen sind hier Beispiele.

Mit Sucht assoziierte Infektionen stellen eine weitere Gruppe von Folgeschäden dar. Sie bedeutet für Drogenabhängige eine besondere Gefahr, sobald intravenös konsumiert wird, und umfaßt hier die Endokarditis, die HIV- Infektion und vor allem die Virushepatitiden B und C (Bätz u. Reymann 1997, Gölz 1999, Alter et al. 1999).

In Gesprächen mit Betroffenen und ihren Angehörigen ist bei der Behandlungsplanung zwischen akuten und chronischen somatischen Folgeschäden zu unterscheiden (Tabelle 3.1).

Körperliche Folgeerkrankungen im Umfeld des Suchtmittelkonsumenten

Das direkte soziale Umfeld des Konsumenten wird in das erhöhte Risiko für mehrere der oben aufgeführten Erkrankungen mit einbezogen. Dies ist nachgewiesen bei sog. Passivrauchern für das Risiko, ein Karzinom oder eine koronare Herzerkrankung zu entwickeln.

Tabelle 3.1. Beispiele akuter und chronischer körperlicher Suchtfolgeschäden

Akute körperliche Folgeerkrankungen	z. B. hervorgerufen durch
Aspiration	Alkohol, Opiate, Benzodiazepine
Schleimhautreizungen	Alkohol, Cannabis, Lösungsmittel
Pneumonie	Alkohol, Opiate
Frakturen	Alkohol, Benzodiazepine
Läsionen peripherer Nerven	Alkohol, Benzodiazepine, Opiate, Kokain
Obstruktive Bronchitis	Tabak, Cannabis, Heroin p.i.
Phlegmonen, Abszesse und Nekrosen	Heroin i.v., Kokain i.v.
Chronische körperliche Folgeerkrankungen	**z. B. hervorgerufen durch**
Arteriosklerose	Tabak, Cannabis
Zerebelläre Ataxie	Alkohol, Lösungsmittel
Polyneuropathie	Alkohol
Oropharyngeale Karzinome	Alkohol, Tabak
Bronchialkarzinom	Tabak, Cannabis
Mammakarzinom	Alkohol
Myopathie	Alkohol
Osteoporose	Alkohol
Thrombozytopenie	Alkohol
Virushepatitis B und C	i.v.-Drogenkonsum
Fettleberhepatitis,	Alkohol
Leberzirrhose	Alkohol, i.v.-Drogenkonsum

Die vorgeburtlichen Belastungen durch mütterlichen Suchtmittelkonsum stellen eine besonders gravierende Form der Beeinträchtigung des sozialen Nahbereichs dar. Unter dem Konsum von Tabak, Cannabis, Heroin und Kokain ist das Risiko einer Früh- und einer Mangelgeburt erhöht. Die Alkoholembryopathie ist in Deutschland das häufigste angeborene Mißbildungssyndrom.

Durch Unfälle gefährdet der Suchtmittelkonsument sich selbst und andere. 1997 ereigneten sich im Straßenverkehr der BRD laut Polizeistatistik 32.884 Verkehrsunfälle mit Personenschaden unter Beteiligung von Alkohol (Blutalkoholgehalt > 0,3‰). Hierbei verunglückten insgesamt 45.020 Personen, von denen 1.447 starben. Obwohl sich 59,4% dieser Unfälle in der Zeit zwischen 20.00 und 6.00 Uhr ereigneten (Joo u. Schulze 1998), ist davon auszugehen, daß ein erheblicher Anteil der Opfer am Zustandekommen des Unfalls ursächlich nicht beteiligte und nicht unter Suchtmitteleinfluß stehende Personen waren.

Entsprechende Zahlen zu unter Sedativa und illegalen Drogen aufgetretenen Verkehrsunfällen mit Personenschaden liegen nicht vor, da hierzu bisher keine ausreichenden Untersuchungen erfolgten (Joo u. Schulze 1998). Dies liegt vorwiegend daran, daß bei diesen Intoxikationen ein typischer Geruch fehlt. Lediglich bei 24% von der Polizei veranlaßten toxikologischen Untersuchungen waren Ausfallserscheinungen oder anderweitige Verdachtsmomente wie eine Konjunktivitis oder verdächtige Gegenstände bei dem Untersuchten beobachtet worden (Bräuchle 1997).

Psychische Folgeerkrankungen bei Suchtmittelkonsumenten

Eine Reihe von Suchtmitteln provozieren organische Psychosen, die erst längere Zeit nach dem Ende der Intoxikation langsam abklingen. Bisweilen weist ihre Symptomatik – wie zum Beispiel bei den Flashbacks nach längerfristigem abhängigem Benzodiazepinkonsum – auf die konsumierte Substanzgruppe hin.

Hiervon müssen durch Suchtstoffe induzierte psychiatrische Krankheitsbilder abgegrenzt werden, die auf morphologisch nachweisbaren, hirnorganischen Schädigungen beruhen. Hier bedarf es einer detaillierten Diagnostik, einer differenzierten Therapieplanung und längerfristiger Behandlung, um die Symptomatik einzugrenzen und zu bessern. Besonders bei diesen schwer erkrankten Patienten reicht das bisweilen vorgeschlagene reine Zuwarten unter abstinenten Bedingungen nicht aus. Dies würde dem „inversive care law" entsprechen, nach dem in einem nur auf kurzfristigen Erfolg ausgerichteten Gesundheitswesen der größte Teil der verfügbaren Mittel zur Behandlung der leicht Erkrankten verwendet wird, obwohl diese über eine bessere Spontanprognose und über mehr eigene Ressourcen verfügen.

Die Prävalenz der eigenständigen psychiatrischen Erkrankungen liegt bei der Mehrzahl der Substanzabhängigkeiten deutlich höher als bei rein somatischen Krankheiten. Diese Komorbidität variiert in ihrer Zusammensetzung und ihrem Ausmaß je nach konsumierter Substanz (s. auch für Alkohol Bd. III, A II 11, für Tabak Bd. III, B II 33, für Polytoxikomanie Band II, Kap. 8). Besonders hohe Raten psychiatrischer Komorbidität stammen meist aus Untersuchungen, die unter Substanzkonsum oder innerhalb der ersten zwei Wochen der Abstinenz durchgeführt wurden. Die depressive Symptomatik z. B. eines Alkoholabhängigen oder eines Kokainkonsumenten ist dann aber häufig nicht Ausdruck einer eigenständigen Erkrankung, sondern Teil des Entzugs- oder des Postdetoxifikationssyndroms.

Auch wenn eindeutig eine eigenständige psychiatrische Zweiterkrankung vorliegt, muß die Frage, ob sie Ursache, zufällige Begleiterscheinung oder Folge der Abhängigkeitsentwicklung ist, in vielen Fällen offen bleiben. Wenn sich beispielsweise erst nach mehreren Monaten des überhöhten Benzodiazepinkonsums eine Panikstörung manifestiert, kann diese neue Symptomatik nicht in jedem Fall als Folge der Abhängigkeitsentwicklung angesehen werden. Nicht selten findet sich in früheren Lebensabschnitten bei diesen Patienten eine andere Manifestation einer Angstentwicklung, die ihrerseits dann als Ursache der Abhängigkeit in Frage kommt.

Der überwiegende Anteil der psychiatrischen Komorbidität manifestiert sich im Verlauf des Suchtmittelkonsums.

Die Betroffenen müssen auch versicherungsrechtlich das gleiche Recht auf die Behandlung dieser Erkrankungen haben wie Patienten, die nicht gleichzeitig abhängigkeitskrank sind.

Psychische Folgeerkrankungen im Umfeld von Suchtmittelkonsumenten

Es gibt Hinweise darauf, daß Suchtmittelkonsum auch Abstinente in erheblichem Umfang mit psychischen Erkrankungen belastet. In Zeiten eines abrupt verminderten Alkoholkonsums – zum Beispiel im Rahmen von Streiks in der Alkoholindustrie – ist regelmäßig ein erheblicher Rückgang der Gewaltverbrechen einschließlich der Vergewaltigungen zu verzeichnen (Edwards 1997). Es ist davon auszugehen, daß durch das Trauma eines durch Alkohol induzierten Verbrechens bei einem Teil der Opfer längerfristige psychische Folgeerkrankungen hervorgerufen werden.

Die Alkoholabhängigkeit des Vaters ist der bedeutsamste Risikofaktor für junge Männer, selbst eine Abhängigkeit zu entwickeln. Aufgrund von Zwillingsuntersuchungen ist anzunehmen, daß nur ein Teil dieses Risiko auf biologischer Vererbung beruht (s. Kap. 4).

Soziale Suchtfolgeschäden

Das Ausmaß der durch den Konsum eines Suchtmittels bedingten sozialen Folgeschäden hängt wesentlich mit seinem Preis, seiner legalen Verfügbarkeit und dem Einstiegsalter zusammen. Die Reduktion der sozialen Kontakte auf Abhängigkeitskranke, das Fehlen eigener Erwerbstätigkeit, die Wohnungslosigkeit, die Verschuldung und die Rate vorangegangener Inhaftierungen sind daher bei Drogenkonsumenten wesentlich höher als bei Alkoholabhängigen (Arnold et al. 1999, Zahn et al. 1998). Die Kombination von hohem Preis, hohem Abhängigkeitspotential und starker Toleranzentwicklung führt beim Heroin sowie beim Kokain und seinen Derivaten schneller als bei anderen Drogen über eine Ausbeutung des sozialen Nahbereichs und über Verschuldung in die Illegalität. Die massive soziale Verelendung Heroinabhängiger war ein wesentlicher Grund, die Alleingültigkeit des Abstinenzparadigmas zu verlassen und mit der Methadonsubstitution das Prinzip der „harm reduction" einzuführen.

Auch die Pharmakodynamik des Suchtmittels wirkt sich auf das Ausmaß an sozialer Desintegration aus. Wohl auch aufgrund der anxiolytischen und der antiaggressiven Wirkung der Benzodiazepine sind Menschen, die ausschließlich Tranquillanzien konsumieren, in der Regel zumindest vordergründig sozial gut integriert (Poser u. Poser 1996).

Belastung der Gesamtbevölkerung durch Suchtfolgeerkrankungen

Murray u. Lopez haben weltweit die 107 wichtigsten Erkrankungen daraufhin untersucht, wie viele unbeschwerte Lebensjahre sie der Durchschnittsbevölkerung in den verschiedenen Regionen der Welt rauben. Dabei wurden nicht nur die Inzidenz und die Letalität, sondern auch die Schwere und die Dauer der Beeinträchtigung durch die Symptomatik der einzelnen Erkrankung berücksichtigt (Murray u. Lopez 1997a). In einem zweiten Schritt berechneten die gleichen Autoren, wie die wichtigsten Risikofaktoren zu dieser Krankheitsbelastung der Gesamtbevölkerung beitragen. In den entwickelten Ländern lagen dabei der Tabakkonsum und der Alkoholkonsum mit Abstand vor allen anderen berücksichtigten Risiken. 12,1% der Krankheitsbelastung der Gesamtbevölkerung wurden auf das Tabakrauchen und 9,6% auf Alkohol zurückgeführt. Aufgrund der geringeren Verbreitung in der Bevölkerung lag der Konsum illegaler Drogen mit 1,9% hinter der arteriellen Hypertonie, den beruflichen Risiken, körperlicher Inaktivität und riskantem Sexualverhalten auf Rang sieben (Murray u. Lopez 1997b).

Zur Berechnung der volkswirtschaftlichen Kosten von Substanzabhängigkeit

Die Berechnung der durch einzelne Erkrankungen im Gesundheitswesen oder auch in der Gesellschaft verursachten Kosten ist besonders in den angloamerikanischen Ländern verbreitet. Zur Verbesserung der allgemeinen Information und zur Prophylaxe erscheint dies zunächst unbedenklich. Betrachtet man den Hintergrund und die möglichen Konsequenzen dieser Berechnungen etwas genauer, gewinnt dieser Bereich jedoch besonders in der Suchtmedizin eine unerwartete Brisanz.

Bei der Beurteilung jeder dieser Berechnungen kommt es weniger darauf an, ob die Untersucher bei den meist unvermeidlichen Schätzungen eher auf- oder abgerundet haben. Wichtiger ist, wie umfassend die volkswirtschaftlichen Effekte in die Berechnung einbezogen sind. Dabei entspricht die Auswahl der berücksichtigten Effekte dem ethischen Hintergrund, vor dem unsere Gesellschaft jeweils betrachtet wird.

Dies sei am Beispiel Alkohol kurz angerissen: 1996 und 1997 wurden in Deutschland jährlich 10,9 Liter reiner Alkohol pro Kopf konsumiert. Die Alkoholindustrie bietet eine umfangreiche Diskussion zu der Berechnungsweise an, die dieser Zahl zugrunde liegt, und behauptet, es seien realiter lediglich jeweils 10,7 (Breitenacher 1998).

In einem ersten Schritt liegt es nahe, die durch die körperlichen Folgeerkrankungen im Gesundheitswesen entstehenden Kosten abzuschätzen. Aber nimmt man nun lediglich die Erkrankungsfälle, in denen die alkoholtoxische Genese gesichert ist oder bezieht man auch die zahlreichen „Leberzirrhosen unklarer Genese" mit ein, von denen ein ungewisser Anteil ebenfalls äthyltoxisch bedingt ist? Und berücksichtigt man lediglich die typischen Alkoholfolgeerkrankungen oder auch zum Beispiel das Mammakarzinom? Dieser Tumor wird mehrheitlich nicht durch Alkohol hervorgerufen. Aufgrund seiner hohen Inzidenz und seiner oft hohen Behandlungs- und Rehabilitationskosten fällt die Steigerung der Erkrankungsrate durch Alkohol betragsmäßig aber doch wieder ins Gewicht.

In einem zweiten Schritt könnte man die den Betrieben durch alkoholbedingte Fehlleistungen und Arbeitsunfähigkeitszeiten entstehenden Mindererlöse einrechnen.

Im weiteren sind auch die alkoholbedingten Unfälle mit einzubeziehen. Die Zahlen der Polizeistatistik über die alkoholbedingten Unfälle im Straßenverkehr sind trotz der diesbezüglichen Aufmerksamkeit der Beamten und der eindeutigen Verfahrensregeln fragwürdig. Mehrere Untersuchungen lassen vermuten, daß nur die Hälfte dieser alkoholbedingten Schäden erfaßt werden (Gerchow 1999).

Unstrittig ist, daß Alkoholkonsum die Wahrscheinlichkeit erhöht, ein Verbrechen zu begehen (z. B. Zhang et al. 1997).

Besonders bei den durch Unfälle und Verbrechen bedingten Personenschäden wird es mit der Schätzung der Kosten schwierig, wenn es nicht nur um Behandlungskosten, sondern um Hinterbliebenenrenten, um Ausfall von mit hoher Wahrscheinlichkeit zu erwartendem Familieneinkommen und um den Wegfall elterlicher Erziehung geht. In welchem Umfang und bis zu welchem Lebensjahr bezieht man auch die mit einer Alkoholembryopathie geborenen Kinder mit ein?

Diese Ausweitung der Betrachtung erhöht den Betrag der Alkoholfolgeschäden stark. Die so entstehenden Zahlen werden allgemein gern zitiert, um die Gefährlichkeit von schädlichem Konsum und Abhängigkeit zu unterstreichen.

Läßt man sich jedoch grundsätzlich auf eine monetäre Betrachtungsweise ein, muß man auch der Einbeziehung positiver volkswirtschaftlicher Auswirkungen zustimmen. Die Alkoholindustrie und die von ihr beauftragte Werbebranche sind große Arbeitgeber. Allein Bier-, Schaumwein- und Branntweinsteuer brachten in 1997 zusammen 7,456 Milliarden Mark ein (Breitenacher 1998). Die WHO schätzt, daß Alkoholmißbrauch und Alkoholabhängigkeit 5–6% des Bruttosozialprodukts verursachen (Hartwig u. Pies 1995).

Und wie stellen wir uns zu der Entlastung der Rentenkassen durch die alkoholbedingte Übersterblichkeit älterer Menschen? An diesem Punkt drängt sich die grundsätzliche Frage auf, was wir in unserer Gesellschaft als volkswirtschaftlichen Gewinn und was wir als Schaden auffassen wollen.

Ein spiegeltrinkender, sozial gut integrierter Stahlarbeiter verstirbt im 65. Lebensjahr, ohne daß die Leberzirrhose vorher größer in Erscheinung getreten wäre, akut an einer Ösophagusvarizenblutung. Wird neben den Kosten für den Notarzteinsatz die Entlastung der LVA-Rentenkasse als Einsparung gerechnet? Die Rentendiskussionen der letzten Jahre lassen eine solche Betrachtung der Volkswirtschaft denkbar erscheinen. Berechnen wir statt der Entlastung der Rentenkasse lieber die Mindereinnahme des nun von der Witwe weiter geführten Haushalts?

Oder vergegenwärtigen wir uns, daß der Tod eines Patienten ohne Wenn und Aber und nicht nur aus ärztlicher Sicht einen Verlust darstellt?

Glaubhaft werden wir unseren Standpunkt hier nur vertreten können, wenn wir uns schon bei der Auflistung all der durch Alkohol bedingten Kosten von dieser nur scheinbar objektiven Zahlenakrobatik abgrenzen und deutlich machen, daß ärztliches Handeln nicht primär der Gesellschaft, sondern dem einzelnen Patienten verpflichtet ist.

Literatur

Alter MJ, Kruszon-Moran D, Nainan OV, McQuillan GM, Gao F, Moyer LA, Kaslow RA, Margolis HS (1999) The prevalence of hepatitis C virus infection in the United States, 1988 through 1994. New England Journal of Medicine 341: 556–562

Arnold T, Schmid M, Simmedindger R (1999) Suchthilfe im Krankenhaus. In: Bundesministerium für Gesundheit (Hrsg) Endbericht der wissenschaftlichen Begleitung des Bundesmodellprogramms „Drogennotfallprophylaxe/Nachgehende Sozialarbeit". Nomos, Baden-Baden

Bätz B, Reymann G (1997) Die Serologie der Virus-Hepatitis A, B und C in der qualifizierten Drogenentgiftung. SUCHT 43: 264–266

Bräuchle P, Weinmann W, Pollak S (1997) Drogen- und Medikamentenbeeinflussung von Verkehrsteilnehmern im Raum Süd-Baden am Beispiel des Jahres 1995. Blutalkohol 34: 385–395

Breitenacher M (1998) Alkohol – Zahlen und Fakten zum Konsum. In: Deutsche Hauptstelle gegen die Suchtgefahren (Hrsg). Jahrbuch Sucht 1999. Neuland Verlagsgesellschaft, Geesthacht

Edwards G (1997) Alkoholkonsum und Gemeinwohl – Strategien zur Reduzierung des schädlichen Gebrauchs in der Bevölkerung. Enke, Stuttgart

Gerchow J (1999) Alkohol und Straßenverkehr. In: Singer M, Teyssen S (Hrsg) Alkohol und Alkoholfolgeerkrankungen: Grundlagen – Diagnostik – Therapie. Springer, Berlin Heidelberg New York

Gölz J (1999) Moderne Suchtmedizin – Diagnostik und Therapie der somatischen, psychischen und sozialen Syndrome. Thieme, Stuttgart, New York

Hartwig KH, Pies I (1995) Rationale Drogenpolitik in der Demokratie. Wirtschaftswissenschaftliche und wirtschaftsethische Perspektiven einer Heroinvergabe. Mohr, Tübingen

Joo S, Schulze H (1998) Suchtmittel im Straßenverkehr – Zahlen und Fakten. In: Deutsche Hauptstelle gegen die Suchtgefahren (Hrsg) Jahrbuch Sucht 1999. Neuland Verlagsgesellschaft, Geesthacht

Kauhanen J, Kaplan GA, Goldberg DE, Salonen JT (1997) Beer binging and mortality: results from the Kuopio ischemic heart disease risk factor study, a prospective population based study. British Medical Journal 315/7112: 846–851

Kraus L, Bauernfeind R, Bühringer G (1998) Epidemiologie des Drogenkonsums. Ergebnisse aus Bevölkerungssurveys 1990 bis 1996. Band 107 der Schriftenreihe des Bundesministeriums für Gesundheit. Nomos, Baden-Baden

Lesch OM (1985) Chronischer Alkoholismus. Typen und ihr Verlauf. Thieme, Stuttgart

Murray CJL, Lopez AD (1997a) Regional patterns of disability, free life expectancy and disability, adjusted life expectancy: Global Burden of Disease Study. Lancet 349: 1347–1352

Murray CJL, Lopez AD (1997b) Global mortality, disability, and the contribution of risk factors: Global Burden of Disease Study. Lancet 349: 1436–1442

Poser W, Poser S (1996) Arzneimittelabhängigkeit. Thieme, Stuttgart New York

Rehm J (1999) Alkoholkonsum und Gesamtmortalität und Morbidität – Gibt es positive Auswirkungen eines moderaten regelmäßigen Alkoholkonsums? In: Singer MV, Teyssen S (Hrsg) Alkohol und Alkoholfolgekrankheiten: Grundlagen – Diagnostik – Therapie. Springer, Berlin Heidelberg New York

Seitz H, Lieber ChS, Simanowski UA (1995) Handbuch Alkohol, Alkoholismus, alkoholbedingte Organschäden. Johann Ambrosius Barth, Leipzig Heidelberg

Zahn H, Simon R, Schmidtobreik B, Bühringer G, Helas I, Hüllinghorst R (1998) Erweiterte Jahresstatistik 1997 der ambulanten Beratungs- und Behandlungsstellen für Suchtkranke in der Bundesrepublik Deutschland (Tabellenband). Berichtszeitraum: 1.1.1997–31.12.1997. EBIS-Berichte 30e, EBIS, Freiburg

Zhang L, Wieczorek W, Welte J (1997) The nexus between alcohol and violent crime. Alcoholism. Clin Exp Res 21/7: 1264–1271

Kapitel 4

Entwicklung und Aufrechterhaltung von Drogengebrauch und Drogenabhängigkeit

F. Rist, G. Reymann

Störungsmodelle

Bereits die allerersten Erklärungsversuche süchtigen Verhaltens in der Antike stellten zwei „offensichtliche" Merkmale von Sucht heraus: Zum einen erschien das Verhalten Süchtiger qualitativ anders als das Verhalten Nichtsüchtiger, zum anderen bestanden erhebliche individuelle Unterschiede in der Anfälligkeit für die Entwicklung einer Sucht. So gehört zu den diagnostischen Merkmalen einer Suchtkrankheit, daß der Drogenkonsum „zwanghaft" erfolgt und in selbstdestruktiver Weise zu massiven sozialen, körperlichen und psychischen Beeinträchtigungen der Person führt. Damit scheinen Süchtige gegen intuitive Organisationsprinzipien alltäglichen Verhaltens zu verstoßen, die besagen, daß Menschen sich so verhalten, daß positive Konsequenzen maximiert und aversive vermieden werden. Ähnlich erklärungsbedürftig erschien immer, daß von Personen mit identischen Möglichkeiten des Drogengebrauchs nur ein Teil süchtig wird, der Rest nicht. Dies legte nahe, die Erklärung für die Entstehung süchtigen Verhaltens vorwiegend in der Person zu suchen.

Die Erklärungsprinzipien für solche „offensichtlichen" Besonderheiten süchtigen Verhaltens lassen sich grob in verschiedenen Modellen zusammenfassen. Das Modell der Sucht als Krankheit und das Modell der Sucht als körperliche oder psychische Abhängigkeit sind recht betagt, bestimmen aber noch immer den Sprachgebrauch und das Verständnis für Suchtprobleme. Das Modell der Sucht als gelerntes Verhalten basiert dagegen auf empirischen Befunden der letzten Jahrzehnte und spezifiziert verhaltenstheoretische Gesetzmäßigkeiten, die vom Konsum einer Droge zur Sucht führen. Wir sprechen deshalb von Modellen, weil es sich eher um Sammlungen von Betrachtungsweisen und Erklärungsprinzipien als um Theorien handelt. Die drei Modelle schließen sich nicht völlig gegenseitig aus, verschiedene Annahmen in einem Modell können jedoch denen in einem anderen Modell widersprechen. Im Unterschied zu den anderen Kapiteln des Buchs werden wir im folgenden bevorzugt die Sammelbegriffe „Droge" und „Sucht" verwenden, da hier auch Formen des Substanzkonsums betrachtet werden, die nicht die Abhängigkeitskriterien der ICD-10 oder des DSM-IV (vgl. Kap. 1) erfüllen und die zu behandelnden Prinzipien substanzübergreifend sind.

Sucht als Krankheit

Vor der Mitte des 19. Jahrhunderts wurde Sucht auf Mangel an Willenskraft oder Selbstkontrolle, moralische Schwäche oder Charakterschwäche zurückgeführt. Diese Erklärung verwies das Problem der Sucht an die Kirche und die Gesetzgebung. In der zweiten Hälfte des 19. Jahrhunderts wurden groß angelegte Sozialreformen in England, Nordamerika und Europa eingeleitet, die neben der Beseitigung vielfältiger sozialer Mißstände auch den Weg zu einer neuen Auffassung von Alkoholabhängigkeit als Krankheit bereiteten. Andere häufige Formen des süchtigen Drogenkonsums in dieser Zeit betrafen Morphium und Opium, letzteres zumeist in der Form von Laudanum (Alkohol + Opium). Beide Substanzen wurden von Ärzten zu Heilzwecken eingesetzt. Insofern lag es nahe, auch den Mißbrauch dieser Substanzen zu einem Problem der ärztlichen Heilkunst zu machen. Die moralische wie die Krankheitsauffassung bestanden nebeneinander, wie etwa in der Behandlungspraxis der chronischen Alkoholabhängigkeit in religiös ausgerichteten Heilanstalten ersichtlich war. Anfang der 50er Jahre erklärte die WHO Alkoholabhängigkeit zu einer Krankheit und in dem Buch „The disease concept of alcoholism" führte Jellinek (1960) chronische Alkoholabhängigkeit erstmals auf eine physiologische Anomalität, den „Kontrollverlust", zurück.

Das Krankheitsmodell ist gut vereinbar mit den genannten erklärungsbedürftigen Beobachtungen an Süchtigen: Süchtiges Verhalten ist krank, folgt nicht normalen Regeln des Verhaltens und wie bei anderen Krankheiten sind jeweils nur einige davon betroffen. Das DSM-IV (vgl. Kap. 1) spricht zwar nur noch von Störungen, allerdings im selben Sinn wie zuvor der Krankheitsbegriff gebraucht wurde. Es ist keine Frage, daß dieses Modell enorme positive Konsequenzen für die Behandlung und Rehabilitation Suchtkranker hat. Wenn jedoch für Sucht übliche ätiologische Gesetzmäßigkeiten einer körperlichen Krankheit gelten, so muß eine Ursache im Sinne eines Krankheitserregers identifizierbar und ein Krankheitsprozeß detaillierbar sein. Daß eine Ursache in diesem Sinne weder für einzelne Drogen noch drogenübergreifend isoliert wurde, heißt zwar nicht, daß es sie nicht geben kann – man denke daran, daß Polio oder Diabetes als Krankheitsbilder ja lange Zeit existierten, bevor die Ätiologie bekannt war. Auch wurden immer wieder einzelne Zusammenhänge behauptet und geprüft: So wurde etwa für Alkoholabhängigkeit angenommen, daß die Ursache in einer Allergie gegen Getreide, aus dem Whisky gebrannt wurde, zu finden sei. Aber auch aus jüngster Zeit sind keine richtungsweisenden Befunde erkennbar. Die aktuelle Variante des Krankheitsmodells ist das einer hirnphysiologischen Störung, bei der chronische Substanzexposition Veränderungen auf molekularer oder zellulärer Ebene herbeiführt, die zu einer qualitativen Veränderung führen, eben dem Zustand der Drogenabhängigkeit.

Aus epidemiologischer Sicht wird dieses Modell weder der großen Prävalenz des Drogengebrauchs (vgl. Kap. 2) noch dem Kontinuum des Drogengebrauchs von der Abstinenz bis zur Sucht gerecht. Auch werden darin keine verhaltenstheoretischen und psychologischen Befunde zur Steuerung von Drogenkonsum integriert.

Sucht als körperliche Abhängigkeit

Frühe biochemische Erklärungsversuche befaßten sich mit dem Zustand, der sich beim Absetzen von Opium oder Morphium entwickelt. Man nahm eine hypothetische Substanz an, das Autotoxin, das als ein Metabolit des Opiums mit aversiver Wirkung noch aktiv im Körper verbleiben sollte, nachdem die Opiumwirkung abgeklungen war. Nur Opium konnte die Wirkung aufheben, so daß die erleichternde Wirkung des Opiums zu einem anhaltenden Verlangen nach mehr Opium führte. Die Symptome, die sich nach dem Absetzen einer Droge einstellen, wurden als Entzugssymptome oder Abstinenzsyndrom bei Opiumgebrauch, Morphingebrauch und bei Alkohol systematisch beschrieben. „Körperliche Abhängigkeit oder physiologische Abhängigkeit" beschreibt den Zustand, in dem Absetzen einer Droge zum Auftreten von Entzugssymptomen führte. Die Vermeidung oder Beseitigung von Entzugssymptomen wurde als Erklärung für den kontinuierlichen Drogengebrauch und das zwanghafte Verlangen danach angesehen. „Abhängigkeit" bezeichnete sowohl den Zustand, in dem das Absetzen einer Droge Entzugssymptome auslöste, wie auch die zwanghaft erscheinende Selbstverabreichung.

Dieses Modell bestimmt das heutige Denken immer noch. Akzeptiert man, daß Entzugssymptome extrem unangenehm sind, so erscheint die Drogeneinnahme hinreichend motiviert durch die Vermeidung dieser Zustände. Je extremer die Entzugssymptome bzw. die Angst davor, desto mehr wird dann das Verhalten Süchtiger auch selbstzerstörerischen Charakter annehmen und nicht mehr normalen Gesetzen der Verhaltenssteuerung unterworfen erscheinen. Es ist dieses Bild des Süchtigen, das bevorzugt in den Medien präsentiert wird.

Das Modell der Sucht als körperliche Abhängigkeit erklärt allerdings die individuellen Unterschiede schlechter als das Krankheitsmodell, aber die beiden Modelle sind nicht inkompatibel und werden auch oft kombiniert. So könnte ein Krankheitsprozeß Einfluß auf die Geschwindigkeit nehmen, mit der ein Mensch körperliche Abhängigkeit entwickelt, oder auf die Reaktion, die eine Droge auslöst, oder auf die Stärke von Entzugssymptomen. Ein Krankheitsprozeß könnte somit die Vulnerabilität einer Person für eine Suchtentwicklung erhöhen.

Eine Stärke des Modells war, daß es gleichermaßen gut auf Opiate, Alkohol, Barbiturate und Nikotin zutraf. Allerdings versagte es bei Substanzen wie Kokain und Cannabis, deren Absetzen nur milde oder keine offensichtlichen vegetativen Entzugssymptome auslöst (vgl. Kap. 1). Umgekehrt ist auch bei süchtigem Gebrauch von Alkohol wie von Heroin das Auftreten von Entzugssymptomen sehr variabel. Nicht damit vereinbar sind die Befunde zur Raucherentwöhnung: Trotz der Vermeidung von Entzugssymptomen durch die Substitution von Nikotin in anderer Form gelingt es allein durch Substitution nur wenigen Rauchern, dauerhaft Nichtraucher zu werden. Und schließlich trennt auch dieses Modell Sucht qualitativ von Nichtsucht, was den epidemiologischen Befunden nicht entspricht.

Sucht als psychische Abhängigkeit

In den 30er Jahren wurde daher ein Konzept der psychischen oder psychologischen Abhängigkeit vorgeschlagen, um den fortgesetzten Konsum von z.b. Kokain trotz massiver negativer Folgen zu erklären. Dabei handelte es sich jedoch lediglich um eine Erweiterung des Konzepts der körperlichen Abhängigkeit durch die Annahme, daß das Absetzen von Drogen wie Kokain psychische Entzugssymptome auslöse, die aber genauso wie die körperlich manifesten Entzugssymptome Drogensuchverhalten und Drogeneinnahme aufrechterhalten. Dem DSM-III zufolge führte psychische Abhängigkeit zur „beeinträchtigten Kontrolle des Gebrauchs einer psychoaktiven Substanz".

Der Begriff der psychischen Abhängigkeit beinhaltet ein konzeptuelles Problem, das seinen Nutzen als Erklärungsprinzip sehr einschränkt. Wenn jemand als „psychisch abhängig" bezeichnet wird, weil er exzessiv trinkt, so kann der Begriff zwar deskriptiv zusammenfassend ein Bündel auffälliger Verhaltensweisen benennen, aber nicht als Erklärung dienen. Körperliche Abhängigkeit war dagegen durch das Vorhandensein von objektivierbaren Entzugssymptomen begründet. Als Indikator des Zustands einer psychologischen Abhängigkeit ist deshalb in den letzten Jahren das Konzept des „Craving", des starken, unabweisbaren Verlangens nach der Droge, wichtig geworden.

Solche Überlegungen haben direkte Konsequenzen für die diagnostischen Kriterien, für gesetzliche Regelungen und natürlich für das Behandlungsrationale. Sie schlugen sich z. B. in den Kriterien des DSM für Substanzabhängigkeit nieder: War in dem DSM-III z. B. für Alkoholabhängigkeit noch körperliche Abhängigkeit nötig, so können die Kriterien des DSM-IV für eine substanzbezogene Abhängigkeit auch dann erfüllt sein, wenn keine Zeichen einer körperlichen Abhängigkeit vorliegen. Da jedes der bisher angesprochenen Modelle Sucht von Nichtsucht anhand von Kriterien zu unterscheiden versucht, haben sie auch nicht dazu geführt, daß das ganze Kontinuum des Drogengebrauchs in präventiven Maßnahmen berücksichtigt wurde.

Drogen als positive Verhaltensverstärker

Bis in die 50er Jahre des 20. Jahrhunderts hielt sich die Meinung, daß die Entwicklung süchtigen Verhaltens genuin und ausschließlich den Menschen vorbehalten sei und bei Tieren nicht auftrete. Bis dahin hatten Laborversuche gezeigt, daß Tiere durch die erzwungene Aufnahme von Morphin oder Alkohol körperlich abhängig gemacht werden konnten. Aber diese Tiere setzten den Drogenkonsum selten fort, wenn Alternativen verfügbar waren, zeigten also kein Pendant zu selbstzerstörerischem und zwanghaftem Drogenkonsum. Dieselben Substanzen führten nicht zur Abhängigkeit, wenn sie den Tieren nur auf freiwilliger Basis angeboten wurden. Diese Befunde unterstützen die moralische Sicht der Sucht, wonach der „freie Wille" des Menschen ausschlaggebend war. Andere, eher technische Überlegungen bezogen sich darauf, daß Tiere vielleicht nicht den Zusammenhang zwischen einer Drogeninjektion und dem Sistieren von Entzugssymptomen lernen könnten.

In den 50er Jahren wurde durch technische Verbesserungen ein großer Fortschritt im Studium der Suchtmechanismen möglich: Im Käfig frei beweglichen Tieren konnte jetzt über intravenöse Katheter kontrolliert eine Substanz infundiert werden. Schnell stellte sich heraus, daß Tiere Verhaltensweisen lernen, die zur Infusion bestimmter Drogen führen, genau so, wie sie Verhaltensweisen lernen, die durch traditionelle Verstärker wie Fressen oder Trinken verstärkt wurden. Anhand der verhaltenssteuernden Wirkung einer Substanz konnte nun ihre positive oder aversive Qualität festgestellt werden. Damit war auch die Möglichkeit gegeben, Veränderungen in der Wirkung einer Substanz, z. B. in der Gegenwart bestimmter Umweltreize, bei Verfügbarkeit anderer Verstärker oder im Verlauf chronischer Applikation, zu bestimmen.

In solchen Versuchsanordnungen lernten Tiere, sich Morphin in so niedrigen Dosen zu applizieren, daß keine körperliche Abhängigkeit entstand, sie führten sich aber auch Kokain und andere Stimulantien zu, die keine Zeichen körperlicher Abhängigkeit produzieren. Das Resultat solcher Studien war, daß körperliche Abhängigkeit zwar ein wichtiger Faktor für die Kontrolle andauernden Drogenkonsums bei einigen Drogen ist, aber kein notwendiger Faktor dafür. Und weiter war deutlich, daß Drogenkonsum denselben Gesetzen gehorchte wie normales Verhalten von Tieren in ähnlichen Situationen. Aus solchen Versuchen entwickelte sich das Modell der Sucht als Verhalten, das unter der Kontrolle starker Anreizbedingungen steht, das „verhaltenstheoretische Modell der Sucht". Im folgenden sollen einige Prinzipien dieses Modells beschrieben werden, bevor Toleranz und Entzug als häufige Charakteristika süchtigen Verhaltens dargestellt werden. In Abb. 4.1 ist eine Zusammenstellung jener Faktoren versucht, die direkt oder indirekt als modulierende Faktoren die Ausbildung und Aufrechterhaltung süchtigen Verhaltens bewirken. Eine ausführliche Übersicht über einschlägige klinische und experimentelle Befunde geben Altman et al. (1996).

Welche Befunde am Tier sind auf Menschen übertragbar?

Die meisten der Drogen, die von Menschen freiwillig eingenommen werden, wirken auch bei verschiedenen Tierarten als Verstärker, d.h. die Tiere lernen, bestimmte Verhaltensweisen auszuführen, um diese Drogen zu erhalten. Psychostimulantien, Morphin, Heroin und andere Opioide werden von Tieren ohne Schwierigkeit angenommen. Die vom Menschen besonders häufig eingenommenen Drogen Alkohol und Nikotin werden von Tieren jedoch nicht spontan konsumiert und müssen z. B. durch Geschmacksmaskierung, langsame Konzentrationserhöhungen oder forcierte Applikation als Verstärker etabliert werden. Halluzinogene wirken im Tierversuch nicht als Verstärker, auch für Cannabinoide ist die Verstärkerwirkung zweifelhaft. Die Etablierung einer Verstärkerwirkung setzt in vielen Fällen also eine Adaptation voraus, in der aversive Wirkungen überwunden werden. Beim Menschen sind an dieser Adaptation Suggestions- und Erwartungseffekte beteiligt, die die Hervorhebung bestimmter, gewünschter Wirkungen im Erleben begünstigen.

Für die Ausbildung sekundärer Verstärker und löschungsresistenten Verhaltens ist nicht nur die Verknüpfung von Reizen mit Verstärkerwirkungen wichtig,

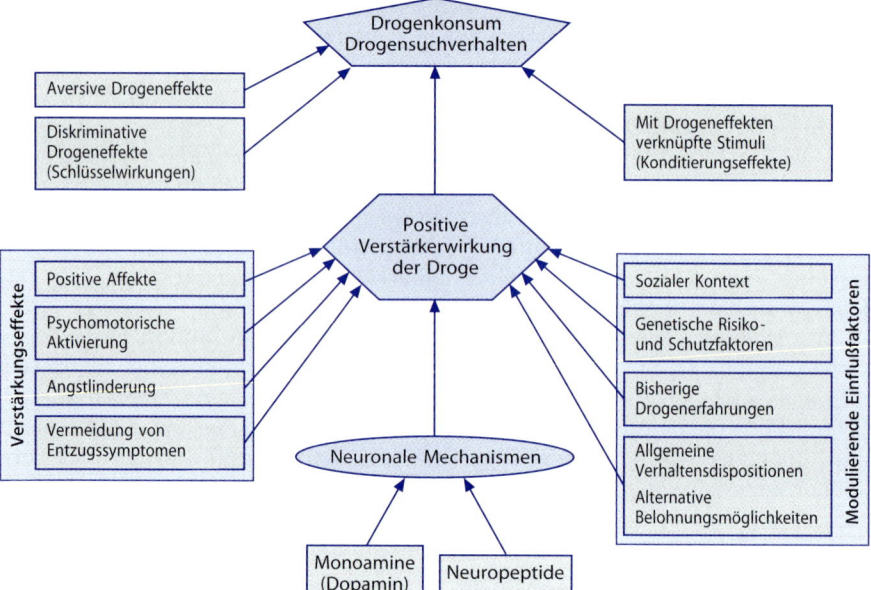

Abb. 4.1. Ein verhaltenstheoretisches Modell zur Beschreibung von Sucht als Drogensuchverhalten. (Nach Stolerman 1992)

sondern auch die Gelegenheit zur Auswahl der Droge. In Untersuchungen von Wolffgramm (1996) erhielten verschiedene Gruppen von Ratten Alkohol oder ein Opiat entweder unter forcierten Bedingungen ohne Alternative oder mit Wasser als Alternative, so daß Wahlmöglichkeit für die Tiere bestand. Obwohl die Substanzkonzentration in der Gruppe mit forcierter Einnahme sehr niedrig war, nahm diese Gruppe über die Versuchszeit mehr der jeweiligen Substanz auf als die Gruppe mit freier Wahlmöglichkeit. Wurde den Gruppen nach dem mehrmonatigen Trinkversuch die Substanz entzogen, so traten bei allen Tieren Entzugserscheinungen auf. Beide Gruppen hatten also eine körperliche Abhängigkeit entwickelt. Lange nach Abklingen der Entzugssymptomatik wurde mit den Tieren ein Trinkversuch mit den vergällten Substanzen gemacht. Forciert abhängig gemachte Tiere tranken dabei genauso wenig wie völlig naive, nie zuvor abhängige Kontrolltiere. Nur die Tiere, die unter Wahlbedingungen körperlich abhängig gemacht wurden, überwanden die Geschmacksaversion und tranken große Mengen der Substanz, d. h. zeigten Suchtverhalten.

Auch aus der palliativen Medizin ist bekannt, daß Morphingaben in hohen konstanten Dosen zwar zur körperlichen, aber nicht zur psychischen Abhängigkeit im Sinne eines Drogensuchverhaltens führen. Eine entscheidende Bedingung für die Ausbildung dauerhaften Drogensuchverhaltens scheint also das Erlernen unter solchen Bedingungen der freien Wahl zu sein: Nur durch den Wechsel zwischen verschiedenen Verhaltensweisen und Verstärkerwirkungen wird der Schlüsselreiz der initialen Drogenwirkung so eindeutig mit dem Effekt der Droge assoziiert, daß eine spätere Drogengabe unter Abstinenzbedingungen das volle Bild des abhängigen Drogensuchverhaltens auszulösen vermag.

Chronischer Drogengebrauch: ein Paradoxon?

Chronischer Drogengebrauch wurde häufig als ein verhaltenstheoretisches Paradoxon bezeichnet, da hier ein Verhalten trotz erheblicher aversiver Konsequenzen wie gesundheitlicher und psychosozialer Folgeschäden aufrechterhalten wird, in der Regel bei Abnahme der subjektiv erfahrenen Verstärkerwirkung (Heyman 1996). Lerntheoretisch sind solche Verhaltensweisen jedoch dadurch erklärbar, daß die Verstärkerwirkung allmählich oder variabel nachläßt. Auf lange Sicht bewirkt diese intermittierende Verstärkung des Verhaltens das Gegenteil, nämlich ein hoch löschungsresistentes Verhalten. Wenn ein Verhalten so ausgebildet wurde, löscht auch ein aversiver Reiz das Verhalten nicht mehr, wenn diese aversive Konsequenz zeitlich später auf das Verhalten folgt als die positive Konsequenz und/oder allmählich in Häufigkeit und Intensität zunimmt: Zeitlich verzögerte aversive Folgen haben weniger verhaltenssteuernde Wirkung als minimal positiv oder auch nur momentan entlastende Wirkungen, die unmittelbar auf ein Verhalten folgen.

Wie wirkt eine Droge subjektiv?

Die Einnahme einer Droge löst in den seltensten Fällen nur eine bestimmte, genau beschreibbare positive Wirkung aus. In der Regel treten verschiedene pharmakologische und in deren Folge physiologische, kognitive und emotionale Wirkungen gleichzeitig oder zeitlich versetzt auf. Zur Illustration sei auf die komplexen neurobiologischen Prozesse der Vermittlung psychotroper Effekte durch Alkohol verwiesen. Durch die Blockade von Glutamatrezeptoren bewirkt Alkohol eine allgemeine Sedierung und beeinträchtigt Gedächtnisprozesse. Die Erhöhung der Sensitivität von GABA-Rezeptoren induziert benzodiazepinähnliche anxiolytische Effekte. Die Erhöhung der dopaminergen Aktivität wirkt psychomotorisch stimulierend und erhöht das Interesse an bestimmten Umweltreizen. Schließlich bewirkt eine vermehrte Endorphinausschüttung Empfindungen, die vielleicht mit dem „natürlichen Hoch" nach einer sportlichen Leistung verglichen werden können. Drogenwirkungen sind in aller Regel komplex, so daß die Verstärkerwirkung einer Substanz selten auf nur eine bestimmte Wirkung allein festgelegt werden kann. Dies bedingt, daß Drogeneffekte unterschiedlich beschrieben werden können, da je nach Ausgangszustand eines Organismus und je nach Dosierung andere Effekte verhaltenssteuernd wirksam werden. Es wird dadurch natürlich auch schwierig, brauchbare introspektive Berichte über Drogenwirkungen zu erhalten.

Negative Verstärkerwirkung

Drogen können das Konsumverhalten auch als negative Verstärker aufrechterhalten. Hierbei wird durch die Droge ein aversiver Zustand beendet oder aufgeschoben. Diese unangenehmen Zustände können vielfältig sein und schließen unangenehme affektive Zustände dysphorischer, depressiver und ängstlicher Art, Schmerzen und auch Entzugssymptome ein. Dieselbe Droge kann in unterschiedlichen Situationen oder zu unterschiedlichen Phasen der Suchtentwicklung sowohl wegen der positiven als auch wegen der negativen Verstärkerwirkung eingenommen werden. Benzodiazepinmißbrauch kann einmal als „Selbstmedikation" bei Angstzuständen beginnen (negative Verstärkung), aber auch durch direkte positive Verstärkungseffekte bei intravenösem Gebrauch. Die hohe Komorbidität von Drogenmißbrauch und Abhängigkeit mit psychischen Störungen (z.B. Alkohol und Angststörungen) läßt sich häufig durch negative Verstärkungseffekte der verwendeten Substanz erklären.

Speziell Alkohol und Nikotin wurden vielfach unter dem Aspekt ihrer negativen Verstärkungswirkung in Streßsituationen untersucht. Die Konsumenten beider Substanzen geben als Motivation zum Konsum die Reduktion von Streßreaktionen an. Bereits in den 40er Jahren wurde gezeigt, daß Versuchstiere in angstinduzierenden Situationen ein Vermeidungsverhalten unter Alkohol leichter überwinden als ohne Alkohol. Solche Befunde führten zur Formulierung der „Anspannungs-Reduktions-Hypothese" (vgl. zusammenfassend Sayette 1993): Alkoholkonsum reduziert die Intensität von Angst, die Abnahme der Angst verstärkt das Trinkverhalten negativ, so daß die Wahrscheinlichkeit von Alkoholkonsum in angstinduzierenden Situationen steigt.

Indirekte Verstärkereffekte

Mit der Feststellung, daß eine Droge als positiver oder negativer Verstärker wirkt, ist noch nicht erklärt, wie diese Verstärkerwirkung zustandekommt. Für verhaltenstheoretische Überlegungen zum menschlichen Drogenkonsum und für jede Form der Prävention und der Intervention muß die spezifische Verstärkerwirkung einer Droge erfaßt werden. So kann die Verstärkerwirkung einer Droge auch durch indirekte Effekte, etwa die Steigerung der Wirkung sozialer, affektiver oder sexueller Reize zustandekommen. Dies gilt z. B. für Cannabis, das im Tierversuch keine eindeutige Verstärkerwirkung hat. Psychomotorisch stimulierende Drogen wie Amphetamin und Kokain steigern die Wirkung konditionierter Reize, die nicht mit den Drogen, sondern mit primären Verstärkern wie Futter oder Wasser assoziiert waren (vgl. Altman et al. 1996). Für diese Verstärkungswirkung können auch andere funktionale Effekte, z.B. die Beeinflussung von Gedächtnis- oder Aufmerksamkeitsprozessen, oder auch, wie im Fall der Halluzinogene, die Auslösung neuer Wahrnehmungsphänomene wesentlich sein.

Kopplung der Drogenwirkung an Hinweisreize

Zuvor neutrale Reize, die die Drogenaufnahme begleiten und in systematischer Beziehung zur Drogenwirkung stehen, können schließlich selbst körperliche und psychische Reaktionen auslösen. In erster Linie sind dies Anblick, Geruch und Geschmack der jeweilgen Zubereitung einer Substanz. Bereits der Anblick des

Spritzbestecks kann bei Heroinabhängigen heftige vegetative Reaktionen auslösen, die vom starken Gefühl des Verlangens nach der Droge begleitet werden. Auch zeitlich und räumlich entfernte und nicht funktional mit der Drogeneinnahme verbundene Reize können in solche Signalkomplexe eingebunden werden. Bereits die Annäherung an eine Umgebung, in der habituell Alkohol getrunken oder Heroin gespritzt wird, löst dann eine entsprechende Reaktion aus. Starke und schnelle Konditionierungseffekte werden durch intensive und abrupt einsetzende Wirkungen des unkonditionierten Reizes erleichtert, aber auch durch eindeutige Reizkonstellationen sowie enge und konstante zeitlich-räumliche Beziehungen zwischen neutralen Reizen und Drogenwirkung. Diese Voraussetzungen sind bei Heroin- und Kokaingebrauch gut erfüllt, entsprechend lösen konsumassoziierte Reize bei diesen Probanden stärkere Reaktionen aus als z.B. bei Nikotin- und Alkoholabhängigen.

Die Übertragung des primären Verstärkungswerts der Droge auf andere Reize hat erhebliche Konsequenzen für das Suchtverhalten und dessen Beeinflussung: Auch bei Wegfallen der primären Verstärkung können diese Reize das Drogensucht- und Einnahmeverhalten aufrechterhalten. Die Substitutionsbehandlung von Rauchern illustriert die praktische Bedeutung dieses Prinzips. Durch die Nikotinsubstitution kann eine weitgehende Freiheit von Entzugssymptomen erreicht werden. Im Vergleich zu placebobehandelten Gruppen ergeben sich jedoch nur geringfügig höhere Abstinenzraten. Trotz Substitution bleibt ein erhöhtes Verlangen nach Zigaretten bestehen, da die sensorischen Begleiterscheinungen des Rauchens einen eigenständigen hedonischen Wert erlangt haben. Das Verlangen ist also nicht nur auf die Nikotinwirkung, sondern auch auf die sensorischen Effekte des Rauchens gerichtet. Imitation dieser sensorischen Effekte durch Pfefferöl als starkem olfaktorischen Reiz reduzierte nach kurzzeitiger Deprivation sowohl das Verlangen nach einer Zigarette wie auch dysphorische Stimmungsangaben (Rose u. Behm 1994).

Toleranzentwicklung

Der Begriff der Toleranz beschreibt das Phänomen, daß bei regelmäßigem Konsum im Laufe der Zeit die Dosis des Suchtmittels erhöht werden muß, um den gleichen Effekt zu erreichen. Im Verlauf von Monaten und Jahren muß der Suchtmittelkonsument bei vielen Stoffen ein Vielfaches der anfänglichen Dosis konsumieren, um den gewünschten Effekt zu erzielen. Dies gilt insbesondere für den Konsum von Opiaten und Kokain.

Toleranz kann als Versuch des Organismus aufgefaßt werden, die Auswirkungen einer Dauerintoxikation durch Adaptionsvorgänge einzugrenzen. Vor diesem Hintergrund ist Toleranz die Summe aller körperlichen Adaptionsmechanismen, die bei Dauerintoxikation das Überleben sichern. Zu diesen Mechanismen gehört ein vermehrter Metabolismus, wie er z. B. als Folge einer hepatischen Enzyminduktion für Alkohol bekannt ist. Überwiegend handelt es sich jedoch um Adaptionsprozesse des ZNS. Hierzu gehören u. a. ein vermehrter Abtransport des Transmitters aus der Synapse durch zusätzliche Transporter, ein vermehrter Abbau des Neurotransmitters im synaptischen Spalt, die Verminderung der

Anzahl postsynaptischer Rezeptoren, die Verminderung der Ansprechbarkeit von postsynaptischen Rezeptoren durch Rezeptormodulation und die Aktivierung antagonistischer Neurotransmittersysteme (Alkohol).

Ein Teil der Toleranz kann auf Lernvorgänge im Sinne konditionierter Reflexe zurückgeführt werden. Siegel hat klassische Konditionierungsprozesse in der Entwicklung von Toleranz nachgewiesen: Reize, die mit einer Drogeneinnahme zuverlässig assoziiert sind, lösen selbst einen Reaktionskomplex aus, der die Wirkungen der Substanz auf der physiologischen und auf der Verhaltensebene kompensiert (z. B. Siegel et al. 1982). Solche kompensatorischen Reaktionen unterschiedlicher Stärke wurden u. a. für Opiate, Alkohol, Benzodiazepine, Phencyclidin und Koffein nachgewiesen. Diese Reaktionen vermindern die direkte Auswirkung der psychoaktiven Substanzen, ihr adaptiver Wert ist die Aufrechterhaltung der physiologischen Homöostase. Entsprechend den Vorhersagen der Theorie des klassischen Konditionierens ist diese Toleranz situationsgebunden, d. h. sie verschwindet bei Veränderungen des Reizkomplexes, der während des Lernprozesses mit der Drogeneinnahme bzw. -wirkung assoziiert wurde. Einigen Kasuistiken zufolge können tödliche Überdosierungen mit einer Hemmung der konditionierten Toleranzreaktionen durch die Applikation einer sonst tolerierten Dosis in ungewohnter Umgebung zusammenhängen. Eine derartige Zunahme der Letalität durch Kontextveränderungen wurde für Heroin, Pentobarbital, Morphin und auch für Alkohol gezeigt (vgl. Altman et al. 1996).

Die Toleranzentwicklung kann sich auf alle Anteile der Suchtmittelwirkung erstrecken, wie beim LSD. Sie kann auch einzelne Symptome aussparen. So bezieht sich die Opiattoleranz ganz überwiegend auf die zentralnervösen Effekte. Die tonussteigernde Wirkung von Opiaten auf die periphere glatte Muskulatur – z.B. erkennbar an der Obstipation – bleibt dagegen auch bei langfristiger Drogeneinwirkung voll erhalten.

Die Toleranzentwicklung kann sich mehr auf die aversiven oder auch mehr auf die gewünschten Suchtmittelwirkungen beziehen. Die Nikotintoleranz erstreckt sich vorzugsweise auf die unerwünschten Begleitwirkungen der Intoxikation. So tritt auch bei sehr hohen Nikotindosen keine Übelkeit auf, wenn der Konsum im Verlauf von Tagen gesteigert wird. Beim Alkohol ist die Toleranzentwicklung gegenüber den aversiven Wirkungen interindividuell verschieden. Personen, bei denen sich die Toleranz besonders auf die aversiven Wirkungen des Suchtmittels erstreckt, scheinen ein erhöhtes Risiko für die Ausbildung eines überhöhten und riskanten Konsumverhaltens aufzuweisen (Rommelspacher 1997).

Toleranz entwickelt sich je nach konsumiertem Suchtmittel unterschiedlich schnell. Die rascheste Toleranzentwicklung ist für LSD beschrieben. Hier kann auch bei massiver Dosissteigerung nach einer Dauerintoxikation von vier Tagen keinerlei Suchtmittelwirkung mehr erzielt werden. Dieses Phänomen wird als totale Toleranz beschrieben. Unspezifischer wirksame Suchtmittel, wie z. B. Alkohol, zeigen eine langsamere Toleranzentwicklung. Eine totale Toleranz wird hier nie erreicht. Alkohol bleibt auch bei ausgeprägter körperlicher Toleranz eine potentiell tödliche Droge.

Toleranz ist ein zeitlich befristeter Zustand, der sich unter Dauereinwirkung der Droge entwickelt und nach ihrem Absetzen wieder abklingt. Dieses Nachlassen der körperlichen Toleranz ist vielen Konsumenten nicht bekannt. So treten

Drogentodesfälle häufig nach längeren Phasen der Abstinenz auf, wenn sich der Opiatabhängige die ihm aus seiner Zeit der Toleranz vertraute Menge Heroin injiziert.

Entzugssymptome

Wird nach längerer Zeit kontinuierlichen Suchtmittelkonsums die Drogeneinnahme weggelassen (Entzug) oder rasch reduziert (relativer Entzug), kann ein Entzugssyndrom auftreten. Das Entzugssyndrom wird überwiegend als ein Ausdruck dafür angesehen, daß während des Suchtmittelkonsums Adaptionsmechanismen aufgebaut worden sind, die trotz abruptem Absetzen des Suchtmittels zunächst weiterbestehen. Die Symptomatik des körperlichen Entzugs ist daher der Intoxikation diametral entgegengesetzt. Entsprechend hat jede Gruppe von Suchtmitteln gleicher Wirkungsweise ein spezifisches Entzugssyndrom. Alkohol hat im Gegensatz zu Benzodiazepinen eine starke Wirkung auf das vegetative Nervensystem. Entsprechend zeigt das Alkoholentzugssyndrom eine weitaus stärkere vegetative Entzugssymptomatik. Beide Substanzen haben jedoch eine angstlösende Wirkung, und auch tierexperimentell kann für beide im Entzug eine Zunahme der Angst nachgewiesen werden.

Wird nach längerer Einwirkung von Alkohol eine Serie von Entzugsphasen im Tierexperiment herbeigeführt, verstärkt sich das Ausmaß der Angst von Entzug zu Entzug (Hölter et al. 1998). Läßt man den Labortieren die Alkoholmenge nach den Entzugsphasen frei, konsumieren diese im Anschluß an den Entzug deutlich mehr Alkohol als in der vorangegangenen Konsumphase. Offensichtlich wird aus den negativen Erfahrungen im Entzug „gelernt". Eine Serie von Entzügen kann dazu beitragen, daß die Abhängigkeitsentwicklung beschleunigt wird. In diesen Fällen wird von der negativ-motivationalen Wirkung des Entzugs gesprochen (Markou u. Koob 1991). Diese Ergebnisse unterstreichen die Notwendigkeit, den abhängigkeitskranken Menschen im Entzug nicht leiden zu lassen, sondern gegebenenfalls mit einer adäquaten symptomatischen Medikation zu behandeln.

Neuroanatomische Substrate der Abhängigkeitsentwicklung

Überwiegend durch systematische Tierversuche ist es gelungen, die verschiedenen beim Menschen bekannten Phänomene von Abhängigkeit der Aktivität zentralnervöser Strukturen zuzuordnen. Eine zentrale Rolle bei der Entwicklung und der Aufrechterhaltung süchtigen Verhaltens spielt das mesolimbisch-mesokortikale Wohlbefindlichkeitssystem (Reward-System). Dieses System ist dopaminerg. Die Zellkörper liegen in der ventralen Haubenregion (VTA). Sie projizieren nach kranial und enden mit ihren synaptischen Verschaltungen im Nucleus accumbens, dem Mandelkern (Corpus amygdaloideum), dem Nucleus olfactorius und in zahlreichen weiteren Kerngebieten. Auch der präfrontale Kortex wird in die synaptischen Verschaltungen mit einbezogen. Aus zahlreichen Hirnregionen projizieren unter anderem serotonerge, glutamaterge, GABAerge, noradrenerge und endorphinerge Nervenzellen in diesen Bereich. Das zentral gelegene Reward-System ist dadurch von einem Geflecht hemmender und stimulierender Afferenzen umgeben (Rommelspacher 1997).

Die Effektorneuronen des Reward-Systems projizieren zum Globus pallidus. Von hier projizieren weitere Bahnen über den Thalamus zur Hirnrinde oder zu motorischen Kernen. Eine vermehrte dopaminerge Aktivität in diesem System ist mit einer affektiven Aufhellung verbunden. Substanzen mit Abhängigkeitspotential vermitteln über dieses System eine Steigerung der Psychomotorik (Wise 1988). Dies gilt auch für dämpfende Drogen wie Alkohol und Opiate, die diese Wirkungen im niedrigen Dosisbereich zeigen. Für verschiedene Suchtmittel konnte bei abhängigen Tieren nachgewiesen werden, daß in Zeiten der Abstinenz die Aktivität im dopaminergen Reward-System massiv zunimmt, sobald ein erneuter Suchtmittelkonsum absehbar ist.

Die Funktion dieses Systems dürfte zunächst die Hierarchisierung der diversen Stimuli bezüglich ihrer Bedeutsamkeit für Drogenerlangung und -konsum sein. Die für Drogenkonsum relevanten Reize werden im Sinne von Lernprozessen in hippokampalen und kortikalen Hirnabschnitten verarbeitet. Dabei werden die verschiedenen inzentiven Stimuli mit vorhandenen Reizmustern und Impulsen verglichen. Bringt man Labortiere in eine Umgebung, die eine Fülle von Sinnesreizen bietet, lernen die Tiere, suchtmittelankündigende Reize zu selektieren. Andere Reize werden nicht beachtet. Man geht davon aus, daß die Fixierung abhängigkeitskranker Menschen auf Drogenbeschaffung und Drogenkonsum, wie sie besonders in Zeiten direkt vor einem Rückfall beobachtbar ist, mit einer massiven Aktivierung des mesolimbisch-mesokortikalen Reward-Systems einhergeht. Darüber hinaus dürfte dem Reward-System auch der Entwurf von Handlungen zukommen, die für Drogenbeschaffung oder Drogenkonsum zielführend sein können. Hierfür spricht jedenfalls die enge Vernetzung des Reward-Systems über den Thalamus mit dem Kortex.

Bei aller Unterschiedlichkeit der Intoxikationsbilder, die durch die diversen Drogen hervorgerufen werden, weisen die entsprechenden Abhängigkeitssyndrome doch so große Ähnlichkeiten auf, daß sie in der ICD-10 und im DSM-IV einheitlich beschrieben werden (vgl. Kap. 1). Von daher erscheint es wahrscheinlich, daß es für substanzgebundene Abhängigkeit im Zentralnervensystem eine gemeinsame funktionelle Endstrecke gibt. Die verschiedenen Suchtmittel hätten dann trotz ihrer unterschiedlichen Affinität zu den verschiedenen Rezeptortypen bezüglich ihrer Abhängigkeitsentwicklung eine ähnliche Auswirkung auf das Reward-System. Auch das häufig beobachtete Wechseln von einer Substanzgruppe zur anderen oder der wahllose Einsatz von Suchtmitteln im Rahmen einer Polytoxikomanie stützen diese Hypothese.

Mit Bezug auf eine solche gemeinsame funktionelle Endstrecke der Abhängigkeit wird das endorphinerge System diskutiert. Beta-Endorphin ist für die Aufrechterhaltung des physiologischen Tonus des Reward-Systems von zentraler Bedeutung. Das endorphinerge System wird keineswegs nur durch die Opiate beeinflußt. Vielmehr liegen umfangreiche Ergebnisse vor, die dem endorphinergen System z. B. auch bei der Entwicklung und Aufrechterhaltung der Alkoholabhängigkeit eine große Rolle zuschreiben. So wurde durch die Zugabe von Alkohol zu Zellkulturen die Freisetzung von adrenokortikotropem Hormon und Beta-

Endorphin gesteigert. Die Auswirkungen einer akuten Injektion von Alkohol auf die Konzentration von Beta-Endorphinen in vivo waren allerdings eher widersprüchlich (Herz 1995). In Untersuchungen am Menschen zeigt sich eine Verminderung des Beta-Endorphin-Spiegels sowohl als State- wie auch als Traitmarker des Alkoholismus. Blutsverwandte von Alkoholabhängigen zeigten niedrigere Beta-Endorphin-Konzentrationen im Blutplasma als gesunde Kontrollpersonen. Unter Alkoholkonsum wurden bei Abhängigen ebenso verminderte Plasmaspiegel von Beta-Endorphin gemessen, die sich nach Absetzen des Alkohols im Verlauf von ca. fünf Wochen normalisierten.

Nach chronischer Alkoholintoxikation nimmt die Anzahl der für die Abhängigkeitsentwicklung entscheidenden µ-Opiatrezeptoren eher ab. Wenn dies als Ausdruck einer Toleranzentwicklung aufgefaßt wird, wäre es ein Hinweis darauf, daß die euphorisierende Wirkung des Alkohols mit der Aktivierung endorphinerger Neurone im Zusammenhang steht, die vom Nucleus arcuatus zur ventralen Haube (VTA) und zum Nucleus acumbens projizieren. Die Freisetzung von Endorphinen an diesen Nervenendigungen stimuliert indirekt die Aktivität mesolimbischer-dopaminerger Neurone im Reward-System. Unter Rückgriff auf die Modelle von Herz (1995) formuliert Rommelspacher (1999) folgende alternative Hypothesen:

- Die *Opioidkompensationshypothese* fußt auf der Tatsache, daß die Zufuhr von mittleren und hohen Dosen von Opiaten bei Labortieren die freiwillige Alkoholeinnahme reduziert. Die Alkoholeinnahme führt bei diesen Tieren zur Ausschüttung von körpereigenen Opioiden (Endorphinen) im Gehirn. Zugleich berücksichtigt diese Hypothese, daß Alkoholkranke nach der Mehrzahl der Studien eine verminderte Konzentration von Beta-Endorphinen aufweisen. Bei Mäusen, bei denen die alkoholinduzierte Enkephalinausschüttung relativ stark ist, besteht ein vermehrter Wunsch nach weiterem Alkoholkonsum. Nach dieser Hypothese wird Alkoholkonsum als ein Versuch aufgefaßt, ein körpereigenes Defizit an Endorphinen zu kompensieren.
- Die *Alkoholüberschußhypothese* berücksichtigt, daß zwar der Alkohol zur Ausschüttung von Endorphinen im Gehirn führt, gleichzeitig jedoch alkoholpräferierende Mäuse höhere Konzentrationen von Beta-Endorphinen aufweisen als Tiere, die weniger Alkohol aufnehmen. Nach dieser Hypothese wird durch den Alkoholkonsum ein Opioidexzeß herbeigeführt, der zu steigendem Suchtmittelkonsum führt.
- Die *Spannungsabbauhypothese* berücksichtigt, daß direkt nach massiven Streßsituationen eine Endorphinausschüttung im Gehirn erfolgt, der eine Phase mit erniedrigtem Endorphinspiegel folgt. Zugleich kann beobachtet werden, daß Labortiere im Anschluß an Streßperioden vermehrt Alkohol trinken. Nach dieser Hypothese wird Alkohol konsumiert, um dauerhaft einen Zustand der Entspannung aufrechtzuerhalten, der sich physiologisch nur am direkten Ende größerer Streßsituationen spontan einstellt.

Zusammenfassend ergibt sich eine Fülle von Zusammenhängen zwischen Alkoholkonsum und endorphinergem System. Da Alkohol nicht direkt mit Opioid-Rezeptoren interagiert, ist dies ein Hinweis darauf, daß das endorphinerge System grundsätzliche Bedeutung bei der Entwicklung und Aufrechterhaltung von

Abhängigkeit hat. Hierfür sprechen auch die Untersuchungen von Volpicelli, der nachweisen konnte, daß der Opiat-Rezeptorantagonist Naltrexon die Aufrechterhaltung von Abstinenz bei Alkoholabhängigen unterstützt (Volpicelli et al. 1992).

Stadien des Drogenkonsums

Beim Erlernen von Drogengebrauch werden mehrere Stadien durchlaufen, bevor die Kriterien einer Substanzabhängigkeit erfüllt sind. Zum Teil bilden sich die Einflußfaktoren für kontinuierliches Drogensuchverhalten, die in Abb. 4.1 aufgeführt sind, in diesen Stufen heraus, zum Teil bedingen sie den Beginn einer solchen Entwicklung. Speziell für Rauchen sind anhand einer Fülle von Untersuchungen mehrere Stufen unterschieden worden, die in ähnlicher Form auch für andere Substanzen gelten. Mehrheitlich beginnt Rauchen in der Adoleszenz, selten beginnt jemand irgendeine Form von regelmäßigem Drogenkonsum nach dem Alter von 21 Jahren. Die Entwicklung zum Raucher beginnt mit einer Stufe der kognitiven Vorbereitung, in der Jugendliche beginnen, Rauchen als attraktiv und möglicherweise interessant für sich selbst zu bewerten. Es folgen einzelne Versuche, die zu einem regelrechten Experimentierstadium überleiten, in das typischerweise Gleichaltrige eingebunden sind. Es schließt sich ein Stadium des intermittierenden Rauchens an, das sich über einige Jahre erstrecken kann, bevor Rauchen als regelmäßige Gewohnheit ausgebildet ist. „Regelmäßig" heißt nicht nur tägliches Rauchen, da auch ca. 15% der erwachsenen Raucher zwar jahrelang, aber nicht jeden Tag rauchen. Ein Kriterium für regelmäßiges Rauchen bei Adoleszenten ist z. B., mehr als 100 Zigaretten insgesamt und auch in den vorangegangenen 30 Tagen geraucht zu haben. Adoleszenten, die dieses Kriterium erfüllen, haben ein mehrfach erhöhtes Risiko, bei einer Nachuntersuchung nikotinabhängig zu sein, als Jugendliche, die nicht dieses Kriterium der Regelmäßigkeit erfüllen.

Der Anteil von Jugendlichen, der von einer Stufe zur nächsten wechselt, wird mit jeder erreichten Stufe weniger. Andererseits wächst das Risiko für eine spätere Abhängigkeit mit jeder erreichten Stufe. Probierversuche sind je nach Substanz häufig, nach epidemiologischen Schätzungen haben ca. 80% der 16jährigen mindestens einmal Alkohol, Tabak oder Cannabis versucht. Stadien sind auch im Übergang zwischen dem Gebrauch verschiedener oder von einer zu mehr als einer Substanz festzustellen. So zeigen große Längsschnittuntersuchungen, daß dem regelmäßigen Konsum illegaler Drogen mehrheitlich der Konsum von niederprozentigen Alkoholika vorausgeht, gefolgt vom Übergang zu hochprozentigen Alkoholika und Rauchen, gefolgt von hochfrequentem Cannabiskonsum.

Toleranzänderung in der Suchtentwicklung

Die Wirkung wie auch das subjektive Erleben ändern sich durch Toleranzveränderungen und Sensitivierungsvorgänge im Laufe regelmäßigen Substanzgebrauchs. Solche Veränderungen sind im Tierversuch gut darstellbar (Wolffgramm 1996): Auf alkoholunerfahrene Ratten wirkt eine niedrige Alkoholdosis schwach stimulierend, eine höhere Dosis aktivitätsdämpfend. Nach einigen Wochen tritt die Sedierung erst bei hohen Dosen auf. Bei bereits alkoholsüchtigen Ratten ist die Wirkung paradox: Kleine Dosen führen hier zu einer Dämpfung, höhere Dosen wirken stimulierend. Dieser paradoxe Effekt ist jedoch nur dann zu beobachten, wenn das Tier nicht forciert, sondern in einer Anordnung mit Wahlmöglichkeit zwischen einer alkoholischen und einer nichtalkoholischen Substanz abhängig gemacht wurde.

Die Toleranzentwicklung trägt zwar wesentlich zur körperlichen Abhängigkeit bei, ist aber keine notwendige Bedingung von Abhängigkeit. Insbesondere für Benzodiazepine ist eine „low-dose dependency" beschrieben, bei der über viele Jahre hin diese Medikamente in gegenüber den therapeutischen Dosen kaum erhöhten Mengen konsumiert werden.

Sensitivierung

Die Verstärkung der Suchtmittelwirkung bei wiederholter Applikation wird als Sensitivierung bezeichnet. Während die Toleranz nach dem Suchtmittelkonsum abklingt, persistieren die Effekte der Sensitivierung zumindest über lange Zeiträume. Inwieweit Sensitivierung durch Rezeptormodulationen oder durch Lernvorgänge bewirkt wird, ist offen (Altman et al. 1996).

Von qualitativer Sensitivierung wird gesprochen, wenn sich das Erscheinungsbild der Reaktion des Organismus auf das Suchtmittel verändert. So können z. B. bei Ratten durch wiederholte Opiatgabe stereotype Bewegungsmuster induziert werden, die bei der ersten Gabe nicht nachweisbar sind. Möglicherweise ist die Übelkeit, die Opiatabhängige vom ersten Heroinkonsum oft berichten, ein Symptom, das im Rahmen der Sensitivierung überwunden wird. Hierfür spricht, daß auch nach langfristiger Opiatabstinenz bei erneutem Konsum fast nie eine Übelkeit auftritt. Dagegen ist nach langfristiger Tabakabstinenz bei erneutem Konsum eine Übelkeit nicht selten, da die Toleranz gegenüber der nikotininduzierten Übelkeit während der Zeit der Abstinenz abklingt. Von quantitativer Sensitivierung wird gesprochen, wenn bei wiederholter Applikation des Suchtmittels in größeren zeitlichen Intervallen der maximal durch eine bestimmte Dosis erzielbare Effekt zunimmt. Diese Phänomene sind im Tierversuch z. B. in einer Zunahme der Lokomotion gut objektivierbar. Der Organismus stellt sich offensichtlich auf die Suchtmittelwirkung ein, er lernt den Rausch.

Vermutlich persistieren die Effekte der Sensitivierung lebenslang. Sie können zu einer vermehrten Suchtmittelaufnahme führen und damit die Entwicklung einer Abhängigkeit bahnen. Sie tragen zur „psychischen Abhängigkeit" bei, die den Süchtigen auch in längeren Zeiten der Abstinenz begleitet.

Distale und proximale Risikofaktoren für den Drogengebrauch

Welche Risikofaktoren bestimmen, ob ein Jugendlicher in die oben beschriebene Sequenz von Stadien eintritt und wie weit er sie durchläuft? Eine Fülle von Prädiktoren ist in empirischen Untersuchungen herausgearbeitet und zu Risikomodellen gebündelt worden. Die Liste von Einzelindikatoren aus solchen Untersuchungen reicht von sehr allgemeinen sozioökonomischen Variablen bis zu spezifischen, „handlungsnahen" intrapersonalen Variablen, wie etwa Erwartungen bezüglich des subjektiven Effekts einer Drogeneinnahme. Abbildung 4.2 stellt einen Versuch dar, die wichtigsten Faktoren aus dem psychosozialen Bereich hinsichtlich ihrer funktionalen Bedeutung für den Drogengebrauch in der Jugend zu ordnen, indem zwischen eher distalen und eher proximalen Faktoren unterschieden wird. Die Pfeile zwischen den Faktoren kennzeichnen empirisch gesicherte Zusammenhänge. Potentielle Risikofaktoren, die sich auf Variationen in der Wirkung einer Substanz und in Persönlichkeits- und Temperamentfaktoren beziehen, werden der Übersichtlichkeit halber gesondert behandelt.

Beginnen wir mit den Risikofaktoren, die in Abb. 4.2 dem Drogengebrauch Jugendlicher am nächsten stehen. Der Einfluß Gleichaltriger wird immer wieder als wesentlicher Faktor hervorgehoben und deshalb auch in Präventionsprogrammen verstärkt aufgegriffen (s. Kap. 5). Indikatoren für diesen Risikofaktor sind die Zahl von rauchenden Freunden, bzw. ob die beste Freundin/der beste Freund raucht. Dabei wird in der Regel übersehen, daß Jugendliche diesem Risikofaktor nicht passiv ausgesetzt sind, sondern eine entsprechende Gemeinschaft aktiv suchen und dazugehören wollen. Verfolgen wir die Zusammenhänge in Abb. 4.2 weiter zurück, so wird deutlich, daß der Einfluß gleichaltriger Drogenkonsumenten durch eine Reihe anderer Risikofaktoren erst möglich wird. Hier sind in erster Linie zu nennen: schlechte schulische Leistungen, deviante Verhaltenstendenzen, emotionale Instabilität, Mangel an elterlicher Unterstützung und

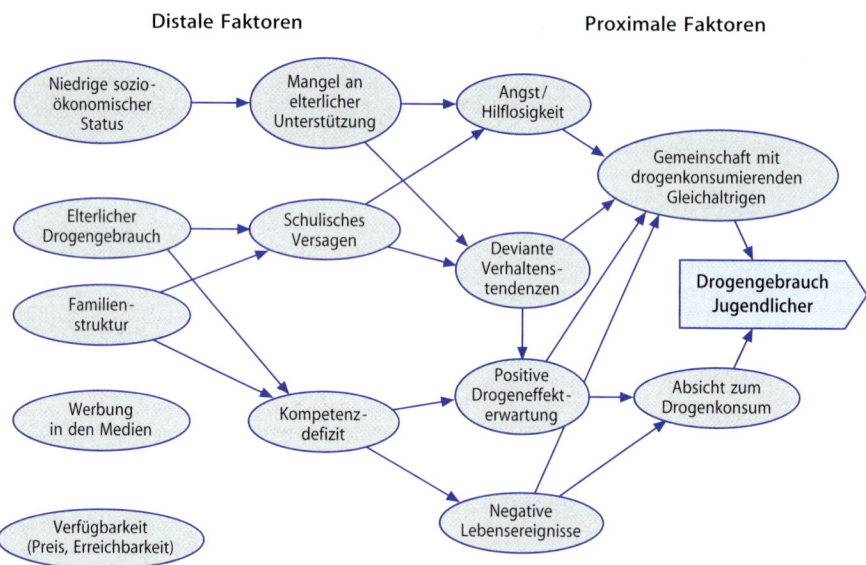

Abb. 4.2. Proximale und distale Risikofaktoren des Drogengebrauchs bei Jugendlichen. (Nach Wills et al. 1996)

Kontrolle sowie psychosoziale Belastungsfaktoren. Diese Faktoren treten selbst wieder vermehrt als Folge der „distalen" Risikofaktoren in Abb. 4.2 auf.

Als distale Risikofaktoren sind niederes Bildungsniveau und geringes Einkommen der Eltern gleichermaßen allgemeine wie robuste Risikofaktoren. Allgemein deshalb, weil sie zwar ein Risiko markieren, aber nichts darüber sagen, wie dieses Risiko in tatsächlichen Substanzkonsum umgesetzt wird. Elterlicher Drogengebrauch als Risikofaktor legt dagegen spontan verschiedene funktionale Zusammenhänge nahe: Modellwirkung elterlichen Verhaltens, Zugänglichkeit von Alkohol und Tabak oder – im Falle des Rauchens – die Gewöhnung an Zigarettenrauch. Tatsächlich sind direkte Zusammenhänge in dieser Form nicht belegt. Vielmehr wirkt sich auch dieser Faktor über die genannten Zwischenschritte „schulische Leistung – deviante Verhaltenstendenzen – konsumierende Gleichaltrige" aus.

Der zweite proximale Risikofaktor ist die „Absicht zum Drogenkonsum", die selbst wieder bestimmt wird durch die psychische Stabilität (Kompetenz), negative Lebensereignisse und spezifische Vorstellungen von der Wirkungsweise einer Droge (Substanzerwartung). Auch über diese Kette können sich die distalen Faktoren elterlicher Drogengebrauch und Familienstruktur auf den jugendlichen Drogengebrauch auswirken.

Diese Betrachtungsweise von Risikofaktoren ist an den Befunden und der Logik regressionsanalytischer Modelle orientiert, im Einzelfall können wir damit nicht entscheiden, welche Konstellation von Risikofaktoren zum Endergebnis geführt hat. Die einzelnen Risikofaktoren selbst sind jedoch sehr robust und haben erstaunliche Vorhersagekraft (vgl. Wills et al. 1996): 25% mehr Jugendliche aus Raucherfamilien als aus Nichtraucherfamilien beginnen das Experimentierstadium. 60% der Jugendlichen, die selbst denken, daß ihre Schulleistungen unter dem Durchschnitt liegen, experimentieren. Am besten läßt sich jedoch mit Fragen nach der Absicht zu rauchen vorhersagen, ob Jugendliche zu experimentieren beginnen. Zustimmung zu entsprechenden Fragen bedingt ein zwei- bis dreimal höheres Risiko der Aufnahme regelmäßigen Rauchens zu einem späteren Zeitpunkt. Interessanterweise war ein wesentlicher Prädiktor für dieses Stadium der Kontemplation nicht der Kontakt mit anderen Rauchern, sondern die Beschäftigung mit Werbungsinhalten.

Das Modell in Abb. 4.2 spezifiziert nicht, in welchem Fall welche Risikofaktoren zusammenspielen, um den Eintritt und den Übergang von einer Stufe zur nächsten zu bewirken. Tatsächlich sind jeweils verschiedene Konstellationen von Risikofaktoren möglich, die schließlich über einen oder beide proximale Faktoren zum Drogenkonsum führen. So wurden z. B. für Söhne von alkoholkranken Vätern – eine Gruppe mit einem drei- bis vierfach erhöhten Risiko, selbst eine Alkoholabhängigkeit zu entwickeln – drei verschiedene Modelle entwickelt, die die Umsetzung des Risikos in Alkoholprobleme erklären können (vgl. Kap. 5).

Unter den distalen Risikofaktoren finden sich „Verfügbarkeit" und „Werbung in den Medien". Sie sind nicht mit Pfeilen in das Modell eingebunden, da diese Faktoren nicht interindividuell variieren, sondern gesamtgesellschaftlich ubiquitär wirksam sind. Aussagen zu deren Einfluß sind möglich durch deren kontrollierte direkte Beeinflussung, durch retrospektive Analysen über Variationen in diesen Bereichen, oder – wie in der oben berichteten Analyse – über die Erfassung der Erinnerung an oder Beschäftigung mit Werbeinhalten. Das Konzept der Verfügbarkeit umfaßt gleichermaßen Preis und Zugänglichkeit (Mindestalter, Verkaufseinschränkung) wie auch Aspekte der Statthaftigkeit bzw. Selbstverständlichkeit des Gebrauchs (zu bestimmten Tageszeiten, Orten, Gelegenheiten), die gesellschaftlich sanktioniert sind. Speziell für Alkohol belegen zahlreiche Analysen über die Konsequenzen von Verteuerung, Einschränkungen der Ausgabe oder gesetzliche Änderungen den starken Einfluß von Verfügbarkeit auf Konsum. Zigarettenautomaten, die die Abgabe zu allen Tageszeiten ermöglichen, sowie Alkoholausgabe an Tankstellen sind solchen Analysen zufolge Faktoren, die die Aufnahme jugendlichen Drogenkonsums erleichtern.

Subjektive Drogenwirkungseffekte

Im Humanexperiment können Probanden die unterschiedlichen Effekte einer ansteigenden im Vergleich zur anschließend abfallenden Blutalkoholkonzentration in einem speziellen Fragebogen zur Zustandsbeschreibung zuverlässig unterscheiden (Earleywine und Erblich 1996). Eine erhöhte Empfindlichkeit für die euphorisierende Wirkung und eine reduzierte Empfindlichkeit für die nachfolgende sedierende Wirkung könnten nach einer systematischen Übersicht von Newlin u. Thomson (1990) eine funktionale Besonderheit von Söhnen alkoholkranker Männer sein. Diese andersartige Verstärkerwirkung von Alkohol könnte erklären, wie das genetisch erhöhte Risiko zur Entwicklung von Alkoholmißbrauch und Alkoholabhängigkeit bei diesen Probanden wirksam wird.

Drogenwirkung und Erwartungseffekte

Bei der Behandlung von Risikofaktoren in Abb. 4.2 wurde insbesondere die Absichtsbildung als proximaler Faktor herausgestellt, als unmittelbare Folge bestimmter Erwartungen über die Wirkungen einer Droge. Erwartungen bezüglich der Wirkung einer Droge bestimmen nicht nur initial, sondern auch beim drogenerfahrenen Konsumenten in einem oft erstaunlichen Ausmaß die empfundene Drogenwirkung. Bereits die Meinung, eine psychoaktive Substanz einzunehmen, verändert eine Vielzahl von Erlebens- und Verhaltensweisen, auch wenn tatsächlich ein Placebo verabreicht wird (Brown 1993): Allein die Meinung, ein alkoholisches Getränk zu konsumieren, führt zu vermehrtem Trinken, zur Abnahme von sozialer Angst, zur Zunahme von sexuellem Interesse und von Aggression sowie zur Beeinträchtigung von psychomotorischen Leistungen. Nicht immer entsprechen die Wirkungserwartungen bezüglich einzelner Substanzen der pharmakologischen Wirkung: Eine Reihe von Untersuchungen zeigt die Diskrepanzen zwischen psychophysiologisch meßbarer sexueller Aktivierung und den expliziten Erwartungen von Alkoholkonsumenten. Für die Wirkung von Kokain geben Konsumenten neben Aktivierung auch eine spannungsreduzierende Wirkung an. Schließlich können durch Instruktion auch subjektive Substanzwirkungseffekte induziert werden, die im Widerspruch mit der pharmakologischen Wirkung stehen.

Wirkungserwartungen sind also ein wesentlicher Faktor in der Aufnahme und in der Weiterführung von Drogenkonsum. Bestimmte Vorstellungen über die Wirkung einer Substanz können durch Beobachtung, Induktion von gezielten Wirkungserwartungen wie z. B. durch Werbung und im Selbstversuch gelernt werden. In der Vielfalt der Körpersignale beachten Menschen selektiv solche, die einem momentanen gültigen Schema entsprechen, hier einer selbst gefaßten oder durch Instruktion induzierten Meinung über bestimmte Wirkungen (Pennebaker 1982). Sowohl Botschaften der Werbung wie Schilderungen und Kommentare von Gleichaltrigen könnten ein solches Schema formen, das schließlich zur verstärkten Wahrnehmung wünschenswerter Wirkungen und zum Ignorieren aversiver Wirkungen verhilft.

Temperament, Charakter und Substanzpräferenzen

Tendieren bestimmte Persönlichkeiten besonders zur Aufnahme von Drogenkonsum? Diese Frage hat jahrzehntelang die Überlegungen zur Entstehung von Abhängigkeit bestimmt. Speziell bei Alkoholabhängigen wurden zahlreiche Untersuchungen zur Identifizierung von abweichenden Persönlichkeitsprofilen unternommen (vgl. Sher und Trull 1994). In solchen Querschnittsuntersuchungen wurden konsistent erhöhter Neurotizismus, insbesondere aber erhöhte Impulsivität gefunden. Bei solchen Querschnittsuntersuchungen an klinischen Stichproben ist jedoch nicht klar, ob diese Normabweichungen bereits prämorbid vorhanden waren oder durch reaktive oder selbstselektive Effekte entstanden sind. So waren etwa bei der wiederholten Untersuchung jugendlicher Raucher diese anfänglich extravertierter und hatten zufriedenstellendere Sozialbeziehungen als Nichtraucher. Vier Jahre später erschienen Raucher nicht mehr extravertierter als Nichtraucher, waren jedoch depressiver und gaben unbefriedigendere Sozialbeziehungen an (Stein et al. 1996).

Mit dem Nachweis, daß auch Tiere abhängig werden können und daß dafür überwiegend Manipulationen der Konsumumstände ausschlaggebend waren, wurden viele differenzierte Überlegungen zur „Suchtpersönlichkeit" obsolet. Andererseits ist auch im Tierversuch das Risiko einer Suchtentwicklung bei Populationen, die verhaltensgenetisch im Sinne von Aktivitäts- und Temperamentvariablen differenzierbar sind, sehr unterschiedlich ausgeprägt. Für die Suche nach Zusammenhängen zwischen Drogenkonsum und Temperamentvariablen ist das System von Cloninger (z.B. Cloninger et al. 1993) wichtig geworden. Temperamentvariablen beschreiben grundlegende affektive Unterschiede in der Reaktionsweise auf Anforderungen und Anreize der Umwelt, sollen von der Kindheit bis ins Erwachsenenalter stabil und in ihrer Ausprägung zu 50% genetisch bedingt sein. Charaktervariablen bilden dagegen den Bereich der Werte, Ziele und Gewohnheiten ab, die geplantes Handeln bestimmen und der Selbstbeschreibung zugänglich sind. Hier ist der Einfluß von Vererbung nur gering, der Einfluß von soziokulturellen Erfahrungen und auch der eigenen Lerngeschichte stark, so daß Charaktervariablen in der Entwicklung starke Veränderungen durchlaufen. Extreme Ausprägungen bzw. nichtfunktionale Konstellationen von Temperament- und Charakterkomponenten erhöhen das Risiko für unterschiedliche psychische Störungen. In nichtklinischen Stichproben beschreiben sich Konsumenten von Tabak, Alkohol und Marihuana in diesem Instrument als weniger ängstlich, weniger belohnungsabhängig und stärker anreizsuchend als Nichtkonsumenten. Dies gilt sowohl im Erwachsenenalter als auch in der Adoleszenz (z.B. Wills et al. 1994). Übereinstimmend sind Persönlichkeitszüge aus dem Komplex „sensation seeking", „novelty seeking" oder „Impulsivität" mit einem höheren Risiko von Drogenkonsum und multiplem Drogenkonsum, wie auch mit devianten Verhaltenstendenzen assoziiert.

Speziell die erhöhte Impulsivität beschreibt bereits in der Adoleszenz Individuen mit erhöhtem Risiko für Drogenkonsum und auch für die Entwicklung von riskanten Konsumgewohnheiten. Man könnte erwarten, daß Persönlichkeitsfaktoren um so wichtiger als Prädiktoren werden, je schwieriger zugänglich eine Droge oder je massiver ihre Wirkung ist. Bereits für den erstmaligen Konsum von Zigaretten finden sich jedoch Unterschiede zwischen Kindern, die solche Versuche anstellen und Kindern, die sie unterlassen: In der ersten Gruppe sind neben Impulsivität auch schlechtere Schulleistungen, Fehlverhalten in der Schule und Alkoholkonsum häufiger als in der zweiten Gruppe. Für den Gebrauch von illegalen Drogen fanden Block et al. (1998) in einer prospektiven Studie weitere geschlechtsspezifische Verhaltensauffälligkeiten: Prädiktoren bei Jungen waren Tendenzen zu Verhaltensauffälligkeiten wie „Schuld auf andere schieben", „kein Interesse an Sympathie anderer" und „nicht bereit nachzugeben". Bei Mädchen waren „mangelnde Hilfsbereitschaft", „physische und verbale Aggressivität" und „fehlende soziale Zurückhaltung" prädiktiv. Untersuchungen zu den Charakteristika drogengebrauchender Adoleszenten haben regelmäßig ähnliche Auffälligkeiten gefunden bzw. auch als Prädiktoren bestätigt. Die so gefundenen Merkmale sind Bestandteile eines „externalisierenden" Verhaltensstils, sind bei Jungen häufiger als bei Mädchen und sind auch mit dem Risiko einer späteren antisozialen Persönlichkeitsstörung verbunden. Nur externalisierendes Verhalten erhöht das Risiko für späteren Drogengebrauch. „Internalisierende" Verhaltenstendenzen, also eher ängstliches, gehemmtes und scheues Verhalten vermindern dagegen das Risiko (Steele et al. 1995).

Ausblick

In der Öffentlichkeit wird jeder Drogenkonsum wie auch Sucht sowohl von Betroffenen wie von Hilfswilligen in der Regel unter dem Aspekt des „Warum" diskutiert. Jemand trinkt, „um sich zu entspannen", raucht, „um sich besser zu konzentrieren" etc. Laienhafte Erklärungsversuche können auch noch allgemeinere Form annehmen, etwa die, daß jemand „trinkt, weil seine Frau gestorben ist" oder „raucht, weil er sonst ja nichts vom Leben hat". Diese Erklärungsversuche decken offensichtlich nur einen geringen Teil der tatsächlich verhaltenssteuernden Momente ab und kontrastieren mit dem Versuch, die Entwicklung abhängigen, behandlungsbedürftigen Substanzkonsums auf einem Kontinuum von Abstinenz bis zu selbstzerstörerischen Verhaltensweisen zu sehen. Drogen greifen in biologische Systeme ein, die sich in Jahrmillionen als wesentlich für die Bewältigung von Aufgaben der aktiven Anpassung und des Überlebens ausgebildet haben. Drogen signalisieren dem Organismus fälschlicherweise einen Überlebensvorteil, da Systeme aktiviert werden, die sonst der Nahrungssuche, der Fortpflanzung, der Aktivierung und der Restitution verpflichtet sind. Evolutionsgeschichtlich ist der Mensch auf Drogen nicht vorbereitet, schützende Barrieren oder Reflexe gegen Drogenwirkungen konnten sich in der kurzen Zeit der Verfügbarkeit von Drogen nicht entwickeln. Drogengebrauch unterliegt einer Fülle regulierender Faktoren, die von biologischen Voraussetzungen für die Wirkung der Droge bis zu gesellschaftlichen Normen reichen. Die Prävention und Behandlung von Drogengebrauch wird in dem Maße erfolgreich sein, wie wir die Wechselbeziehungen zwischen biologischen Mechanismen, psychologischen Prozessen der Bewertung und Attribution sowie sozialen Regeln der Sanktionierung verstehen lernen.

Literatur

Altman J, Everitt, B, Glautier S, Markou A (1996) The biological, social and clinical bases of drug addiction: Commentary and debate. Psychopharmacology 125: 285–345
Block J, Block J, Keyes S (1988) Longitudinally foretelling drug usage in adolescence: Early childhood personality and environmental precursors. Child Development 59: 336–355
Brown S (1993) Drug effect expectancies and addictive behavior change. Experimental and Clinical Psychopharmacology 1: 55–67
Cloninger C, Svrakic D, Przybeck T (1993) A psychobiological model of temperament and character. Archives of General Psychiatry 50: 975–990
Earleywine M, Erblich J (1996) A confirmed factor structure for the Biphasic Alcohol Effects Scale. Experimental and Clinical Psychopharmacology 4: 107–113
Herz A (1995) Neurobiologische Grundlage des Suchtgeschehens. Nervenarzt 66: 3–14
Heyman G (1996) Resolving the contradictions of addiction. Behavioral and Brain Sciences 19: 561–610
Hölter S, Engelmann M, Kischke C, Liebsch G, Landgraf R, Spanagel R (1998) Longterm ethanol self-administration with repeated ethanol deprivation episodes changes ethanol drinking pattern and increases anxiety related behavior during ethanol deprivation in rats. Behav Pharmacol 9: 41–48
Jellinek E (1960) The disease concept of alcoholism. Hillhouse, New Haven
Markou A, Koob G (1991) Postcocaine anhedonia. An animal model of cocaine withdrawal. Neuropsychopharmacology 4: 17–26
Newlin D, Thomson J (1990) Alcohol challenge with sons of alcoholics: A critical review and analysis. Psychological Bulletin 108: 383–402
Pennebaker J (1982) The psychology of symptom perception. Springer, New York
Rommelspacher H (1997) Neurobiologische Grundlagen der Alkoholabhängigkeit. In: Soyka M, Möller H-J (Hrsg) Alkoholismus als psychische Störung. Springer, Berlin
Rommelspacher H, Schuckit M (1996) Drugs of abuse, Bailliere's Clinical Psychiatry (II). Bailliere Tindall, London
Rose J, Behm F (1994) Inhalation of vapor from black pepper extract reduces smoking withdrawal symptoms. Drug and Alcohol Dependence 34: 225–229
Sayette M (1993) An appraisal-disruption model of alcohol's effects on stress responses in social drinkers. Psychological Bulletin 114: 459–476.
Sher K, Trull T (1994) Personality and disinhibitory psychopathology: Alcoholism and antisocial personality disorder. Journal of Abnormal Psychology 103: 92–102
Siegel, S., Hinson, R.E., Krank, M.D., McCully, J. (1982) Heroin „overdose" death: Contribution of drug-associated environmental cues. Science, 216, 436–437.

Steele R, Forehand R, Armistead L, Brody G (1995) Predicting alcohol and drug use in early adulthood: The role of internalizing and externalizing behavior problems in early adolescence. American Journal of Orthopsychiatry 65: 380-388

Stein J, Newcomb M, Bentler P (1996) Initiation and maintenance of tobacco smoking: Changing personality correlates in adolescence and young adulthood. Journal of Applied Social Psychology 26: 160-187

Stolerman I (1992) Drugs of abuse: behavioral principles, methods and terms. Trends in Pharmacological Sciences: 13 171-176

Volpicelli R, Alterman A, Hayashida J, O´Brien Ch (1992) Naltrexone in the treatment of alcohol dependence. Archives of General Psychiatry 49: 876-880

Wills T, Vaccaro D, McNamara G (1994) Novelty seeking, risk taking, and related constructs as predictors of adolescent substance use: An application of Cloninger's theory. Journal of Substance Abuse 6: 1-20

Wills T, Pierce J, Evans R (1996) Large-scale environmental risk factors for substance use. American Behavioral Scientist 39: 808-822

Wise R (1988) Psychomotor stimulant properties of addictive drugs. Ann New York Acad Sci 537: 228-234

Wolffgramm J (1996) Die Bedeutung der Grundlagenforschung für die Behandlung von Abhängigen. In: Mann K (Hrsg) Sucht. Grundlagen, Diagnostik, Therapie. Fischer, Stuttgart

Prävention

R. Demmel

Das Spektrum präventiver Maßnahmen reicht von gesundheitspolitischen Versuchen der Angebotsregulation über Aufklärungskampagnen bis hin zu Frühinterventionen und schadensmindernden Strategien. Eine Abgrenzung von Prävention einerseits und Behandlung andererseits erscheint schwierig. In Abhängigkeit von den angestrebten Effekten bzw. den jeweiligen Adressaten präventiver Maßnahmen wird zwischen primärer, sekundärer und tertiärer Prävention unterschieden (Abb. 5.1). In der englischsprachigen Literatur werden diese Begriffe häufig durch die Bezeichnungen *universal*, *selective* und *indicated* ersetzt.

Präventionsstrategien

Primärprävention

Ziel primärpräventiver Interventionen ist die Reduktion des Konsums (enge Definition) oder Mißbrauchs (weite Definition) psychoaktiver Substanzen. Meyer (1994) nennt vier Ziele der Primärprävention von Substanzmißbrauch und -abhängigkeit:
1. Identifikation von Risikogruppen,
2. Reduzierung der Prävalenz von Substanzmißbrauch,
3. Förderung von Verhaltensweisen, die das Risiko der Entwicklung eines Substanzmißbrauchs reduzieren und
4. Förderung von Verhaltensweisen, die mit der Entwicklung eines Substanzmißbrauchs nicht vereinbar sind.

Eine Reduktion der Prävalenz von Substanzkonsum und -mißbrauch kann sowohl durch Maßnahmen zur Verringerung der Nachfrage als auch durch Angebotsregulierung erreicht werden.

Angebotsregulation

In dem von Edwards (dt. Übersetzung 1997) herausgegebenen Band *Alcohol Policy and the Public Good* werden verschiedene Möglichkeiten der Angebotsregulierung vorgestellt. Die Autoren fassen das aktuelle Wissen über den Zusammen-

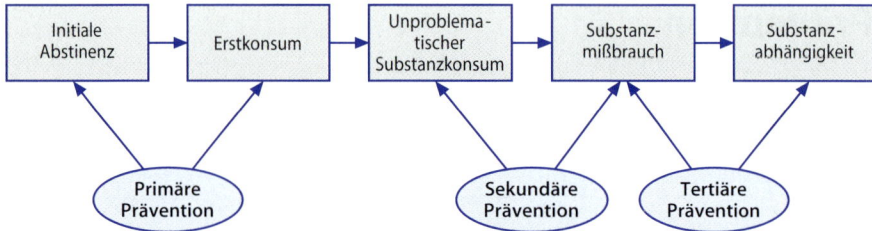

Abb. 5.1. Präventionsstrategien. (Aus: Dimeff et al. 1999. Copyright 1999 bei The Guilford Press. Wiedergabe mit Genehmigung)

hang zwischen (individuellem) Alkoholkonsum einerseits und der Prävalenz alkoholbedingter Folgeerkrankungen und Organschäden, Mortalitätsrate, Unfallhäufigkeit und anderen negativen – aber auch möglichen positiven – Konsequenzen des Alkoholkonsums andererseits zusammen und diskutieren ein breites Spektrum verschiedener gesundheitspolitischer Maßnahmen zur Senkung des Alkoholkonsums und der Minimierung alkoholbedingter Schäden (vgl. folgende Übersicht).

Primärprävention durch Angebotsregulierung

- Preisregulierung/Besteuerung
- Einschränkung der Verfügbarkeit durch
  - Prohibition
  - Monopole
  - Rationierung
  - Eingeschränkte Dichte des Verkaufsnetzes
  - Eingeschränkte Verfügbarkeit spezifischer Getränke
  - Angebot spezifischer Getränke mit reduziertem Alkoholgehalt
  - Einschränkung der Öffnungszeiten von Verkaufsstellen
  - Erhöhung des gesetzlichen Mindestalters für den Erwerb von Alkohol
- Schulung und Haftung des Personals in Einzelhandel und Gastronomie
- Maßnahmen gegen Alkoholkonsum im Straßenverkehr
  - Herabsetzung der BAK-Grenzwerte[1]
  - Niedrigere BAK-Grenzwerte für junge Kraftfahrer
  - Erhöhung der Häufigkeit von BAK-Kontrollen
  - Erhöhung des Strafmaßes
- Maßnahmen gegen Alkoholkonsum
  - Am Arbeitsplatz
  - An öffentlichen Plätzen
  - Bei Großveranstaltungen

---

[1] BAK Blutalkoholkonzentration. Ausführliche Darstellung und Erläuterung in Edwards (1997).

Regulation der Nachfrage

Ziel dieser Interventionen ist eine Veränderung von Einstellungen und Verhaltensweisen der (potentiellen) Konsumenten z. B. durch Aufklärungskampagnen, psychoedukative Maßnahmen in Schulen oder umfassende Gemeindeprogramme (vgl. folgende Übersicht). Die weit überwiegende Mehrzahl der Programme für Kinder und Jugendliche strebt eine Verringerung des Konsums sog. *gateway drugs* (Tabak, Alkohol, Cannabis) bzw. eine Verschiebung des Erstkonsumalters an. Herkömmliche Präventionsprogramme, die lediglich über die negativen Konsequenzen des Konsums psychoaktiver Substanzen informieren, sind jedoch wenig erfolgreich. Hingegen haben sich umfassende Programme, die verschiedene sich ergänzende Interventionen in Schulen, Gemeinden und Familien vorsehen und darüber hinaus von politischen Maßnahmen und Medienkampagnen begleitet werden, als sehr effektiv erwiesen. Die sukzessive Implementierung der einzelnen Programmelemente über einen längeren Zeitraum hinweg gewährleistet ein Andauern des Interesses der jeweiligen Zielgruppen.

Primärprävention durch Reduktion der Nachfrage[1]

- Information über die negativen Konsequenzen von Substanzkonsum und -mißbrauch
  - Ausstellungen
  - Broschüren
  - Unterrichtsmaterialien etc.
- Abschwächung negativer sozialer Einflüsse
  - Ablehnen bzw. Zurückweisen von Einladungen und Aufforderungen zum Konsum einüben
  - Fehlwahrnehmungen sozialer Normen korrigieren („Alle Erwachsenen trinken Alkohol") etc.
- Förderung persönlicher und sozialer Kompetenzen
  - Förderung allgemeiner Problemlösefertigkeiten
  - Fähigkeit zur Selbststeuerung erhöhen
  - Erhöhung der Selbstsicherheit
- Fähigkeiten zur Bewältigung von Angst, Spannungen und Streß fördern

Sekundärprävention

Im Zuge sekundärpräventiver Maßnahmen sollen bestimmte Risikogruppen in möglichst frühen Stadien der Krankheitsentwicklung identifiziert und zu einer Behandlung bzw. Reduktion oder Beendigung des Substanzkonsums motiviert werden. Sekundäre Prävention kann daher als Behandlung im Sinne früher Intervention definiert werden.

---

[1] Ausführliche Darstellung und Erläuterung in Botvin u. Botvin (1992).

Frühintervention

In den Vereinigten Staaten, Kanada, Großbritannien, Neuseeland und Skandinavien wurden seit Mitte der 80er Jahre verschiedene Frühinterventionen entwickelt und evaluiert. Diese zumeist kurzen Interventionen werden häufig im Rahmen der medizinischen Basisversorgung durchgeführt. Die wesentlichen Elemente effektiver Kurzinterventionen beschreibt das Akronym FRAMES (Miller u. Rollnick 1999):
- Feedback (Rückmeldung)
- Responsibility (Eigenverantwortung)
- Advice (Ratschlag)
- Menu (Auswahl verschiedener Behandlungsmöglichkeiten)
- Empathy (Empathie)
- Self-Efficacy (Selbstwirksamkeit)

Eine sachliche und wertungsfreie Rückmeldung der Ergebnisse einer diagnostischen Untersuchung und der Hinweis auf mögliche Risiken des aktuellen Verhaltens sind beispielsweise Bestandteil des *drinker's check-up* (Miller et al. 1988). Im Verlauf einer Kurzintervention sollte ein Patient ausdrücklich darauf hingewiesen werden, daß er frei über das weitere Vorgehen entscheiden kann. Trotzdem kann z. B. eine klare Empfehlung, den Konsum einzuschränken oder sich in Behandlung zu begeben, sehr effizient sein. Die Veränderungsbereitschaft eines Patienten wird durch das Angebot alternativer Behandlungsmöglichkeiten erhöht. Die Rückmeldung über den „Stand der Dinge", der Hinweis auf die Eigenverantwortung des Patienten, das Aussprechen von Empfehlungen und die Information über mögliche Veränderungsstrategien sollten in empathischer Weise geschehen. Schließlich sollte die Zuversicht des Patienten in die eigenen Möglichkeiten, eine angestrebte Veränderung zu erreichen, gefördert werden.

Schadensmindernde Strategien

Neben Kurzinterventionen lassen sich auch schadensmindernde Strategien (*harm reduction*) den sekundärpräventiven Maßnahmen zuordnen (z. B. Gölz 1999). Diese niedrigschwelligen Angebote sollen sowohl die körperlichen als auch die psychosozialen Folgeerscheinungen des Substanzkonsums oder -mißbrauchs minimieren (Tabelle 5.1).

Tertiärprävention

Vor dem Hintergrund der hohen Rückfälligkeit substanzabhängiger Patienten gewinnt die tertiäre Prävention zunehmend an Bedeutung. Ziel der Tertiärprävention ist die Senkung des Rückfallrisikos nach erfolgreicher Behandlung, wobei wiederum zwischen primärer (Aufrechterhaltung der Abstinenz) und sekundärer Rückfallprävention (Wiederherstellung der Abstinenz) unterschieden werden kann (Lauer et al. 1995). Theoretische Grundlage tertiärpräventiver Interventionen sind i.d.R. kognitiv-behaviorale Modelle des Rückfallprozesses (Marlatt et al. 1999).

Tabelle 5.1. Ziele schadensmindernder Strategien (*harm reduction*) und Beispiele möglicher schadensmindernder Maßnahmen bei Opiatabhängigkeit

Ziele schadensmindernder Strategien	Mögliche Maßnahmen zur Schadensminimierung
Psychosoziale Folgen	
Verbesserung der psychosozialen Situation (soziale Isolation, Stigmatisierung etc.)	Angebot psychosozialer Betreuung
Verbesserung der juristischen Situation (Beschaffungskriminalität, Inhaftierung etc.)	Angebot einer Opioidsubstitution
Körperliche Folgen	
Senkung der Prävalenz von Infektionen (Hepatitis, HIV, TB etc.)	Angebot steriler Spritzbestecke
Senkung der Mortalitätsrate und der Prävalenz von Drogennotfällen aufgrund akuter Intoxikation	Schulung des Personals in Notdiensten
Verbesserung des Gesundheitszustandes (Fehlernährung, mangelhafte Hygiene etc.)	Angebot (zahn-)ärztlicher Behandlung
Senkung der Prävalenz substanzbedingter Folgeerkrankungen (Abszesse, Septikämien etc.)	Anleitung der Konsumenten zum „safer use"
Ausführliche Darstellung und Erläuterung in Gölz (1999).	

Ergebnisse und Konzepte der Grundlagenforschung

In den vergangenen Jahren konnte die Präventionsforschung in verschiedenen europäischen Ländern und den Vereinigten Staaten auf beachtliche Fortschritte verweisen (z. B. Bühringer u. Künzel 1998). Dennoch sind präventive Maßnahmen zur Reduktion des Konsums bzw. Mißbrauchs psychoaktiver Substanzen häufig weder empirisch noch theoretisch ausreichend begründet. Ergebnisse der Grundlagenforschung können in Hinblick auf die Prävention von Substanzabhängigkeit und -mißbrauch von hoher praktischer und theoretischer Relevanz sein. So geben beispielsweise epidemiologische und entwicklungspsychologische Befunde Hinweise auf Risikofaktoren (vgl. folgende Übersicht) oder Phasen erhöhter Vulnerabilität. Eine Vielzahl epidemiologischer Untersuchungen belegt die familiäre Häufung von Substanzabhängigkeit und -mißbrauch; Zwillings- und Adoptionsstudien lassen eine Beteiligung genetisch determinierter Faktoren vermuten. Verschiedene Längsschnittstudien bestätigen die entwicklungspsychologische Annahme, daß die Wahrscheinlichkeit des (initialen) Konsums oder Mißbrauchs psychoaktiver Substanzen während des Kindes- und Jugendalters insbesondere in Phasen krisenhafter Übergänge zwischen aufeinanderfolgenden Entwicklungsstufen erhöht ist.

**Faktoren, die das Risiko der Entwicklung
einer Abhängigkeitserkrankung erhöhen (Risikofaktoren)[1]**

- Gesetze und soziale Normen
  - Besteuerung
  - Gesetzliche Bestimmungen über die Abgabe von Alkohol
  - Strafrechtliche Bestimmungen hinsichtlich des Verkaufs, Konsums etc. von Drogen
  - Kulturelle Normen
- Verfügbarkeit psychotroper Substanzen
- Extreme sozioökonomische Benachteiligung (z. B. geringes Einkommen der Eltern)
- Wohn-/Lebensumfeld (z. B. hohe Bevölkerungsdichte)
- Physiologische Faktoren
  - Biochemische Merkmale (z. B. geringe MAO-Aktivität)
  - Genetisch determinierte Faktoren (z. B. erhöhte vegetative Reagibilität)
- Substanzkonsum der Angehörigen (z. B. positive Familienanamnese)
- Erziehungsverhalten der Eltern (z. B. inkonsistenter Erziehungsstil)
- Familiäre Konflikte (z. B. andauernde Konflikte zwischen den Eltern)
- Geringe Bindung an die Herkunftsfamilie
- Andauernde Verhaltensauffälligkeiten in der frühen Kindheit (z. B. Aggressivität)
- Leistungsprobleme
  - Intelligenz
  - Schulversagen
- Geringes Interesse an Schulausbildung (z. B. unentschuldigtes Fernbleiben vom Unterricht)
- Ablehnung/Zurückweisung durch Gleichaltrige während der frühen Kindheit
- Substanzkonsum der Peer Group
- Delinquenz und geringe Bindung an soziale Normen
- Positive Einstellung gegenüber Substanzkonsum
- Erstkonsumalter

Prospektive Längsschnittstudien

Die klinische Entwicklungspsychologie bzw. Entwicklungspsychopathologie unterscheidet zwischen destabilisierenden Faktoren (Risikofaktoren) einerseits und stabilisierenden Faktoren (protektiven Faktoren) andererseits (Oerter 1999). Lediglich prospektive Längsschnittstudien erlauben Aussagen über kausale Zusammenhänge zwischen verschiedenen Bedingungen der individuellen Entwicklung und der Genese abnormen bzw. fehlangepaßten Erlebens und Verhaltens. Der stabilisierende Einfluß protektiver Faktoren im Verlauf der Ontogenese kann über verschiedene Mechanismen vermittelt werden (Rutter 1990):

---

[1] Ausführliche Darstellung und Erläuterung in Hawkins et al. (1992).

- Die Wirkung destabilisierender Faktoren wird abgeschwächt.
- Die negativen Konsequenzen destabilisierender Ereignisse und Bedingungen werden verhindert.
- Selbstwert und Selbstwirksamkeitserwartung des Individuums werden gefördert.
- Neue positive Entwicklungsperspektiven werden eröffnet.

Im Rahmen einer aufwendigen Längsschnittstudie auf der hawaiischen Insel Kauai untersuchten Werner u. Smith (1992) den Lebenslauf von insgesamt 505 Kindern des Geburtsjahrgangs 1955. Die Autoren verfolgten die psychische, körperliche und soziale Entwicklung der Teilnehmer bis ins vierte Lebensjahrzehnt. Im Verlauf der Untersuchung konnten zahlreiche stabilisierende Faktoren identifiziert werden, die trotz einer erhöhten Vulnerabilität (niedriger sozioökonomischer Status der Eltern) zu einer positiven Entwicklung beitrugen, z. B.:
- hohe Ausprägung sozialen Verantwortungsbewußtseins,
- hoch ausgeprägte Problemlösefertigkeiten,
- gute Kommunikationsfähigkeit,
- positives Selbstkonzept,
- hohe Leistungsorientierung,
- geringe Geschwisterzahl (vier Geschwister oder weniger),
- hoher Altersabstand zwischen den Geschwistern (mindestens zwei Jahre),
- erfolgreiche Bewältigung andauernder Belastungen,
- Zusammenhalt der Familie.

Experimentelle Untersuchungen

Die psychobiologische Grundlagenforschung hat die Aufmerksamkeit auf bislang vernachlässigte Aspekte der Entstehung und Aufrechterhaltung süchtigen Verhaltens gelenkt und so ebenfalls zur Identifikation von Risikofaktoren beigetragen. Die Befunde verschiedener Arbeitsgruppen belegen z. B., daß die akute Alkoholtoleranz von genetischen Faktoren abhängig ist. Aufgrund lerntheoretischer Annahmen ist zu erwarten, daß sowohl eine erhöhte Toleranz gegenüber aversiven Substanzeffekten als auch eine erhöhte Sensitivität für die spannungsreduzierenden Eigenschaften von Alkohol die Entwicklung von Mißbrauch und Abhängigkeit fördern (Zusammenfassung in Sher 1991).

Wie lassen sich die Ergebnisse der experimentellen Grundlagenforschung in theoretische Modelle einer erhöhten Vulnerabilität für die Entwicklung von Substanzabhängigkeit und -mißbrauch integrieren? Sher (1991) nimmt beispielsweise an, daß eine positive Familienanamnese, die mit einer erhöhten Sensitivität für die pharmakologische Wirkung von Alkohol, der Akzentuierung spezifischer Persönlichkeitseigenschaften (z. B. *sensation seeking*) und umschriebenen kognitiven Dysfunktionen (z. B. einer eingeschränkten Fähigkeit zur Analyse neuer bzw. potentiell bedrohlicher Stimuli) einhergeht, die Ausbildung positiver Alkoholwirkungserwartungen und in der Folge häufigen Alkoholkonsum begünstigt (Abb. 5.2). Ein Präventionsprogramm, das aktuelle Ergebnisse der experimentellen Grundlagenforschung (Abhängigkeit akuter Alkoholeffekte von psychologischen Faktoren, biphasische Alkoholwirkung, geschlechtsspezifische Aspekte des Alkoholstoffwechsels und der Alkoholwirkung, Determinanten der Toleranzentwicklung etc.) berücksichtigt, wurde in jüngster Zeit von Dimeff et al. (1999) vorgelegt.

Projekt STAR: Ein umfassendes Präventionsprogramm

Im Rahmen einer vom National Institute on Drug Abuse geförderten Studie wurde 1984 ein umfassendes Programm zur Primärprävention des Konsums von Nikotin, Alkohol und Marihuana in 15 Gemeinden eines großstädtischen Ballungsraums (Kansas City) implementiert (Pentz et al. 1989). Während der ersten beiden Jahre nach Beginn der Intervention nahmen insgesamt 22.500 Jugendliche im Alter zwischen 10 und 14 Jahren an dem Programm teil. An der Vorbereitung, Koordination und Implementierung der verschiedenen Maßnahmen waren Schüler, Eltern und Lehrer sowie Vertreter der lokalen Administration und der Medien beteiligt. Zunächst wurde in den 42 Schulen der Gemeinden ein psychoedukatives Curriculum über die Prävalenz des Konsums psychoaktiver Substanzen, die psychosozialen Folgen von Substanzkonsum und -mißbrauch und den Einfluß von Peer Groups und Massenmedien eingeführt. Da Inhalte und Methoden des Programms mit den Annahmen der sozialen Lerntheorie übereinstimmen sollten, wurden in Rollenspielen – auch mit Eltern und anderen Familienmitgliedern – spezifische Verhaltensweisen, z. B. das Zurückweisen von Aufforderungen zum Drogenkonsum, eingeübt. Ziel des Elterntrainings war u. a. die Etablierung expliziter Normen über den Konsum von Alkohol und Tabak in den Familien. Im weiteren Verlauf des Programms wurde durch politische Maßnahmen die Verfügbarkeit von Alkohol und Tabak eingeschränkt. Außerdem wurden die sukzessiv durchgeführten Präventionsmaßnahmen von einer Medienkampagne begleitet (Beiträge in der lokalen Presse sowie den lokalen Fernseh- und Rundfunksendern, Pressekonferenzen etc.). Pentz et al. (1989) konnten eine gegenüber der Kontrollgruppe (verzögerte Durchführung der Intervention) verringerte Zunahme des Konsums von Alkohol, Tabak und Marihuana sowie eine langfristige Reduktion des Konsums legaler und illegaler Drogen nachweisen (Pentz 1999).

Ausblick

Die Weiterentwicklung der Präventionsforschung und -praxis in Deutschland setzt die Berücksichtigung empirischer Befunde, die Etablierung wissenschaftlicher Evaluation sowie eine Erweiterung der Ziele und des Methodenspektrums präventiver Interventionen voraus.

Vor dem Hintergrund der beträchtlichen sozialen, gesundheitlichen und wirtschaftlichen Folgen von Substanzmißbrauch und -abhängigkeit, des verhältnismäßig geringen Interesses an Präventionsforschung in Deutschland sowie der hohen Kosten präventiver Maßnahmen erscheint es notwendig, in stärkerem Maße als bislang die Adaptation insbesondere amerikanischer Programme zu

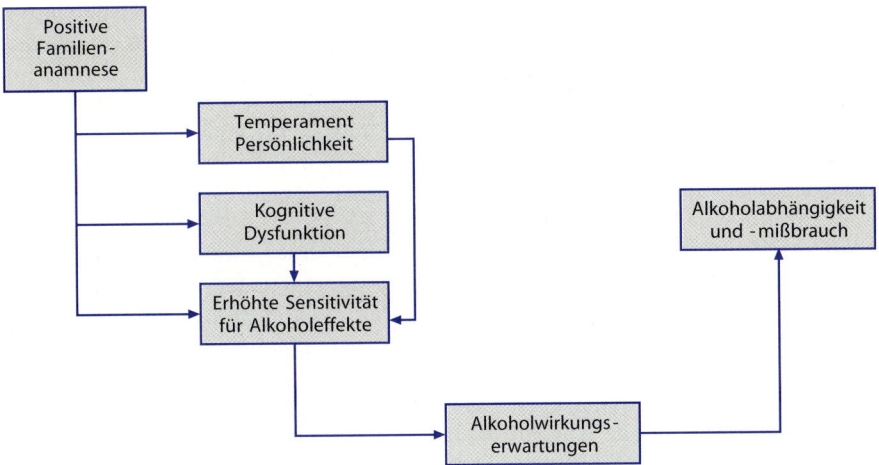

Abb. 5.2. Mechanismen der Umsetzung eines erhöhten Erkrankungsrisikos aufgrund einer positiven Familienanamnese. (Aus: Sher 1991, Copyright 1991 bei The University of Chicago Press. Wiedergabe mit Genehmigung)

erwägen und somit von den Ergebnissen der internationalen Forschung zu profitieren. Das National Institute on Drug Abuse (URL: http://165.112.78.61/NIDA-Home1.html) hat einen Katalog empirisch begründeter Anforderungen an die Entwicklung, Durchführung und Evaluation präventiver Maßnahmen vorgelegt (*Prevention Principles for Children and Adolescents*). Dieser ist ebenso wie eine Vielzahl weiterer Dokumente online zugänglich (für einen Überblick über relevante Internet-Ressourcen vgl. Demmel, in Druck). Pentz (1999) nennt fünf Merkmale erfolgreicher Präventionsprogramme:

1. Erfolgreiche Interventionen zeichnen sich durch ein standardisiertes Training der an der Implementierung des Programms beteiligten Lehrer, Eltern, Schüler etc. aus. Dies schließt standardisierte Materialien für die Ausbildung der Multiplikatoren sowie ein mindestens eintägiges Training (Grundlagen der sozialen Lerntheorie, Lernen am Modell, Durchführung von Rollenspielen, Feedback-Regeln etc.) ein.
2. Die Implementierung des Programms entspricht den Annahmen der sozialen Lerntheorie (Beteiligung der Schüler an der Implementierung etc.).
3. Die Implementierung des Programms wird evaluiert (Prozeß-Evaluation): Entspricht die Durchführung des Programms dem vorgesehenen Ablauf? Folgen die Trainer dem Manual? etc.
4. Es werden Booster Sessions durchgeführt (Wiederholung der Programminhalte etc.).
5. Die Etablierung von Inhalten und Methoden im Alltag wird gefördert (Rollenspiele mit Familienmitgliedern etc.).

Die Bewertung einer Präventionsmaßnahme beispielsweise hinsichtlich der Übereinstimmung der Programmdurchführung mit standardisierten Manualen setzt eine wissenschaftliche Evaluation voraus. Als Ergebnis verschiedener Initiativen der Europäischen Union hat das European Monitoring Centre for Drugs and Drug Addiction (EMCDDA) in jüngster Zeit Richtlinien für die Evaluation von Präventionsmaßnahmen publiziert (European Monitoring Centre for Drugs and Drug Addiction 1998; vgl. Homepage des EMCDDA für eine vollständige Liste relevanter Publikationen: http://www.emcdda.org), um die empirische Überprüfung der Drogenprävention in Europa zu fördern.

Während in Deutschland ebenso wie z. B. in den Niederlanden oder Luxemburg bereits erfolgversprechende Programme zur Prävention des Konsums und Mißbrauchs von Ecstasy und anderen sog. Designer-Drogen entwickelt wurden (z. B. Freitag u. Kähnert 1998), haben Präventionsforschung und -praxis zur Lösung einer Reihe anderer Probleme bislang nur wenig beigetragen. So ist gegenwärtig lediglich der Nikotinkonsum während der Schwangerschaft – jedoch nicht der Alkoholmißbrauch – Thema verschiedener Modellprojekte.

Das rasch wechselnde Angebot bislang unbekannter (synthetischer) Drogen wird künftig die Anwendung neuer Forschungsmethoden erfordern, die eine zeitnahe Umsetzung empirischer Befunde in wirkungsvolle Interventionen erlauben (z. B. Rhodes et al. 1999). Die neuen Medien, insbesondere das Internet, bieten die Möglichkeit, gezielt spezifische Risikogruppen, z. B. jugendliche Ecstasykonsumenten, anzusprechen (z. B. den Onlineservice der Jugendberatung und Jugendhilfe e.V. in Frankfurt: http://www.drogenberatung-jj.de). Die im vorliegenden Beitrag referierten Befunde legen jedoch die Integration von Onlineangeboten in umfassende Präventionsprogramme nahe.

Literatur

Botvin GJ, Botvin EM (1992) Adolescent tobacco, alcohol, and drug abuse: Prevention strategies, empirical findings, and assessment issues. Journal of Developmental and Behavioral Pediatrics 13: 290–301

Bühringer G, Künzel J (1998) Evaluating preventive intervention in Europe. In: European Monitoring Centre for Drugs and Drug Addiction (ed) Evaluating drug prevention in the European Union. Office for Official Publications of the European Communities, Luxembourg, pp 15–30

Demmel R (in Druck) Informationen über Substanzabhängigkeit und -mißbrauch im Internet: Angebote für Fachleute und Betroffene. psychomed

Dimeff LA, Baer JS, Kivlahan DR, Marlatt GA (1999) Brief alcohol screening and intervention for college students (BASICS): A harm reduction approach. Guilford, New York, NY

Edwards G (1997) Alkoholkonsum und Gemeinwohl: Strategien zur Reduzierung des schädlichen Gebrauchs in der Bevölkerung. Enke, Stuttgart

European Monitoring Centre for Drugs and Drug Addiction (1998) Guidelines for the evaluation of drug prevention. A manual for programme-planners and evaluators. Office for Official Publications of the European Communities, Luxembourg

Freitag M, Kähnert H (1998) Suchtprävention: Das Ecstasy-Projekt. Verlag an der Ruhr, Mülheim an der Ruhr

Gölz J (1999) Der drogenabhängige Patient. Handbuch der schadensmindernden Strategien. Urban & Fischer, München

Hawkins JD, Catalano RF, Miller JY (1992) Risk and protective factors for alcohol and other drug problems in adolescence and early adulthood: Implications for substance abuse prevention. Psychological Bulletin 112: 64–105

Lauer G, Schreiber S, Kunz A (1995) Ein Alkoholrückfallpräventionstraining im Rahmen stationärer Entwöhnungsbehandlung. In: Körkel J, Lauer G, Scheller R (Hrsg) Sucht und Rückfall: Brennpunkte deutscher Rückfallforschung. Enke, Stuttgart, S 96–110

Marlatt GA, Barrett K, Daley DC (1999) Relapse prevention. In: Galanter M, Kleber HD (Hrsg) The American Psychiatric Press textbook of substance abuse treatment. American Psychiatric Press, Washington, DC, S 353–366

Meyer AL (1994) Minimization of substance use: What can be said at this point? In: Gullotta TP, Adams GR, Montemayor R (eds) Substance misuse in adolescence. Sage Publications, Thousand Oaks, CA, pp 201–232

Miller WR, Rollnick S (1999) Motivierende Gesprächsführung: Ein Konzept zur Beratung von Menschen mit Suchtproblemen. Lambertus, Freiburg im Breisgau

Miller WR, Sovereign RG, Krege B (1988) Motivational interviewing with problem drinkers: II. The Drinker's Check-up as a preventive intervention. Behavioural Psychotherapy 16: 251–268

Oerter R (1999) Klinische Entwicklungspsychologie: Zur notwendigen Integration zweier Fächer. In: Oerter R, von Hagen C, Röper G, Noam G (Hrsg) Klinische Entwicklungspsychologie. Ein Lehrbuch. Psychologie Verlags Union, Weinheim, S 1–10

Pentz MA (1999) Prevention. In: Galanter M, Kleber HD (eds) The American Psychiatric Press textbook of substance abuse treatment. American Psychiatric Press, Washington, DC, pp 535–544

Pentz MA, Dwyer JH, MacKinnon DP, Flay BR, Hansen WB, Wang EYI, Johnson A (1989) A multicommunity trial for primary prevention of adolescent drug abuse: Effects on drug use prevalence. JAMA 261: 3259–3266

Rhodes T, Stimson GV, Fitch C, Ball A, Renton A (1999) Rapid assessment, injecting drug use, and public health. Lancet 354: 65–68

Rutter M (1990) Psychosocial resilience and protective mechanisms. In: Rolf J, Masten AS, Cicchetti D, Nuechterlein KH, Weintraub S (eds) Risk and protective factors in the development of psychopathology. Cambridge University Press, New York, NY, pp 181–214

Sher KJ (1991) Children of alcoholics: A critical appraisal of theory and research. The University of Chicago Press, Chicago, IL

Werner EE, Smith RS (1992) Overcoming the odds: High risk children from birth to adulthood. Cornell University Press, Ithaca, NY

Prinzipien der Intervention

G. Reymann

Alle in der Medizin allgemein anerkannten Behandlungsprinzipien sind auch in der Suchtmedizin gültig. Hierzu gehören der Vorrang der Prophylaxe gegenüber der Therapie, die Kooperation mit der Selbsthilfe, der Einsatz von Frühinterventionen und der Grundsatz „ambulant vor stationär".

Einige dieser Prinzipien werden im folgenden kurz dargestellt, da ihnen im Umgang mit Suchtmittelkonsumenten besondere Bedeutung zukommt.

Je nach Krankheitsbild und nach aktuell erforderlichem Behandlungssetting kann es notwendig sein, einzelne dieser Prinzipien zeitweilig zu verlassen. Dies sollte aber stets aufgrund fachlicher Überlegungen und nach Möglichkeit auch in Rücksprache mit dem Patienten erfolgen.

Niederschwelligkeit

Abhängigkeitsentwicklungen neigen zur Chronifizierung. Es ist nachgewiesen, daß Behandlungen in früheren Stadien der Abhängigkeitsentwicklung effizienter sind. Ferner ist nachweisbar, daß die Abstinenz- und Behandlungsmotivation von Abhängigen am größten ist, wenn ein Suchtfolgeschaden droht, und daß die Motivation abnimmt, sobald der Schaden eingetreten ist.

Vor diesem Hintergrund ist es nicht sinnvoll, mit dem Behandlungsbeginn darauf zu warten, daß die Motivation des Patienten sich verbessert. Vielmehr muß jedem Betroffenen, der in Kontakt zur Suchtkrankenhilfe tritt, mindestens ein für ihn zu diesem Zeitpunkt sinnvolles Angebot unterbreitet werden. Niederschwelligkeit schließt ein, daß die Zugangsbedingungen zur Behandlung so ausgestaltet sind, daß die Mehrheit der an diesem Angebot Interessierten dort auch tatsächlich ankommt. Umfangreiche Öffnungszeiten und gute Erreichbarkeit durch öffentliche Verkehrsmittel zählen zu den Indikatoren dieses suchtmedizinischen Grundprinzips. Bedeutsamer ist der Verzicht auf unnötige Behandlungsvoraussetzungen. So sollte Abstinenz nicht zur Voraussetzung einer hausärztlichen Behandlung und die Entscheidung für eine Rehabilitation nicht zur Vorbedingung für die Aufnahme in eine qualifizierte Entzugsbehandlung gemacht werden. Ferner fordert das Prinzip der Niederschwelligkeit, daß der wiederholte Zugang zu einem Behandlungsangebot möglich ist.

Freiwilligkeit

Obwohl jede ärztliche Behandlung nach Möglichkeit auf der Rechtsgrundlage der Freiwilligkeit durchgeführt wird, findet dieses Behandlungsprinzip hier explizite Erwähnung, da es in der Suchtmedizin eine überragende Bedeutung hat. Dies basiert zum einen darauf, daß jeder Abhängigkeitskranke leidvolle Erfahrungen mit dem Zwang hat, das Suchtmittel zu konsumieren. Er ist in diesen Situationen nicht frei, sich so zu verhalten, wie es für ihn selbst langfristig vorteilhaft wäre. In den Konsumphasen gerät er darüber hinaus in eine Fülle von Zwangslagen, die sich u. a. bei der Beschaffung der Droge und der dafür erforderlichen finanziellen Mittel ergeben. Bei all diesen Unfreiheiten erhält für den Abhängigkeitskranken die Frage, ob er sich freiwillig zu einer Behandlungsmaßnahme entscheiden kann, eine besonders große Bedeutung.

Andererseits wird im Verlauf der Abhängigkeitsentwicklung häufig aus der Familie, vom Arbeitgeber, vom Vermieter, von Versicherungen oder von staatlichen Organisationen zum Teil massiver Druck auf Abhängigkeitskranke ausgeübt. Der Arzt tut gut daran, sich möglichst selten dem Abhängigen gegenüber repressiv zu verhalten. Er stellt sonst lediglich ein weiteres Element der Umgebung dar, in der der Patient erkrankt ist. Die Erfahrung, daß seine freie Entscheidung geachtet wird, kann dem Patienten helfen, Vertrauen zum Suchthilfesystem aufzubauen.

Freiwilligkeit der Behandlung findet ihre Grenze, wo ohne Zwangsmaßnahmen eine Eigen- oder Fremdgefährdung konkret zu befürchten ist. Hier finden die Bestimmungen des BGB zur juristischen Betreuung und des Psych-KG im Einzelfall Anwendung. Vergleicht man an Kliniken der Psychiatrischen Pflichtversorgung den Anteil der aufgrund dieser unfreiwilligen Rechtsgrundlagen eingeleiteten stationären Behandlungen, liegt diese Rate in der Suchtmedizin aber deutlich niedriger als in der Allgemein- bzw. in der Gerontopsychiatrie. Hiermit mag in Zusammenhang stehen, daß auch der Anteil von Behandlungen mit Übergriffen der Patienten gegenüber Mitarbeitern in der Suchtmedizin geringer als in den anderen Abteilungen psychiatrischer Krankenhäuser ist (Richter 1999).

Absprache der Behandlungsziele zwischen Patient und Arzt

Eine explizite Absprache der Behandlungsziele vor Behandlungsbeginn hat in der Suchtmedizin besondere Bedeutung, da hier initial Patient und Arzt oft unterschiedliche Ziele verfolgen.

Anliegen des Patienten ist oft primär nicht die Suchtmittelabstinenz, sondern die Verhinderung eines Suchtfolgeschadens. Dies kann die Erhaltung der familiären Einbindung, die Verhinderung einer Kündigung am Arbeitsplatz oder die Eingrenzung körperlicher Erkrankung sein. In einem ersten Schritt muß der Arzt sich für diese patientenseitigen Ziele interessieren. Nur wenn er diese primären Anliegen des einzelnen Patienten ausreichend versteht und aufgreift, wird er diesen auch zu anderem motivieren können.

Die Notwendigkeit der Abstinenz und der Behandlung wird oft zunächst mehr vom Arzt als vom Patienten eingesehen. Der Arzt geht leicht davon aus, daß der Patient mit seiner Kontaktaufnahme bereits eine Abstinenzentscheidung bekundet. Tatsächlich befinden sich viele Patienten zu Behandlungsbeginn jedoch in der Phase der Kontemplation, in der etwaige Vorteile einer Abstinenz in Erwägung gezogen werden (Prochaska u. Di Clemente 1984). Zwar bestätigt zu Behandlungsbeginn der Abhängigkeitskranke auf eine suggestive Fragestellung hin zumeist das Vorliegen einer totalen und lebenslangen Abstinenzmotivation. Der Patient geht davon aus, daß der Arzt von ihm eine solche erwartet. Da er in die Behandlung aufgenommen werden will, liegt es für ihn nahe, diese Seite seiner ambivalenten Überlegungen in den Vordergrund zu stellen. Für den langfristigen Behandlungsverlauf ist das Ergebnis einer suggestiven Vorgehensweise aber fragwürdig. Für den Aufbau einer längerfristig tragfähigen, vertrauensvollen Arzt-Patient-Beziehung ist eine offene Fragestellung vorteilhafter.

In einem zweiten Schritt nimmt der Arzt zu den Zielen des Patienten Stellung. In einigen Fällen wird er diese unter kurzer Darlegung seiner fachlichen Gründe erheblich abändern oder erweitern müssen. Meist können die Ziele des Patienten aber nahezu unverändert übernommen werden.

Zielhierarchie und „harm reduction"

Grundsätzliches suchtmedizinisches Behandlungsziel ist eine zufriedene dauerhafte Abstinenz, wie sie durch erfolgreiche Lern- oder Entwicklungsvorgänge erreichbar wird. Für fast alle Patienten mit krankhaftem Suchtmittelkonsum ist der Weg dorthin so weit, daß Etappenziele notwendig sind. Diese orientieren sich an der von Schwoon vorgestellten Zielhierarchie (Schwoon 1992). Danach sind Maßnahmen, die das Überleben des Patienten sichern, vorrangig. Hierzu gehört die ärztliche Überwachung von (Teil-) Ausnüchterungen und die Beratungen zur Vermeidung hochriskanter Konsumformen oder -situationen. Diese oft den Konsum begleitenden Interventionen dürfen auch dann nicht unterlassen werden, wenn sie wiederholt anstehen und wenn keine Abstinenzmotivation des Patienten zu erkennen ist.

Die zweite Stufe der Zielhierarchie dient einer Eingrenzung der durch Suchtstoffe hervorgerufenen Gesundheitsschäden. Hierzu gehören z. B. weite Felder der „harm reduction" (Newcombe 1992), wie sie mit Spritzen-Tauschprogrammen, Kontaktcafés, Übernachtungsstellen und niederschwelliger Methadonsubstitution für Opiatabhängige etabliert sind. Bei Alkoholabhängigen wird diese Aufgabe ganz überwiegend von niedergelassenen Ärzten übernommen, die die diversen organischen Suchtfolgeschäden symptomatisch behandeln.

Die dritte Stufe der Zielhierarchie umfaßt den Ausbau der Suchtmittelabstinenz. Diese erfolgt oft über zunächst kurze abstinente Phasen. Im Wechsel von Rückfall und Abstinenz wird der Patient unterstützt, seine Kompetenzen in der Vermeidung und der Eingrenzung von Konsumphasen auszubauen. Gelingt es dem Patienten gleichzeitig, z. B. im Rahmen einer qualifizierten Entzugsbehandlung seine Umgebung und sich selbst ohne Suchtmitteleinfluß differenzierter wahrzunehmen, kann er daraus eine weitergehende Änderungsmotivation entwickeln und seine Abstinenzvornahme festigen.

Nicht selten versuchen nikotin- und alkoholabhängige Patienten einen kontrollierten Konsum. Hat sich bereits eine Abhängigkeit ausgebildet, ist ein solcher kontrollierter Konsum jedoch nur in Ausnahmefällen längerfristig durchzuhalten. Der Patient muß sich immer wieder neu entscheiden, ob er weitere Konsumphasen billigend in Kauf nimmt oder sich für eine Totalabstinenz entscheidet.

Die dauerhafte Totalabstinenz ist eine Lebensform, die dem Abhängigkeitskranken eine längerfristige Erholung von körperlichen und psychischen Suchtfolgeschäden sowie eine zunehmende soziale Integration eröffnet. Der längerfristig abstinent lebende Abhängigkeitskranke kann durch Lernvorgänge und durch persönliche Entwicklung zunehmenden Abstand zum Suchtmittelkonsum gewinnen. Dies ist ein Fernziel, das oft langfristiger ärztlicher Beziehungskontinuität auch unter Zuhilfenahme von medizinischer Rehabilitation und von Psychotherapie bedarf.

Absprache des Settings

Suchtmedizin neigt dazu, Behandlungsprogramme zu benennen und mit ausformulierten Konzepten zu hinterlegen. Dies ermöglicht eine leichtere Kommunikation innerhalb des Suchthilfesystems. Die Formulierung von Behandlungsprogrammen dient aber auch der eindeutigeren Vorabinformation des Patienten.

In vielen Situationen gibt es für den Patienten die Wahl zwischen verschiedenen Settings.

Eine durch ein Nikotinpflaster unterstützte Tabakentgiftung kann im Rahmen einer Gruppenpsychotherapie oder unter Einsatz einer Aufklärungsbroschüre erfolgen (Batra et al. 1994) Die Psychotherapie eröffnet besonders kurzfristig die besseren Abstinenzraten (bei Behandlungsende 65,3 vs. 42,5%, einen Monat später 42,5 vs. 33,3%). Die Bibliotherapie dagegen ist billiger und kann leichter organisiert werden.

Eine erstmalige Alkoholentgiftung kann ambulant beim Hausarzt, unter einer somatischen Deckdiagnose in einer entsprechenden Krankenhausabteilung oder auf einer Station für qualifizierte Entzugsbehandlung durchgeführt werden. Dem Patienten werden die Vor- und die Nachteile der verschiedenen Möglichkeiten rasch deutlich, wenn man diese Behandlungsmöglichkeiten nebeneinander stellt. Nach ausreichender Information des Patienten erwartet dieser oft eine eindeutige Empfehlung des Arztes für eine der Möglichkeiten. Diese sollte dem Patienten nicht vorenthalten werden. Sofern medizinisch vertretbar, sollte der Wunsch des Patienten umgesetzt werden. Wenn er sich für ein nicht ausreichendes Behandlungssetting entscheidet, erhält er die Möglichkeit, nach einem Scheitern in ein angemesseneres Setting zu wechseln.

Multiprofessionalität und regionaler Verbund

Zur adäquaten Behandlung Abhängigkeitskranker ist oft ein multiprofessioneller Ansatz notwendig. Die Schwere der körperlichen Symptomatik erfordert nicht selten den Einsatz von Krankenpflegekräften. Die umfangreichen sozialen Suchtfolgeschäden benötigen Hilfestellungen durch Sozialarbeiter und Sozialpädagogen. Das durch langfristige Intoxikation und durch Entzug gestörte Verhältnis zum eigenen Körper macht den Einsatz von Bewegungs-, Ergo- oder Kunsttherapeuten erforderlich.

Bei stationären Angeboten arbeiten die verschiedenen Berufsgruppen im Stationsteam eng aufeinander abgestimmt zusammen. Dieser multidimensionale Behandlungsansatz eröffnet dem Abhängigkeitskranken in überschaubaren Zeiträumen eine intensive Diagnostik, Behandlung und Vorbereitung längerfristiger Betreuung.

Eine entsprechende Integration mehrerer Berufsgruppen findet sich auch in suchtmedizinischen Schwerpunktpraxen. Ganz überwiegend erfolgt die ambulante Behandlung Abhängigkeitskranker bei Hausärzten, deren Praxis selbstverständlich einen solchen Personalbestand nicht vorhalten können. Hier bieten sich in der Behandlung Abhängigkeitskranker Kooperationen mit ambulanten Pflegediensten, Suchtberatungsstellen und ergotherapeutischen, psychologischen oder kunsttherapeutischen Praxen an.

Abhängigkeitskranke neigen dazu, die Personen ihrer Umgebung in gute und böse einzuteilen (Gölz 1999). Diese Spaltung erfolgt innerhalb und zwischen den beteiligten Berufsgruppen. Der Sozialarbeiter, der für die Patienten eine Freizeitaktivität plant und durchführt, ist „gut", die auf Einhaltung der Stationsregeln bedachte Krankenschwester ist „böse". Das Team der Station hat die anspruchsvolle Aufgabe, derartige immer neu aufkommenden Spaltungsversuche zu erkennen und zu überwinden.

Der Hausarzt, der zum frühestmöglichen Zeitpunkt eine „Take-home-Regelung" zugesteht, ist gut, derjenige, der dies in Einzelfällen nicht tut, wird entwertet. Generalisierend wird ihm oft unter verzerrter Darstellung diverser Handlungen eine insgesamt unerträglich rigide Haltung zugeschrieben. Dies ist ein Symptom der Erkrankung der Patienten. Wenn der hierbei aufgewertete Arzt sich in der Behandlung Abhängiger als Element eines regionalen Verbundes erlebt, wird er es nicht bei der Aufwertung der eigenen Person belassen, sondern eher seinen Kollegen anrufen und den Sachverhalt klären.

Spaltungsprozesse finden auch zwischen Institutionen statt und werden nicht selten lebhaft vom Suchthilfesystem aufgegriffen. Drei Monate nach Eröffnung einer Station für qualifizierte Akutbehandlung Drogenabhängiger erfuhren deren Mitarbeiter anläßlich eines Besuches in einer nahegelegenen Beratungsstelle, daß diese ihre Klienten seit Wochen überwiegend in weiter entfernte Entzugsstationen vermittelte. Ein langjährig erfahrener Mitarbeiter der Beratungsstelle hatte von Klienten erfahren, daß die neue Station zu rigide und zu kontrollierend arbeite. Statt im Rahmen des Austausches über gemeinsame Patienten diesen Vorwurf der neuen Station mitzuteilen und damit eine Klärung zu ermöglichen, hatte er für seine Arbeit bereits Konsequenzen gezogen. In dieser Situation wurde eine Hospitation auf der neuen Station verabredet.

Auch zwischen niedergelassenen Ärzten und dem stationären Bereich bestehen oft Vorwürfe. So wird dem ambulanten Bereich unter anderem eine schlechtere Compliance aufgrund zu geringer Überwachung und eine mangelhafte Versorgung von psychiatrisch oder somatisch komorbider Patienten vorgehalten. Den Krankenhausärzten wird unter anderem vorgeworfen, disziplinierende Sanktionen gegenüber therapeutischen Ansätzen in den Vordergrund zu stellen und insgesamt zu stark auf Abstinenz ausgerichtet zu sein (Gölz 1999).

Um innerhalb der strukturellen Vorgaben für die Abhängigkeitskranken eine ausreichende Versorgung zu erreichen, ist eine engere Zusammenarbeit im regionalen Verbund erforderlich (DHS 1995). Sie wird besonders durch gemeinsame Fallbesprechungen, wechselseitige Fortbildungen und institutionsübergreifende Qualitätszirkel möglich.

Offener Umgang mit Regelverstößen

Zur Eindämmung der Gefahr eines (gefährlichen) Suchtmittelkonsums und zur Gewährleistung eines für beide Seiten akzeptablen Behandlungsablaufs sind Absprachen oder Regelungen erforderlich, die idealerweise vor Behandlungsbeginn besprochen werden. Hilfreich sind Regeln, die mit mehreren, idealerweise mit allen Patienten verabredet werden können. Jedes Behandlungssetting gibt sich seine eigenen Regeln. Verstöße gegen Regeln sind zumeist unproblematisch zu handhaben, wenn sie rechtzeitig entdeckt und offen angesprochen werden.

Regelverstöße durch die Patienten sind meist Ausdruck von ihrer Abhängigkeitserkrankung oder Symptom einer psychiatrischen Zweiterkrankung. Dies gilt auch für den Rückfall.

Zunächst dient die offene Aussprache über einen Regelverstoß und seine Hintergründe dazu, dem Patienten nach Möglichkeit eine reguläre Fortsetzung der Behandlung zu eröffnen. Dies geschieht meist durch eine Verdichtung des Behandlungssettings. Manchmal reichen zusätzliche Kontrollen auf Substanzkonsum aus. In anderen Fällen ist ein Wechsel des Settings erforderlich. Bei fortgesetzten Rückfällen kann im Verlauf einer ambulanten langfristigen Behandlung eine kurzfristige stationäre Krisenintervention erforderlich werden. Bei tagesklinischer Behandlung kann z. B. ein Wechsel in das vollstationäre Setting sinnvoll sein.

Manchmal sind Regelverstöße ein Ausdruck davon, daß der Patient durch die Behandlung überfordert ist oder davon, daß er die zu Behandlungsbeginn verabredeten Ziele mittlerweile aufgegeben hat. Dann ist eine Ausdünnung der Behandlung oder auch ihre vorzeitige Beendigung erforderlich. Im stationären Bereich wird letzteres oft als disziplinarische Entlassung bezeichnet. Dieser Ausdruck ist unglücklich, da er die Disziplinierung des Patienten in den Vordergrund stellt, die nicht zu den ärztlichen Aufgaben gehört.

Vor einer vorzeitigen Beendigung gibt es meist eine Rücksprache unter allen direkt Beteiligten. Die letztendliche Entscheidung über die Behandlungsbeendigung trifft der Arzt. Er hat vorab zu prüfen, welche negativen Konsequenzen für den Patienten aus diesem Behandlungsabbruch zu erwarten sind. Er hat das in dieser Situation Mögliche zu veranlassen, um eine zu erwartende Schädigung des Patienten gering zu halten. Dies kann durch die Eröffnung von Behandlungsalternativen aufgrund einer vorherigen Rücksprache mit anderen Institutionen der Suchthilfe geschehen.

Der offene Umgang mit Regelverstößen dient ferner dem Schutz von unbeteiligten Mitpatienten. Es ist Sorge dafür zu tragen, daß sie bei Rückfällen nicht in das Geschehen einbezogen werden und vor allem, daß sie nicht der Androhung oder der Ausübung von Gewalt ausgesetzt werden.

Darüber hinaus sollten Regelverstöße auch dazu genutzt werden, die Sinnhaftigkeit gültiger Regeln im Kreis der an der Behandlung Beteiligten zu hinterfragen.

Alle an der Behandlung Beteiligten sind in erster Linie dem Patienten und nicht dem Regelwerk verpflichtet. Obwohl grundsätzlich die Aufrechterhaltung der zu Behandlungsbeginn verabredeten Regeln auch im Sinne des Patienten ist, muß der einzelne Mitarbeiter in Konfliktsituationen die Möglichkeit haben, nach ausreichender Abwägung Regeln zu brechen. Er sollte eine solche Entscheidung immer den anderen an der Behandlung Beteiligten mitteilen. Eine sich daran eventuell anschließende Diskussion darf nicht behindert werden, da sie nicht selten Entwicklungsschritte einzelner Mitarbeiter oder des gesamten Behandlungsangebots eröffnen.

Literatur

Batra A, Brömer A, Grüninger K, Schupp P, Buchkremer G (1994) Verhaltenstherapeutische Raucherentwöhnung in Arztpraxen – Erste Ergebnisse einer kontrollierten Interventionsstudie. Verhaltensmodifikation und Verhaltensmed 15 (4): 364–376

Deutsche Hauptstelle gegen die Suchtgefahren (1995) Suchtkrankenhilfe im Verbund. Eine kritische Bestandsaufnahme. Lambertus, Freiburg i.Br.

Gölz J (1999) HIV-Infektion und Drogen-Probleme der ambulanten und stationären Behandlung. Klinikarzt 11 (28): 325–329

Newcombe R (1992) The reduction of drug-related harm. A conceptual framework for theory, practice, and research. In: O'Hare PA, Newcombe R, Matthews A (eds) The reduction of drug-related harm. Routledge, London New York

Prochaska JO, Di Clemente CC (1984) The transtheoretical approach: crossing traditional boundaries of therapy. Dow Jones Irwin, Homewood

Richter D (1999) Patientenübergriffe auf Mitarbeiter psychiatrischer Kliniken. Lambertus, Freiburg i.Br.

Schwoon DR (1992) Motivation – ein kritischer Begriff in der Behandlung Suchtkranker. In: Wienberg G (ed) Die vergessene Mehrheit – Zur Realität der Versorgung alkohol- und medikamentenabhängiger Menschen. Psychiatrie-Verlag, Bonn

Effektivität und Effizienz der Behandlung von Suchtkrankheiten

F. RIST

Strategien der Suchtbehandlung

Die Erwartungen an empirische Untersuchungen zur Effektivität der Behandlung Suchtkranker sind vielfältig: Sie sollen den lang- und kurzfristigen Erfolg von Behandlungen zuverlässig erfassen, Kriterien für die differentielle Zuweisung von Patienten zu verschiedenen Behandlungsformen angeben, die Grundlage für zuverlässige Prognosen sein und schließlich Hinweise auf die Wirksamkeit einer Behandlungsstrategie oder einzelner ihrer therapeutischen Komponenten liefern. Aussagen zu diesen Bereichen sind für unterschiedliche Stellen wichtig:
- Praktiker benötigen gesicherte Anhaltspunkte für die Prognose und die Behandlungsempfehlung.
- Empirisch gesicherte Aussagen über die Wirksamkeit bestimmter Behandlungsformen bei bestimmten Patienten sind ein Korrektiv für die eigenen therapeutischen Annahmen und Gewohnheiten.
- In den Verhandlungen zwischen Kostenträgern und Klinikern sind Zahlen aus solchen Untersuchungen Argumente etwa zur Frage der notwendigen Länge von Behandlungen.

In der Diskussion um Effektivität und Effizienz von Behandlungsstrategien werden zunehmend empirische Untersuchungen als Entscheidungshilfen wichtig werden. Dies ist für grundsätzliche Entscheidungen über Behandlungskonzepte, wie etwa das Modell der ärztlichen Heroinverschreibung, unerläßlich. Aber unter dem Einfluß der evidenzbasierten Medizin werden auch Entscheidungen zur Optimierung von Behandlungsstrategien auf solchen Untersuchungen basieren müssen. Darüber hinaus ist die Auseinandersetzung mit den Ergebnissen solcher Untersuchungen eine Möglichkeit, das eigene therapeutische Handeln, Behandlungsempfehlungen und Prognosen daraufhin zu überprüfen, wieweit sie über den eigenen Bereich hinaus Gültigkeit haben.

Die Ausgangsbedingungen für Untersuchungen zur Effektivität von Behandlungen Suchtkranker sind schwieriger als etwa bei der Untersuchung der Wirksamkeit eines Medikaments. In Suchtbehandlungen werden speziell suchttherapeutische und allgemein rehabilitative Maßnahmen in einem formalen Rahmen gebündelt, wobei die möglichen Ziele einer Intervention von der Sicherung des Überlebens bis zur zufriedenen, abstinenten Lebensgestaltung reichen (vgl. Kap. 6). Entsprechend ihrer Zuordnung zu diesen Behandlungszielen können die gegenwärtig verfügbaren Behandlungsangebote unter „harm reduction", Motivationsbehandlung, Entwöhnung und Rückfallprophylaxe gruppiert werden. Aussagen zum Erfolg von Behandlungen müssen die Ausgangsbedingungen, Zielsetzungen und Behandlungsangebote zur Zielerreichung berücksichtigen. Die Einteilungen nach Therapiezielen und zugeordneten Behandlungsangeboten sind aber nur idealtypisch durchführbar:

- Patienten präsentieren sich mit fluktuierenden, mehrschichtigen und oft auch widersprüchlichen Zielsetzungen und sind demzufolge keiner bestimmten Phase verläßlich zuzuordnen.
- Zwar variiert die Art und Intensität der Maßnahmen mit der Art der Suchterkrankung, andererseits bestehen auch für ein und dieselbe Suchterkrankung sehr unterschiedliche Behandlungsangebote.
- Formal kann eine Suchtbehandlung ambulant, stationär oder teilstationär erfolgen, aber innerhalb desselben formalen Rahmens variieren Art, Intensität und Dauer der Behandlung.

Die Vielfalt der Ausgangsbedingungen, Zielsetzungen und Behandlungsmöglichkeiten wird in Untersuchungen zur Behandlungseffektivität nur teilweise aufgegriffen. Befunde aus solchen Untersuchungen werden im Band II und III bei der Behandlung einzelner Formen von Substanzabhängigkeit referiert. Im folgenden sollen deshalb Befunde zur Wirksamkeit, zur Differentialindikation und auch zur Effizienz von Behandlungsstrategien nur exemplarisch dargestellt werden, um die Prinzipien solcher Untersuchungen vorzustellen. Hierfür bieten sich Untersuchungen zur Behandlung Alkoholabhängiger an, da hierzu wiederholt längsschnittliche Studien mit großen Fallzahlen durchgeführt wurden, die einigermaßen sichere Aussagen zu Erfolg und Verlauf machen können.

In der Behandlung Alkoholkranker sind in Deutschland wie in den meisten Industrieländern die gleichen Schritte unterscheidbar. Auf eine Entgiftungsphase folgt eine Entwöhnungs- und Rehabilitationsphase. Die Entgiftungsphase wird überwiegend stationär durchgeführt, aber in der weiteren Behandlung unterscheiden sich die Länder beträchtlich. In den USA, aber auch in mittel- und osteuropäischen Staaten wird diese vorwiegend ambulant durchgeführt, in anderen Ländern sind auch kurz- und mittelfristige stationäre Entwöhnungsbehandlungen üblich. Deutschland hatte durch langfristige, bis auf ein halbes Jahr ausgedehnte stationäre Entwöhnungsbehandlungen immer eine Sonderstellung (Rössler et al. 1993).

Messung des Therapieerfolgs

Wann ist nun eine Behandlung erfolgreich? Im Einzelfall dann, wenn das Ziel erreicht wurde. Nach einer Entwöhnungsbehandlung mit dem Ziel der Abstinenz ist diese Frage auch aus der Sicht der Patienten in der Regel einfach zu beantworten. Das Therapieziel der Abstinenz läßt sich für Patient und Therapeut über den Nichtkonsum der fraglichen Substanz operationalisieren. Bei anderen Zieldefinitionen ist es sowohl für Patient wie Therapeut schwieriger, das Ausmaß der Veränderung einzuschätzen und diese auf die Behandlung zurückzuführen.

Um die Frage nach dem Erfolg von Suchtbehandlungen allgemeiner beantworten zu können, muß zunächst ein Erfolgskriterium definiert werden, in der allgemeinsten Form als Erreichen eines bestimmten Kriteriums für eine bestimmte Dauer. Selbst bei der am klarsten scheinenden Definition der Abstinenz macht es einen entscheidenden Unterschied, ob Abstinenz über drei Monate oder 1 Jahr als Erfolg gewertet wird oder ob zu unterschiedlichen Katamnesezeitpunkten jeweils die zurückliegenden 4 Wochen betrachtet werden. Auch eine Verminderung des Konsums kann als Erfolg gewertet werden, und schließlich sind auch Maße entwickelt worden, die Veränderungen im Konsumverhalten zusammen mit Änderungen im psychosozialen Bereich erfassen und in einem Indikator der „Schwere der Abhängigkeit" zusammenfassen. Dazu gehören z. B. die berufliche Tätigkeit, die Gestaltung der Freizeit und die Qualität der partnerschaftlichen Beziehung. Im nächsten Schritt müssen solche Erfolgskriterien auf eine definierte Gruppe von Patienten in einer bestimmten Behandlungsform angewendet werden.

Methodische Überlegungen zur Gültigkeit von Erfolgsaussagen

Am Beispiel der Erfolgsanalysen von Entwöhnungsbehandlungen sind einige wichtige methodische Prinzipien darstellbar, deren Kenntnis für die Interpretation von Therapieerfolgsstudien bei Suchtkranken unverzichtbar ist. Die berichteten Erfolgsquoten hängen davon ab,
- wie die üblichen Kategorien abstinent, gebessert und ungebessert festgelegt werden,
- ob die Ergebnisquoten für alle, die die Behandlung begonnen haben, für alle, die die Behandlung beendet haben, oder nur auf die noch zu erreichenden Patienten berechnet werden,
- zu welchem Zeitpunkt nach der Behandlung die Erhebung durchgeführt wurde,
- ob die Festlegung des katamnestischen Status kumulativ für die gesamte Katamnesezeit oder jeweils für ein Zeitfenster vorgenommen wurde.

Eine Metaanalyse von Süß (1995) konzentriert sich auf wenige methodisch solide Untersuchungen. Nach Zurückweisung aller Studien mit methodischen Mängeln verblieben von ursprünglich 320 einschlägigen Untersuchungen nur 44 Studien in der Metaanalyse. In 23 davon wurden Behandlungsverfahren bzw. Ansätze kontrolliert verglichen, 21 davon beschränkten sich auf die Darstellung katamnestischer Verläufe. Zur Berechnung der Abstinenz- und Besserungsraten wurden unterschiedliche Bezugsgrößen gewählt, so daß sowohl pessimistische wie auch optimistische Schätzungen resultieren:
- *Optimistische Schätzung*: Anteil der Abstinenten wird nur für jene Patienten bestimmt, die nicht vorzeitig entlassen wurden und die bei der Katamnese auffindbar waren.
- *Pessimistische Schätzung*: Alle vorzeitig entlassenen und alle nicht erreichten Patienten werden als rückfällig gewertet.

Faßt man alle Patienten und alle Katamnesezeitpunkte zwischen 6 Monaten und 4 Jahren zusammen, so ergeben sich Schätzungen von 34% dauerhaft Abstinenten für den pessimistischen Berechnungsmodus und 48% für den optimistischen Berechnungsmodus. Die Nichtabstinenten, aber Gebesserten machen bei der pessimistischen Schätzung nur 6% aus, bei der optimistischen Schätzung 22%.

Im ersten Jahr nach Abschluß einer Entwöhnungsbehandlung bei Alkoholabhängigkeit sind auch bei pessimistischer Schätzung 30–50% der Patienten abstinent.

Es sind wiederholt Versuche gemacht worden, neben oder statt der Erreichung der Abstinenz noch andere Aspekte des Lebens zu berücksichtigen, um den Erfolg einer Behandlung zu beurteilen, denn „Abstinenz ist ja nicht alles". Aber bei der Bewertung von Entwöhnungsbehandlungen zeigt es sich immer wieder, daß Abstinenz die Leitvariable für eine Reihe von Verbesserungen des Lebens ist, gleich ob in der Stimmung, im Auskommen mit dem Partner, im Bewältigen alltäglicher oder beruflicher Anforderungen oder im Organisieren und im Genießen von Freizeitaktivitäten.

Eine weitverbreitete Annahme ist, daß mit dem Erlangen der Abstinenz eine Symptomverschiebung einhergeht, entweder in Form eines erhöhten Risikos für die Aufnahme eines anders gearteten Substanzkonsums oder in Form einer allgemeinen Verminderung der Lebensqualität, insbesondere der Stimmung. Diese Annahmen werden durch Verlaufsuntersuchungen nicht gestützt, im Gegenteil:

Ob bei Alkoholabhängigen, bei Opiatabhängigen oder bei Rauchern – mit der Abstinenz wurde durchwegs eine Verbesserung der Lebensqualität in allen Dimensionen erreicht. Ein erhöhtes Risiko wurde weder für den Konsum anderer Substanzen noch für die Ausbildung anderer psychischer Störungen festgestellt.

Behandlungserfolg im katamnestischen Verlauf

Untersuchungen zum Erfolg von Entwöhnungsbehandlungen geben auch Einblick in die Regelhaftigkeit des Verlaufs und identifizieren prognostisch wichtige Faktoren, die für die Therapieplanung Bedeutung haben. Für den weiteren Verlauf alkoholabhängiger Patienten nach einer Entwöhnungsbehandlung können wir die für den deutschen Sprachraum repräsentative multizentrische Studie (MEAT-Studie; Küfner u. Feuerlein 1989) heranziehen. In dieser Studie wurden 1068 männliche und weibliche Patienten vier Jahre nach dem Abschluß kurz-, mittel- und langfristiger stationärer Behandlungen befragt. Zusätzliche Informationen wurden mit Einverständnis der Patienten von den Angehörigen und den verschiedenen Versicherungen erfragt. Anhand dieser Daten wurden die Patienten als abstinent, „gebessert" und „ungebessert" beurteilt. Der Schwierigkeit der Definition von „gebessert" wurde dadurch entsprochen, daß dieses Kriterium mehrfach definiert wurde, u. a. als „kein Alkoholkonsum über 60 g (Männer) reinen Alkohols pro Trinktag im letzten halben Jahr", als „abstinent nach Rückfallphase" oder als „soziales Trinken ohne Zeichen pathologischen Trinkverhaltens". „Ungebessert" ergab sich jeweils als Restgruppe. Die erste Frage nach dem katamnestischen Status und seinen Änderungen läßt sich nach dieser Arbeit so beantworten:

- Die Abstinenzraten lagen ein halbes Jahr nach der Behandlung noch bei 67%.
- Sie sanken dann von 53% nach eineinhalb Jahren auf 46% nach vier Jahren.
- Die Zahl der Gebesserten betrug je nach Definition bis zu 12%.
- Erfolgte die Einteilung in abstinent, gebessert und ungebessert jedoch *nur für die letzten sechs Monate*, so waren jedesmal ca. 2/3 der Patienten abstinent.

Bezogen auf das unmittelbar vorangehende Halbjahr war also konstant dieselbe Zahl von Patienten abstinent wie im ersten Halbjahr nach Behandlungsende, obwohl mit zunehmender Dauer der Katamnese immer weniger Patienten abstinent blieben. Dies ist eine wichtige Zusatzinformation, die über die Feststellung von Abstinenzraten hinausgeht: Patienten wechseln zwischen den Kategorien abstinent, gebessert und ungebessert, so daß zu jedem Zeitpunkt dieselbe Zahl von Abstinenten festgestellt wird. Rückfällige Patienten können also im weiteren Verlauf wieder abstinent werden.

Kontrollierter Konsum vs. Abstinenz

Seit Jahren wird immer wieder die Diskussion über das Therapieziel des „kontrollierten Trinkens" als Alternative zur Abstinenz auch für Alkoholabhängige (im Unterschied zu Patienten mit Alkoholmißbrauch) wiederbelebt. Sowohl in der Metaanalyse von Süß (1995) wie in der MEAT-Studie (Küfner u. Feuerlein 1989) war der Anteil nicht dauerhaft abstinenter, aber gebesserter Patienten gering. Betrachtet man in der MEAT-Studie die individuellen Veränderungen von einem Katamnesezeitraum zum anderen, so ergibt sich ein interessanter Befund zur Konstanz der katamnestischen Befunde:
- Jeweils mehr als 80% der Patienten, die zu einem Katamnesezeitpunkt als abstinent oder als ungebessert eingestuft werden, sind trotz der zunehmend größeren zeitlichen Abstände zum nächsten Katamnesezeitpunkt in derselben Kategorie aufzufinden.
- Von der Kategorie der Gebesserten verbleiben lediglich 40% in derselben Kategorie, die restlichen Gebesserten sind beim nächsten Katamnesezeitpunkt mit annähernd gleicher Wahrscheinlichkeit entweder abstinent oder ungebessert.

Ein Trinkverhalten, das dem „kontrollierten Trinken" vergleichbar wäre, wird also von den Patienten selbst nicht gewählt, auch nicht nach längerer Abstinenz. Wenn vorhanden, ist es wenig stabil und stellt eher ein Übergangsstadium zu anderen, stabileren Kategorien dar.

Auch für Entwöhnungsbehandlungen bei Tabakabhängigkeit bietet das Therapieziel des „reduzierten" oder „kontrollierten" Rauchens keinen Vorteil. Beim Vergleich einer abstinenzorientierten mit einer mäßigungsorientierten Behandlung wurde weder ein Unterschied in den Abstinenzraten noch in der Reduktion des Rauchens gefunden: Die Raucher sprachen also nicht besser auf das Therapieziel „Mäßigung" an als auf das Therapieziel der Abstinenz (Glasgow et al. 1989).

Gemäßigter Konsum ist bei Abhängigen als stabiles Therapieziel kaum zu erreichen, auch kennen wir keine Prädiktoren, die anzeigen, ob im Einzelfall dieses Therapieziel angesteuert werden soll – dazu sind die erfolgreichen Fälle zu selten.

Bei der Veränderung gefährlicher oder schädlicher Konsummuster ist dagegen eine Reduktion des Konsums bzw. eine Änderung der Konsummuster das anzustrebende Therapieziel. Dies gilt auch für sekundär präventive Maßnahmen unter dem Public Health Aspekt, bei denen große Gruppen mit minimalen Interventionen erreicht werden sollen (s. Kap. 5). Speziell in der ambulanten Behandlung kann eine Konsumverminderung jedoch auch als Teilziel einer Behandlungsstrategie mit abhängigen Patienten vereinbart werden. Ein solche Zielsetzung kann hilfreich sein, um

- bei Ablehnung von Abstinenz ein anderes, für Therapeut und Patient akzeptables Ziel zu vereinbaren,
- durch die dazu erforderliche Selbstbeobachtung eine De-Automatisierung des Konsumverhaltens zu bewirken,
- Patienten Gelegenheit zu geben, die eigenen Annahmen über die Kontrollierbarkeit zu testen.

Behandlungsphasen, in denen entsprechende Vereinbarungen mit zeitlicher Beschränkung und klarer Zielsetzung für die Konsumverringerung sowie konstanter Selbstbeobachtung und -protokollierung erreicht werden, können bei geschicktem Einsatz den Übergang zum Therapieziel der Abstinenz erleichtern.

Prognose des Behandlungserfolgs

In zahlreichen Verlaufsuntersuchungen wurde auch nach Patientenmerkmalen gesucht, die den Behandlungserfolg voraussagen. Anhand solcher Merkmale könnten besondere Risikogruppen identifiziert und Behandlungsprogramme darauf abgestimmt bzw. Patienten selektiv bestimmten Programmen zugewiesen werden. Aus einer Vielzahl von Variablen wurden in der VDR-Studie all jene ausgewählt, die einen signifikanten Zusammenhang mit der Abstinenz aufwiesen. Für Männer ergab sich so eine Liste von neun prognostisch günstigen Merkmalen, die jeweils mit der Einteilung in abstinent und rückfällig korrelierten. Einige beispielhafte Merkmale waren:

- mit dem Ehepartner leben,
- in einem Wohnort mit weniger als 100.000 Einwohnern leben,
- genau eine Arbeitsstelle in den letzten zwei Jahren gehabt haben,
- im Eigenheim oder Wohneigentum leben,
- kein Arbeitsplatzverlust wegen Alkohol,
- kein Suizidversuch,
- keine vorangegangene Entwöhnungsbehandlung.

Ein durch Summation daraus gebildeter Index hatte praktische Bedeutung: Nur ca. 27% der Männer mit weniger als drei von neun dieser Merkmale waren nach der Katamnese abstinent, dagegen ca. 60% der Männer, die mehr als sechs der Merkmale aufwiesen. Ein ähnlicher Index, jedoch mit anderen Merkmalen, wurde für Frauen gebildet.

Die Bedeutung sozialer Stabilität für eine günstige Prognose zeigt sich auch darin, daß sich erfolgreiche Behandlungseinrichtungen von weniger erfolgreichen häufig durch Selektion prognostisch günstiger Patienten unterscheiden.

Vergleiche von Behandlungsformen

Eine Literatursuche nach Therapiestudien zur Alkoholabhängigkeit produziert eine Fülle einschlägiger Arbeiten. Die meisten beschränken sich aber auf eine Abschätzung der Wirksamkeit wie eben dargestellt. Wiederholt aufgegriffen wurden jedoch die Fragen „Wie lange sollen Behandlungen sein?" und „Wie intensiv müssen sie sein?".

Dauer einer Behandlung

Bei einer Zusammenstellung von Untersuchungen über den Erfolg von Entwöhnungsbehandlungen unterschiedlicher Dauer entsteht häufig der Eindruck, daß der Erfolg mit der Dauer der Behandlung zunimmt. Dagegen nimmt die Haltequote bei langen Behandlungen ab, wobei motivierte, d.h. prognostisch günstige Patienten eher in der Behandlung verbleiben. Patienten, die die Behandlung nicht abschließen, müssen bei solchen Vergleichen angemessen berücksichtigt werden.

Die Sonderstellung der Alkoholentwöhnungsbehandlungen in Deutschland im Vergleich zu anderen Ländern wird in der Metaanalyse von Süß (1995) deutlich: In den von ihm berücksichtigten Arbeiten betrug die mittlere stationäre Verweildauer in Sucht-Fachkliniken 21 Wochen, in psychiatrischen Kliniken sechs Wochen, in den anderen Ländern vier Wochen. Im Mittel sind in dieser Metaanalyse stationäre Behandlungen in Deutschland sogar länger als ambulante Behandlungen außerhalb Deutschlands, für die Süß (1995) eine mittlere Dauer von ca. 13 Wochen ermittelte. In einem Vergleich der Abstinenz- und Besserungsraten deutscher Sucht-Fachkliniken und psychiatrischer Kliniken mit ausländischen Arbeiten fand Süß (1995) jedoch eine gewisse Rechtfertigung dieses Systems: Für das eindeutig operationalisierte Kriterium der Abstinenz betrug die Differenz 14% zugunsten der stationären Behandlungen in Deutschland, bei viermal längerer Behandlungsdauer. Bei diesem Vergleich wurde auch darauf geachtet, daß sich der Anteil von Patienten mit besonders geringer sozialer Stabilität in den verglichenen Studien nicht unterschied, so daß Unterschiede in den Behandlungsergebnissen nicht durch unterschiedlich hohe Anteile prognostisch besonders ungünstiger Patienten erklärt werden. Eine vierwöchige stationäre Behandlungsdauer ist dieser Metaanalyse zufolge optimal.

In Übereinstimmung damit sind in den letzten Jahren Alternativen der gemeindenahen, abgekürzten stationären Behandlung entwickelt worden. So sind in Tübingen und Lübeck Motivationsbehandlungen eingeführt und katamnestisch begleitet worden, bei denen die stationäre Behandlung vier bis sechs Wochen beträgt und mit einer ambulanten Weiterbehandlung kombiniert wird. Am Zentralinstitut in Mannheim wurde eine dreiwöchige „qualifizierte Entzugsbehandlung" in Kombination mit einer einjährigen ambulanten Nachbehandlung erprobt.

Vergleiche zwischen minimaler und extensiver Behandlung

Zur Frage des „minimal vs. extensive treatment" der Alkoholabhängigkeit wurde ein Vergleich zwischen einer „Standardbehandlung" und einer „Beratung" von höchstens einigen Sitzungen Dauer vorgenommen (Edwards et al. 1977): 100 verheiratete alkoholabhängige Männer wurden zufällig auf beide Bedingungen verteilt. Patienten in der Standardbedingung nahmen an einer Kombination aus stationärer und ambulanter Behandlung teil, die eine Entzugsbehandlung, Gruppentherapie und psychosoziale Einzelberatung enthielt. Ein Jahr nach Abschluß der Behandlung bzw. nach der Beratung waren in einer Reihe von üblichen katamnestischen Maßen keine Unterschiede festzustellen: Die Gruppen waren vergleichbar hinsichtlich der Abstinenzraten, alkoholbedingten Problemen und dem sozialen Funktionsniveau. In einer erneuten Analyse dieser Daten fanden Edwards u. Taylor (1994) auch keinen Hinweis darauf, daß die schwerer abhängigen Patienten zum Zeitpunkt der 1-Jahres-Katamnese mehr von der intensiveren Behandlung profitiert hatten. Erst zum Zeitpunkt der 2-Jahres-Katamnese scheint ein Vorteil der intensiveren Behandlung für Patienten mit mehr alkoholbedingten Problemen erkennbar.

Wie weit kann man dieses Ergebnis generalisieren? Berücksichtigt man die oben angeführten Zusammenhänge zwischen dem sozialen Funktionsniveau und dem Erfolg einer Behandlung, so sind die Patienten dieser Untersuchung durchweg als besonders prognostisch günstig einzustufen: Sie hatten keine Vorbehandlungen, hatten ihren Arbeitsplatz noch und waren verheiratet. Diese Studie illustriert sog. Deckeneffekte: Bei einer derart nach positiven Prognosemerkmalen selektierten Gruppe müssen die Auswirkungen unterschiedlicher Behandlungsformen auf die Abstinenzraten gering ausfallen.

Vergleichende Untersuchungen von Behandlungsprogrammen

Das Informationsblatt einer Fachklinik nennt in der Regel eine Fülle unterschiedlicher Komponenten bzw. Behandlungsmodule, die im Verlauf einer stationären Therapie in der jeweiligen Einrichtung realisiert werden. Diese reicht von der medizinischen Behandlung von Alkoholfolgeschäden durch roborierende Maßnahmen über Gruppentherapie, Einzeltherapie, spezielle „indikative" Gruppen bis zu Angehörigenseminaren. Eine zentrale Bedeutung haben Aufklärung und Information über körperliche und psychische Veränderungen bei einer Alkoholabhängigkeit. Eine detaillierte Betrachtung des therapeutischen Alltags einer Einrichtung für Entwöhnungsbehandlungen erbringt an die 20 Maßnahmen, die für den weiteren Verlauf als potentiell therapeutisch wirksam angenommen werden können (Watzl u. Rist 1987).

Die Beschreibung der Einrichtungen, die in der MEAT-Studie berücksichtigt wurden, zeigt daß „tiefenpsychologisch-psychoanalytische", „humanistisch-psychologische", vor allem aber „eklektische" Behandlungsprogramme in den Sucht-Fachkliniken vorherrschen. Lediglich *eine* verhaltenstherapeutische Einrichtung war in der MEAT-Studie vertreten, und nach wie vor sind strikt verhaltenstherapeutisch ausgerichtete Behandlungsprogramme in Deutschland in der Minderzahl. Aber die Einrichtungen unterscheiden sich wenig hinsichtlich übergeordneter Behandlungsziele: In keiner der in der MEAT-Studie berücksichtigten Einrichtungen wurde kontrolliertes Trinken als Therapieziel angesehen, wichtig war die Einsicht in das Trinkverhalten, Arbeitsfähigkeit, Lösung von Familienkonflikten, psychische Belastbarkeit und Selbstbehauptung.

Bedingt durch die Konzentration der Untersuchungen auf einzelne Behandlungseinrichtungen ist die Frage nach Prädiktoren in der Regel die Frage nach Besonderheiten der Patienten, die einen günstigen oder ungünstigen weiteren Verlauf vorhersagen. In der MEAT-Studie wurden jedoch Unterschiede zwischen Behandlungseinrichtungen ebenfalls geprüft und auch mit Patientenmerkmalen hinsichtlich der Bedeutung für die Abstinenz nach der Behandlung verglichen. Die Kontaminierung von Unterschieden zwischen Behandlungseinrichtungen und Patientenselektionsfaktoren wurde dadurch vermieden, daß die Vergleiche zwischen Behandlungseinrichtungen separat für Patienten mit günstigen und ungünstigen Prognosefaktoren durchgeführt wurden. Tatsächlich ergaben sich eine Reihe prägnanter Charakteristika des Behandlungsprogramms, die Einrichtungen mit höheren und niedrigeren Abstinenzraten unterscheiden, z. B. regelmäßige Einzeltherapie, getrennte Behandlung von Männern und Frauen. Diese Variablen der Behandlungseinrichtungen konnten mit ca. 60% einen erheblichen Teil der Varianz der Abstinenzquoten zwischen den Einrichtungen aufklären, aber nur 5% der Varianz der individuellen Behandlungsergebnisse (vgl. Küfner u. Feuerlein 1989).

Überprüfung der Wirksamkeit von Behandlungskomponenten

Sehr unterschiedliche Behandlungsverfahren bzw. mögliche Komponenten einer Behandlungsstrategie werden in den verschiedenen Institutionen, die stationäre oder ambulante Entwöhnungen durchführen, als effektiv eingeschätzt und realisiert. Das gegenwärtige Spektrum möglicher Behandlungsverfahren umfaßt so u. a. Verfahren der Akupunktur, der tiefenpsychologischen Gruppentherapie wie auch der kognitiv-behavioralen Rückfallprophylaxe. Diese Behandlungsvielfalt besteht auch, wenn wir uns auf einzelne Formen der Abhängigkeit beschränken, und sie wird durch die Kombination mit Substitutionsverfahren bei Opiat- und Nikotinabhängigen und den Anticraving-Substanzen bei Alkoholabhängigen weiter vermehrt.

Direkte Nachweise der Effizienz durch Studien mit Kontrollgruppen fehlen für die meisten der in den Behandlungseinrichtungen für wichtig erachteten Behandlungskomponenten. Dies wird jedoch nicht nur für die in Deutschland üblichen stationären Entwöhnungen beklagt, sondern auch für die Lage in den USA. Die vorherrschenden Behandlungskonzepte sind weder in ihrer Gesamtheit noch hinsichtlich ihrer einzelnen Komponenten empirisch abgesichert. Dies hängt damit zusammen, daß das Ideal des kontrollierten klinischen Versuchs für pharmakologische Prüfungen aus praktischen Gründen weder für die Prüfung einzelner Behandlungskomponenten noch ganzer Behandlungskonzepte einfach übernommen werden kann. Der Vergleich von Verfahren nach ihrer Wirksamkeit setzt aber einen entsprechenden Versuchsplan voraus, in dem Patienten zufällig zwei verschiedenen Behandlungsbedingungen zugewiesen werden. Solche Untersuchungen sind seltener als Erfolgsuntersuchungen einer Patientengruppe. Es ist auch schwierig, klar unterschiedene Behandlungsbedingungen für einen praxisgerechten Vergleich zu realisieren, da unspezifische Effekte des Behandlungssettings, der Patient-Therapeut-Interaktion oder auch der Diagnostik die Unterschiede zwischen spezifischen Behandlungskomponenten verwischen. So sind etwa für Akupunkturbehandlungen kontrollierte Studien vergleichsweise leicht durchzuführen, indem für die Kontrollbedingung nichtrelevante Einstichorte gewählt werden. Wie sollte dagegen die Kontrollbedingung für eine gruppentherapeutische Behandlung aussehen? Je nach Realisierung, etwa als Entspannungsgruppe oder als unspezifische Gesprächsgruppe, wird die Kontrollbedingung mehr oder weniger Gemeinsamkeiten mit der Behandlungsbedingung aufweisen. Alternativ wurden einzelne Komponenten eines Behandlungsprogramms unter Konstanthaltung der übrigen Therapie hinzugefügt und der Erfolg dieser Kombination mit der Standardbehandlung allein verglichen.

Solche Untersuchungen, in denen einzelne Komponenten auf ihre Wirksamkeit hin untersucht wurden, stammen überwiegend aus dem angelsächsischen Sprachraum und befassen sich bevorzugt mit verhaltenstheoretisch begründeten Behandlungsverfahren. Speziell zu verhaltenstherapeutischen Maßnahmen, wie z. B. Rollenspiele zum Erwerb von Bewältigungsmöglichkeiten für Rückfallsituationen, sind in den letzten Jahren überzeugende Belege der Wirksamkeit geliefert worden (vgl. Arend 1994; Watzl 1991). Dagegen bestätigen solche Vergleiche von Behandlungsbedingungen oft nicht, was in der klinischen Praxis für selbstverständlich gehalten wird. Beispielsweise ist der Effekt einer Gruppentherapie im Vergleich zu einer Einzeltherapie im Rahmen einer Gesamtbehandlung nicht gesichert (Miller u. Hester 1986), obwohl in allen Behandlungsprogrammen großer Wert auf die Gruppentherapie gelegt wird. Auch scheint es in den meisten Einrichtungen und auch im Selbstverständnis der Patienten unmöglich, gleichzeitig mit der Alkoholabstinenz auch eine Nikotinabstinenz anzustreben. Hurt et al. (1994) fanden dagegen beim Vergleich von zwei Gruppen mit je 50 alkoholabhängigen Patienten, daß ein zusätzlich zur Alkoholentwöhnung durchgeführtes Raucherentwöhnungsprogramm die Nikotinabstinenz ohne nachteilige Effekte auf die Alkoholabstinenz begünstigte.

Ausblick

Effektivitäts- und Effizienzbewertungen sind unter dem Aspekt des Kostendrucks und der Qualitätssicherung auch für Behandlungen von Substanzabhängigkeit und -mißbrauch wichtig geworden. Für solche Bewertungen anhand von empirischen Untersuchungen müssen jeweils eine Reihe von Entscheidungen über die Anlage der Untersuchung, die Rekrutierung der Patienten, die Erfolgsmaße und die zu bewertenden Zeiträume getroffen werden. Die Befunde solcher Untersuchungen können nur dann angemessen interpretiert werden, wenn diese Schritte in ihren Auswirkungen auf das Ergebnis nachvollziehbar sind. Unter diesen

Bedingungen liefern die Ergebnisse von Therapiestudien jedoch Hinweise zur Präzisierung der Indikationsstellung, zur Verbesserung der Behandlungsmaßnahmen und schließlich auch zu den Determinanten dauerhafter Therapieerfolge.

Literatur

Arend H (1994) Alkoholismus – Ambulante Therapie und Rückfallprophylaxe. Beltz Psychologie Verlags Union, München

Edwards G, Orford J., Egert S. et al. (1977) Alcoholism: A controlled trial of „treatment" and „advice". Journal of Studies on Alcohol 38: 1004–1031

Edwards G, Taylor C (1994) A test of the matching hypothesis: Alcohol dependence, intensity of treatment, and 12-month outcome. Addiction 89: 553–561

Glasgow R, Morray K, Lichtenstein E (1989) Controlled smoking versus abstinence as a treatment goal: The hopes and fears may be unfounded. Behavior Therapy 20: 77–91

Hurt R, Eberman K, Croghan I, Offord K (1994) Nicotine dependence treatment during inpatient treatment of other addictions: A prospective intervention trial. Alcoholism Clinical and Experimental Research 18: 867–872

Küfner H, Feuerlein W (1989) In-Patient treatment for alcoholism. A multi-center evaluation study. Springer, Berlin

Miller W, Hester R (1986) The effectiveness of alcoholism treatment: What research reveals. In Miller W, Heather N (eds) Treating addictive behaviors: processes of change. Plenum Press, New York

Rössler W, Riecher-Rössler A, Meise U (1993) Von der stationären Langzeitentwöhnung zur ambulanten gemeindenahen Versorgung Alkoholkranker. Nervenheilkunde 12: 438–444

Süß H-M (1995) Zur Wirksamkeit der Therapie bei Alkoholabhängigen: Ergebnisse einer Meta-Analyse. Psychologische Rundschau: 46: 248–266

Watzl H (1991) Überlegungen zur Verhaltenstherapie der Alkoholabhängigkeit. Verhaltenstherapie 1: 301–306

Watzl H, Rist F (1987) Vor und nach einer Entwöhnungsbehandlung: Behandlungskomponenten aus der Sicht alkoholkranker Frauen. Suchtgefahren 33: 177–186

PART II

Leistungserbringung

II

KAPITEL 8
Leistungserbringung – Kranken-, Rentenversicherung und Sozialhilfe 87
F. BAUR, J. LIPPERT

KAPITEL 8

Leistungserbringung – Kranken-, Rentenversicherung und Sozialhilfe

8

F. BAUR, J. LIPPERT

Einführung

Die Bundesrepublik Deutschland verfügt über ein umfassendes und im hohen Maße ausdifferenziertes System der sozialen Sicherung. Im allgemeinen Teil des Sozialgesetzbuches – SGB I – sind 16 Hauptleistungsarten genannt und 30 Sozialleistungsträger, die für deren Erbringung zuständig sein können (§§ 18–29 SGB I – Allgemeiner Teil; Rechtsstand: 01.09.1999). Der Katalog möglicher Leistungen zur Eingliederung Behinderter benennt beispielhaft 25 Hilfen im Rahmen medizinischer oder berufsfördernder Leistungen, Leistungen zur allgemeinen sozialen Eingliederung und ergänzender Leistungen und 29 Leistungsträger, gegen die Ansprüche auf diese Hilfen bestehen können.

Die für die Feststellung der Zuständigkeit, also der Leistungspflicht der einzelnen Leistungsträger, gesetzlich festgelegten und durch Literatur und Rechtsprechung präzisierten Voraussetzungen überschneiden sich inhaltlich teilweise. Diese Rechtslage zieht im Verhältnis der Leistungsträger untereinander (z. B. Kranken- zur Rentenversicherung) immer wieder die Frage nach sich, welcher Leistungsträger in erster Linie zur Erbringung einer konkreten Hilfe verpflichtet und wer nur dann zuständig ist, wenn ein Anspruch gegen den primär Verpflichteten nicht besteht. In Teilbereichen der Hilfen zur Eingliederung Behinderter ist das Knäuel aus Anspruchsvoraussetzungen, Hilfemaßnahmen, Hilfezielen und vorrangiger bzw. nachrangiger Zuständigkeit derart verwickelt, daß es zu seiner Entwirrung eines umfangreichen Spezialwissens auf dem Gebiet des sozialen Leistungsrechts bedarf. Behinderte und Leistungserbringer erleben insbesondere bei vom Regelfall abweichenden Fallgestaltungen immer wieder, daß eine rechtzeitige und vollständige Hilfeleistung durch die bei der Feststellung des zuständigen Leistungsträgers auftretenden Probleme nicht sichergestellt ist. Die in der Vergangenheit unternommenen Schritte des Gesetzgebers und Bemühungen der Leistungsträger, auf diesem Gebiet mehr Transparenz und Klarheit für die Betroffenen zu schaffen, haben nur verhältnismäßig geringe, auf einzelne Problembereiche beschränkte Fortschritte gebracht. Es muß abgewartet werden, ob das zur Zeit diskutierte SGB IX – Eingliederung Behinderter – die notwendige grundlegende Neustrukturierung bringt.

Seit der Grundsatzentscheidung des Bundessozialgerichts (z. B. Urteil v. 17.10.69 – 3K 82/66), daß stoffgebundene Abhängigkeiten Leistungsfälle der gesetzlichen Kranken- und Rentenversicherung auslösen können, kommen für die Hilfen für Suchtkranke im wesentlichen die Kranken- und Rentenversicherung sowie der örtliche oder überörtliche Träger der Sozialhilfe als zuständiger Leistungsträger in Betracht. Trotz der Beschränkung auf „nur" vier Leistungsträger bereitet auch hier die Feststellung des im konkreten Einzelfall zuständigen Leistungsträgers immer wieder Probleme. Hierzu trägt neben der oben beschriebenen Situation die hohe Ausdifferenzierung des Versorgungssystems für Suchtkranke ebenso bei, wie die bei langjährig Abhängigkeitskranken häufig anzutreffenden chaotischen Lebensverläufe. Die Art der Erkrankung und ihre Auswirkungen erfordern aber in besonderem Maße eine schnelle und zuverlässige Feststellung des zuständigen Kostenträgers, weil die mit der Lösung von Kompetenzkonflikten der Leistungsträger verbundenen psychischen Belastungen und zeitlichen Verzögerungen die Motivation der Betroffenen für eine Behandlung gefährden. Die Information und Beratung des Suchtkranken sollte deshalb möglichst zutreffend den in der individuellen Leistungssituation in Betracht kommenden Leistungsträger und die notwendigen Schritte zur Kostenregelung benennen.

Grundkenntnisse der finanziellen und rechtlichen Rahmenbedingungen vermindern im übrigen auch für die Leistungserbringer den Verwaltungsaufwand bei der Kostensicherung und das Risiko von Einnahmeausfällen. Sie sollen in diesem Beitrag vermittelt werden. Dazu werden zunächst die Voraussetzungen beschrieben, die erfüllt sein müssen, damit eine Leistungszuständigkeit der genannten Sozialleistungsträger überhaupt in Betracht kommt. Im folgenden Abschnitt wird auf den Leistungsumfang der verschiedenen Träger eingegangen, daran anschließend werden die einzelnen Hilfen für Suchtkranke, die jeweils in Betracht kommenden Leistungsträger und bei Mehrfachzuständigkeiten deren Rangfolge beschrieben. Schließlich werden einige Hinweise zum Antragsverfahren bei den einzelnen Leistungsträgern gegeben.

Die grundsätzlichen Zuständigkeitsmerkmale der Kranken- und Rentenversicherung sowie der Träger der Sozialhilfe

Als grundsätzliche Zuständigkeitsmerkmale werden die durch die gesetzlichen Bestimmungen festgelegten Voraussetzungen bezeichnet, die erfüllt sein müssen, damit unabhängig von der Art der einzelnen Leistung überhaupt eine Leistungspflicht des jeweiligen Leistungsträgers in Betracht kommen kann. Teilweise bedürfen die gesetzlichen Bestimmungen hierfür der Auslegung; die zu Auslegungsfragen ergangenen Entscheidungen der Obersten Gerichte des Bundes sind deshalb berücksichtigt.

Für *Kranken- und Rentenversicherung* als Leistungsträger der Sozialversicherung kommt eine Leistungspflicht überhaupt nur in Betracht, wenn der Suchtkranke die versicherungsrechtlichen Voraussetzungen erfüllt. Für die gesetzliche *Krankenversicherung* heißt dies, der Antragsteller muß als Pflichtversicherter oder aufgrund freiwilliger Versicherung Mitglied der Krankenkasse sein. Für die Begründung von Ansprüchen gegen die gesetzliche *Rentenversicherung* müssen Wartezeiten erfüllt sein oder eine Rente wegen verminderter Erwerbsunfähigkeit bezogen werden. Für medizinische Leistungen zur Rehabilitation ist die Wartezeit erfüllt, wenn in den letzten zwei Jahren vor Antragstellung für mindestens sechs Kalendermonate Pflichtbeiträge gezahlt wurden oder innerhalb von zwei Jahren nach Beendigung einer Ausbildung eine versicherte Beschäftigung und Tätigkeit aufgenommen und bis zum Antrag ausgeübt wurde oder nach einer solchen Beschäftigung oder Tätigkeit bis zur Antragstellung Arbeitsunfähigkeit oder Arbeitslosigkeit bestand.

Die *Sozialhilfe* ist innerhalb des Systems der sozialen Sicherung Bestandteil des Bereichs der Fürsorge. Sie ist deshalb völlig anders strukturiert als die Sozialversicherung. Grundlegende Voraussetzung für Ansprüche gegen die Träger der Sozialhilfe ist die Bedürftigkeit der hilfesuchenden Person. Sozialhilfe erhält nur, wer die für die Deckung seines Bedarfes benötigten Mittel nicht selbst aufbringen kann und die erforderlichen Hilfen auch nicht von Dritten, insbesondere von Angehörigen oder Trägern anderer Sozialleistungen erhält (Grundsatz des Nachranges der Sozialhilfe; § 2 Bundessozialhilfegesetz – BSHG). Ermessensleistungen anderer Sozialleistungsträger dürfen nicht wegen der Möglichkeit abgelehnt werden, Sozialhilfe zu erhalten. Leistungen des Trägers der Sozialhilfe sind also ausgeschlossen, wenn der Hilfebedürftige und gegebenenfalls seine Angehörigen über Einkommen oder Vermögen verfügen, aus dem die für die Bezahlung der Leistungserbringer notwendigen Mittel unter Berücksichtigung der Bestimmungen des Bundessozialhilfegesetzes aufgebracht werden können. Sie kommen ebenfalls nicht in Betracht, wenn zur Deckung des Hilfebedarfs Leistungen eines Trägers der Sozialversicherung in Anspruch genommen werden können und von diesem auch tatsächlich erbracht werden. Der Hilfesuchende muß vor der Inanspruchnahme von Sozialhilfe alle Schritte unternehmen, die ihm zugemutet werden können, um seine vorrangigen Ansprüche gegen Sozialversicherungsträger zu realisieren. Der Träger der Sozialhilfe kann in diesen Fällen verlangen, daß er zunächst Anträge – bei Zuständigkeitskonflikten zwischen den Leistungsträgern auch auf vorläufige Leistungen – bei dem in Betracht kommenden Träger der Sozialversicherung stellt und dessen Entscheidung abwartet. Lehnt allerdings ein nach Auffassung des Trägers der Sozialhilfe verpflichteter Sozialversicherungsträger die Erbringung der Leistung ab, so kann der Träger der Sozialhilfe seine Leistungspflicht in der Regel nicht damit bestreiten, daß er die Ablehnung für fehlerhaft hält und der Betroffene deshalb zunächst ein Rechtsmittel und gegebenenfalls Klageverfahren gegen den Sozialversicherungsträger betreiben muß. Dies kommt nur dann in Betracht, wenn dem Betroffenen unter Berücksichtigung seiner individuellen Situation die mit diesem Verfahren verbundenen Belastungen zugemutet werden können und der Beginn der Hilfeleistungen ohne Schaden für ihn bis zum Abschluß der häufig zeitaufwendigen Verfahren vertretbar ist. Das ist selten der Fall.

Leistungsansprüche bestehen nur gegen den jeweils zuständigen Träger der Kranken- und Rentenversicherung oder der Sozialhilfe. In der *Krankenversicherung* ist die Feststellung der zuständigen Krankenkasse unproblematisch; es ist jeweils die Krankenkasse, bei der der Suchtkranke versichert ist. In der *Rentenversicherung* kann die Feststellung des konkret zuständigen Trägers der Rentenversicherung erschwert sein, wenn Beiträge zu unterschiedlichen Trägern der Rentenversicherung (z. B. zur Landesversicherungsanstalt und zur Bundesversicherungsanstalt für Angestellte) entrichtet wurden. In der Regel ist der Träger der Rentenversicherung zuständig, bei dem die letzten Beiträge entrichtet wurden.

Schwieriger gestaltet sich die Feststellung des zuständigen Trägers der *Sozialhilfe*. Das Bundessozialhilfegesetz unterscheidet zwischen örtlichen und überörtlichen Trägern und einer örtlichen und sachlichen Zuständigkeit. Örtliche Träger der Sozialhilfe sind die Kreise und kreisfreien Städte. Die überörtlichen Träger der Sozialhilfe werden durch die Ausführungsbestimmungen des jeweiligen Bundeslandes zum Bundessozialhilfegesetz bestimmt. Die überörtlichen Träger der Sozialhilfe nehmen Aufgaben wahr, die ein spezielles Fachwissen, eine über das Gebiet der Gemeinde hinausgehende Planung oder wegen ihres hohen Finanzbedarfes einen Ausgleich zwischen den einzelnen Kommunen notwendig machen. In Nordrhein-Westfalen sind z. B. die Landschaftsverbände Rheinland und Westfalen-Lippe überörtliche Träger der Sozialhilfe. Örtlich (im Sinne von räumlich) zuständig ist bei Hilfen in ambulanter oder teilstationärer Form der örtliche oder überörtliche Träger der Sozialhilfe, in dessen Gebiet sich der Hilfesuchende bei Eintritt des Hilfebedarfs tatsächlich aufhält. Bei Hilfen in vollstationärer Form ist der Träger der Sozialhilfe örtlich zuständig, in dessen Bereich der Hilfesuchende in den letzten zwei Monaten vor Beginn der stationären Hilfe seinen gewöhnlichen Aufenthalt, also den Mittelpunkt seiner Lebensbeziehungen hatte. Läßt sich der gewöhnliche Aufenthalt nicht feststellen oder existiert kein gewöhnlicher Aufenthalt, ist auch bei vollstationären Hilfen der Träger der Sozialhilfe des tatsächlichen Aufenthalts örtlich zuständig.(§ 97 BSHG). Sachlich zuständig ist der örtliche Träger der Sozialhilfe, es sei denn, das Bundessozialhilfegesetz oder die Ausführungsgesetze der Länder erklären den überörtlichen Trägern der Sozialhilfe ausdrücklich für sachlich zuständig. Bei der Hilfe für Suchtkranke ist der überörtliche Träger der Sozialhilfe in der Regel sachlich zuständig, wenn Maßnahmen der medizinischen, der beruflichen oder sozialen Rehabilitation in voll- oder teilstationärer Form erbracht werden (§§ 99, 100 BSHG).

Zu den grundlegenden Zuständigkeitsmerkmalen gehört ferner, daß ein Tatbestand vorliegt, der einen Leistungsfall des jeweiligen Sozialleistungsträgers begründet. Leistungsfall der gesetzlichen *Krankenversicherung* ist die Krankheit. Krankheit wird durch die Rechtsprechung definiert als ein regelwidriger Körper- oder Geisteszustand, der Behandlung und Arbeitsunfähigkeit verursacht. Für Suchtkrankheiten sind diese rechtlichen Kategorien erfüllt, wenn „die Sucht, die sich im Verlust der Selbstkontrolle und in der zwangshaften Abhängigkeit von dem Suchtmittel (im „Nicht-mehr-aufhören-können") äußert, ohne ärztliche Behandlung mit Aussicht auf Erfolg nicht geheilt, gebessert oder auch nur vor Verschlimmerung bewahrt werden kann." (Bundessozialgericht, u. a. Urteil vom 17.10.69 – 3 RK 82/66). Der Leistungsfall der gesetzlichen *Rentenversicherung* für Maßnahmen der medizinischen Rehabilitation ist die wegen Krankheit oder Behinderung drohende oder bereits eingetretene Minderung der Erwerbsfähigkeit. Ob die Abhängigkeitserkrankung nicht nur eine Krankheit, sondern auch eine Behinderung im Rechtssinne ist, ist unerheblich. Von einer Erläuterung des Rechtsbegriffs der Behinderung wird deshalb abgesehen. Für den Träger der *Sozialhilfe* ist der Leistungsfall dann gegeben, wenn wegen Krankheit oder Behinderung Hilfen notwendig sind und der deshalb bestehende Bedarf nicht anderweitig gedeckt werden kann.

Schließlich muß die jeweilige Hilfe geeignet sein, die mit der Leistung angestrebten Ziele zu erreichen. Für die gesetzliche *Krankenversicherung* kommen Leistungen nur für medizinische Maßnahmen in Betracht, von denen nach dem Stand der fachlichen Erkenntnisse erwartet werden kann, daß sie zu einer Heilung oder Besserung der Krankheit führen, mindestens aber eine Verschlimmerung verhüten (§ 27 SGB V – Gesetzliche Krankenversicherung). Leistungen zur medizinischen Rehabilitation der gesetzlichen *Rentenversicherung* werden nur zur Erhaltung oder Wiederherstellung der Erwerbsfähigkeit gewährt. (§ 10 SGB VI – Gesetzliche Rentenversicherung). Mit den Leistungen der *Sozialhilfe* wird bei Suchtkranken angestrebt, die Suchtkrankheit und ihre Folgen zu verhüten, zu beseitigen oder ihre Verschlimmerung abzuwenden. Sie werden so lange gewährt, wie Aussicht besteht, diese Ziele zu erreichen (§ 39 Abs. 3 BSHG). Im Gegensatz zur Kranken- und Rentenversicherung reicht hier eine fachliche Prognose zur Begründung einer fehlenden Erfolgsaussicht nicht aus. Der Träger der Sozialhilfe muß gegebenenfalls nachweisen, daß das Leistungsziel nicht mehr erreicht werden kann.

Überblick über den Leistungsumfang der Kranken- und Rentenversicherung und der Träger der Sozialhilfe

Jeder der drei Leistungsträger ist nach den Bestimmungen des Sozialgesetzbuches I für mehr als eine Sozialleistung zuständig. Die allgemeinen Zuständigkeitszuweisungen des SGB I werden für die einzelnen Leistungsträger in den nur für sie geltenden besonderen Teilen des Sozialgesetzbuches, also dem SGB V für die gesetzliche Krankenversicherung, dem SGB VI für die gesetzliche Rentenversicherung und dem Bundessozialhilfegesetz für die Sozialhilfe präzisiert. Die Leistungen der gesetzlichen *Krankenversicherung* sind in vier Leistungsarten, die Leistungen der gesetzlichen *Rentenversicherung* zur Rehabilitation in drei Leistungsarten und die Leistungen der *Sozialhilfe* neben der Hilfe zum Lebensunterhalt in zehn Arten der Hilfe in besonderen Lebenslagen unterteilt. Die einzelnen Leistungsarten umfassen in der Regel Leistungen für verschiedene, von unterschiedlichen Voraussetzungen abhängige Hilfemaßnahmen.

Für die Versorgung Suchtkranker kommen, soweit es um Hilfen zur Eingliederung Behinderter geht, also von Leistungen und Maßnahmen, die wegen der Suchtkrankheit erbracht werden, nur bestimmte Leistungsarten aus dem Gesamtleistungskatalog der einzelnen Sozialleistungsträger in Betracht. Das sind in der gesetzlichen *Krankenversicherung* die ärztliche Behandlung, die Krankenhausbehandlung und medizinische Leistungen zur Rehabilitation. Ärztliche Behandlung ist die auf die Verhütung, Früherkennung und Behandlung von Krankheiten ausgerichtete Tätigkeit des Arztes oder Hilfeleistungen anderer Personen, die vom Arzt angeordnet und von ihm zu verantworten ist (§ 15 Abs. 1 SGB V). Sie wird in der Regel in ambulanter Form erbracht. Die beschriebenen ärztlichen Tätigkeiten können auch Bestandteil von Rehabilitationsmaßnahmen sein. In Abgrenzung zur ärztlichen Behandlung, die eine behandlungsbedürftige Erkrankung voraussetzt, kommen medizinische Maßnahmen zur Rehabilitation nur in Betracht, wenn die Krankheit bereits als Behinderung (dies kann bei behandlungsbedürftigen Suchtkranken unterstellt werden) im rechtlichen Sinne zu qualifizieren ist und die Maßnahmen darauf ausgerichtet sind, den Behinderten auf Dauer in Arbeit, Beruf und Gesellschaft einzugliedern. Die auf die Beseitigung der lebensbedrohlichen Situation gerichtete ärztliche Behandlung der Intoxikation eines Suchtkranken ist Krankenbehandlung, aber keine medizinische Rehabilitation, weil sie nicht darauf ausgerichtet ist, auf Dauer eine Eingliederung in die Gesellschaft zu erreichen, dagegen ist eine ambulante Substitutionsbehandlung eine Leistung der Rehabilitation. Nur wenn ärztliche Behandlung in ambulanter Form nicht ausreichend ist, können Krankenhausbehandlung oder medizinische Rehabilitationsleistungen in stationärer Form geleistet werden (§§ 39 bzw. 40 SGV V).

Medizinische Rehabilitationsmaßnahmen in vollstationärer Form durch eine Krankenkasse kommen nur in Betracht, wenn sie anstelle einer sonst erforderlichen Krankenhausbehandlung geleistet werden oder wenn andere Träger der Sozialversicherung nach den für sie geltenden Vorschriften solche Leistungen nicht erbringen können. Krankenhäuser unterscheiden sich von Rehabilitationseinrichtungen im wesentlichen dadurch, daß sie fachlich-medizinisch unter ständiger ärztlicher Leistung stehen müssen, während bei Rehabilitationseinrichtungen die ständige ärztliche Verantwortung ausreicht, Krankenhäuser erbringen vorwiegend ärztliche und pflegerische Hilfeleistungen, während Rehabilitationseinrichtungen vorwiegend Heilmittel anwenden oder andere geeignete Hilfen, auch geistige und seelische Einwirkungen leisten, die den Gesundheitszustand des Patienten verbessern und ihm bei der Entwicklung eigener Abwehr- und Heilungskräfte helfen. Leistungen der Krankenversicherung kommen nur in zugelassenen Krankenhäusern (Zulassung kraft Gesetzes oder durch Versorgungsvertrag mit den Landesverbänden der Krankenkassen und den Verbänden der Ersatzkassen), Leistungen der medizinischen Rehabilitation in vollstationärer Form nur in Rehabilitationseinrichtungen in Betracht, mit denen ein Versorgungsvertrag abgeschlossen wurde.

Schwerpunkt der Leistungen zur Rehabilitation der Träger der *Rentenversicherung* sind bei Suchtkranken die medizinischen Leistungen zur Rehabilitation. Sie können in ambulanter oder stationärer Form erbracht werden. Bei Leistungen in vollstationärer Form soll die Einrichtung unter ständiger ärztlicher Verantwortung unter Mitwirkung von besonders geschultem Personal betrieben werden. Wenn die Art der Behandlung dies nicht erfordert, kann auf das Erfordernis der ständigen ärztlichen Verantwortung verzichtet werden. Die Einrichtung muß entweder von dem Träger der Rentenversicherung selbst betrieben werden oder sie muß einen Vertrag mit dem Träger der Rentenversicherung haben. Wird die medizinische Leistung zur Rehabilitation anstelle einer sonst erforderlichen Krankenhausbehandlung durchgeführt, kann sie nicht vom Träger der Rentenversicherung erbracht werden. Dies gilt auch für medizinische Leistungen zur Rehabilitation in der Phase akuter Behandlungsbedürftigkeit.

Die *Sozialhilfe* erbringt Leistungen zur Versorgung Suchtkranker als Hilfen in besonderen Lebenslagen. Aus deren Leistungskatalog kommen insbesondere die Krankenhilfe und die Eingliederungshilfe für Behinderte in Betracht. Die Zuordnung zu einer der beiden Hilfen ist für den Betroffenen deshalb von Interesse, weil unterschiedliche Bestimmungen zum Einsatz von Einkommen und Vermögen gelten. Für den Anspruch auf Eingliederungshilfe für Behinderte muß bei dem Leistungsberechtigten eine wesentliche nicht nur vorübergehende Behinderung vorliegen oder einzutreten drohen (§ 39 BSHG), d. h. der regelwidrige Körper- und Geisteszustand oder dessen Folgen beeinträchtigen die Möglichkeiten des Betroffenen, am Leben in der Gemeinschaft und am Arbeitsleben teilzunehmen, in erheblichem Maße. Suchtkranke, deren Abhängigkeit die Merkmale der Krankheit im Sinne der Rechtsprechung erfüllt, gehören auch zum Personenkreis der Eingliederungshilfe für Behinderte. Da der Hilfekatalog der Eingliederungshilfe für Behinderte wesentlich umfangreicher ist (die Leistungen der Krankenhilfe entsprechen im wesentlichen der ärztlichen Behandlung und Krankenhausbehandlung des Krankenversicherungsrechts) und für diese Hilfeart eine günstigere Regelung zum Einsatz von Einkommen und Vermögen gilt, erhalten Suchtkranke vom Träger der Sozialhilfe in der Regel Eingliederungshilfe für Behinderte. Aufgabe der Eingliederungshilfe ist es, eine drohende Behinderung zu verhüten oder eine vorhandene Behinderung oder deren Folgen zu beseitigen oder zu mildern und den Behinderten in die Gesellschaft einzugliedern. Sie wird gewährt, solange nach den Besonderheiten des Einzelfalles Aussicht besteht, diese Aufgabe zu erfüllen (§ 39 Abs. 3 BSHG).

Als Maßnahmen der Eingliederungshilfe kommen grundsätzlich alle Hilfen in Betracht, die geeignet sind, diese Aufgabe zu erfüllen. Das Bundessozialhilfegesetz nennt insgesamt 11 Maßnahmen der Eingliederungshilfe für Behinderte (§§ 40, 41 BSHG). Der Katalog enthält sowohl medizinische als auch Maßnahmen der Aus- und Fortbildung, der beruflichen Wiedereingliederung und der sozialen Rehabilitation. Die medizinischen Maßnahmen umfassen sowohl ambulante als auch stationäre Behandlung oder sonstige ärztliche oder ärztlich verordnete Leistungen. Sie finden ihre Entsprechung in dem Leistungskatalog der gesetzlichen Krankenversicherung bzw. der gesetzlichen Rentenversicherung. Die unter dem Begriff der „Hilfe zur Teilnahme am Leben in der Gemeinschaft" zusammengefaßten Maßnahmen der sozialen Rehabilitation haben dagegen keine Entsprechung in den Leistungskatalogen der beide Sozialversicherungsträger. Als Leistungen der sozialen Rehabilitation lassen sich alle Hilfen beschreiben, die darauf ausgerichtet sind, eine Eingliederung des Behinderten in die Gesellschaft zu erreichen, soweit sie nicht Maßnahmen der medizinischen Rehabilitation sind oder die Ausübung eines angemessenen Berufes oder eine sonstige angemessene Tätigkeit ermöglichen sollen. Für die Versorgung Suchtkranker kommt der Eingliederungshilfe für Behinderte im Rahmen der Sozialhilfe eine erhebliche Bedeutung zu, weil von den in Betracht kommenden Leistungsarten nur sie eine Anspruchsgrundlage für die Finanzierung von Hilfen mit dem Ziel der sozialen Rehabilitation darstellt.

Überblick über die Leistungspflichten bei einzelnen Hilfen für Suchtkranke

Für Betroffene und Leistungserbringer ist nicht die grundsätzliche Rechtslage von Interesse, sondern welcher Leistungsträger verpflichtet ist, die in der konkreten Situation notwendigen Hilfen zu finanzieren. Für die flächedeckend geleisteten Hilfen des Versorgungssystems für Suchtkranke ist in Tabelle 8.1 dargestellt, welche

Tabelle 8.1. Leistungsträger bei einzelnen Hilfen für Suchtkranke

Leistung	Leistungsträger
Ärztliche oder ärztliche Maßnahmen, soweit nicht Bestandteil einer Maßnahme der medizinischen Rehabilitation	Krankenversicherung, örtlicher Träger der Sozialhilfe
Ambulante Entwöhnungsbehandlung	Träger der Rentenversicherung, Krankenversicherung, örtlicher Träger der Sozialhilfe
Substitutionsbehandlung	Krankenversicherung, örtlicher Träger der Sozialhilfe
Betreutes Wohnen für Suchtkranke	Örtlicher Träger der Sozialhilfe
Krankenhausbehandlung als Akutbehandlung (z. B. bei Intoxikation, Prädelir)	Krankenversicherung, überörtlicher Träger der Sozialhilfe
Krankenhausbehandlung zur Vorbereitung einer Rehabilitationsmaßnahme (Entzugsbehandlung)	Krankenversicherung, überörtlicher Träger der Sozialhilfe
Entwöhnungsbehandlung in teil- oder vollstationärer Form	Träger der Rentenversicherung, Krankenversicherung, überörtlicher Träger der Sozialhilfe
Maßnahmen der medizinischen Rehabilitation in Adaptionseinrichtungen	Träger der Rentenversicherung, überörtlicher Träger der Sozialhilfe
Maßnahmen der „niedrigschwelligen" sozialen Rehabilitation in teil- oder vollstationärer Form	Überörtlicher Träger der Sozialhilfe
Langzeitmaßnahmen der sozialen Rehabilitation in teil- oder vollstationärer Form	Überörtlicher Träger der Sozialhilfe
Ergänzende Leistungen (z. B. Reisekosten, Übergangsgeld)	i. d. R. der für die Hauptleistung zuständige Leistungsträger

Sozialleistungsträger im Regelfall zuständig sein können. Kommen mehrere Leistungsträger in Betracht, so sind sie in der Rangfolge ihrer Zuständigkeit genannt.

Maßnahmen der „niedrigschwelligen" sozialen Rehabilitation in teil- oder vollstationärer Form werden fast ausschließlich für Drogenabhängige und Substituierte angeboten. Suchtmittelabstinenz ist hier im Gegensatz zu anderen Rehabilitationseinrichtungen keine Bedingung. Die Hilfe zielt darauf ab, zunächst die Lebenssituation der Abhängigen zu stabilisieren, die Voraussetzungen für eine Substitution zu schaffen und zu erhalten und innerhalb eines überschaubaren Zeitraums die Leistungsberechtigten in die Lage zu versetzen, an Maßnahmen der medizinischen Rehabilitation, insbesondere der Entwöhnung, teilzunehmen oder sie so weit zu fördern, daß sie gegebenenfalls mit begleitenden ambulanten Hilfen selbständig in einer Wohnung leben und einer Erwerbstätigkeit nachgehen können.

Langzeitmaßnahmen der sozialen Rehabilitation richten ihr Hilfeangebot an langjährig Suchtkranke, insbesondere Alkohol- und Medikamentenabhängige, bei denen für die Durchführung von Maßnahmen der medizinischen Rehabilitation nicht die erforderlichen Erfolgsaussichten bestehen und die in der Regel infolge der Abhängigkeitserkrankung an weiteren schwerwiegenden Erkrankungen und Behinderungen (z. B. Korsakow-Syndrom) leiden. Die Hilfe ist auf eine

Stabilisierung der Lebenssituation durch Angebote an Tagesstrukturierung und Beschäftigung ausgerichtet; durch verhaltenstherapeutische Hilfen sollen möglichst lange Zeiten ohne Suchtmittelgebrauch erreicht werden. Langfristig wird die Befähigung zu erneuten Teilnahmen an Maßnahmen medizinischen Rehabilitation oder der Übergang in weniger intensive Betreuungsformen (z. B. betreutes Wohnen) angestrebt.

Für sämtliche Hilfen gilt, daß ein Leistungsanspruch nur dann besteht, wenn der hilfeleistende Leistungserbringer Kraft Gesetzes zur Erbringung der Leistung zugelassen ist oder zwischen ihm und dem zuständigen Leistungsträger ein Vertrag über die Leistungserbringung besteht.

Die Rangfolge der Leistungsverpflichtung zwischen Krankenversicherung und Trägern der Rentenversicherung bei den Maßnahmen der medizinischen Rehabilitation (Entzugs- und Entwöhnungsbehandlungen) ist durch Vereinbarung zwischen den Leistungsträgern festgelegt (Empfehlungsvereinbarung „Sucht" vom 20.11.78 zwischen den Spitzenverbänden der Krankenkassen, dem Verband Deutscher Rentenversicherungsträger und dem Gesamtverband landwirtschaftlicher Altersklassen). Dies war notwendig, weil allein auf der Basis der gesetzlichen Bestimmungen eine eindeutige Abgrenzung in diesem Bereich nicht möglich ist. Die Vereinbarung sieht im übrigen auch vor, daß für Entzugsbehandlungen, die während einer vom Träger der Rentenversicherung finanzierten Entwöhnungsbehandlung notwendig werden, der Träger der Rentenversicherung leistungspflichtig ist.

Die völlig andere Aufgabenstellung der *Sozialhilfe* im System der sozialen Sicherung führt dazu, daß für alle in Betracht kommenden Hilfen eine Leistungspflicht des Trägers der Sozialhilfe möglich ist. Prinzipiell kann deshalb die Durchführung notwendiger Hilfen nicht an der Frage der Finanzierung scheitern. Unabdingbar ist für den Anspruch auf Sozialhilfe aber die wirtschaftliche Hilfebedürftigkeit (s. oben).

Angesichts der sich aus der komplizierten Rechtslage immer wieder zwischen den Sozialleistungsträgern ergebenden Streitigkeiten, wer von ihnen im konkreten Leistungsfall zuständig ist, hat der Gesetzgeber mit dem Ziel, die rechtzeitige Leistung der Hilfen nicht an den Kompetenzstreitigkeiten scheitern zu lassen, Regelungen über vorläufige Hilfeleistungen geschaffen (§ 43 SGB I, § 6 Rehabilitationsangleichungsgesetz, § 44 BSHG). Sie verschaffen den Leistungsberechtigten gegen den zur Vorleistung verpflichteten Sozialleistungsträger unter festgelegten Voraussetzungen einen Rechtsanspruch gegen einen bestimmten Leistungsträger, unabhängig vom endgültigen Nachweis seiner Zuständigkeit. Der vorleistende Leistungsträger erhält einen Erstattungsanspruch gegen den tatsächlich zuständigen Sozialleistungsträger. Die endgültige Leistungspflicht ist im Verhältnis zwischen den beiden Leistungsträgern zu klären.

Die Bestimmungen des SGB I gelten sowohl für die *Kranken- und Rentenversicherung* als auch für die Träger der *Sozialhilfe*, die Bestimmungen des Rehabilitationsangleichungsgesetzes (RehaAngl.G) nur für die Kranken- und Rentenversicherungsträger und die Regelung des Bundessozialhilfegesetzes nur für die Träger der Sozialhilfe. Die Voraussetzungen für die Vorleistungen sind in den einzelnen Gesetzen unterschiedlich geregelt. Nach dem SGB I reicht es für den Rechtsanspruch auf vorläufige Leistungen aus, wenn der Kompetenzkonflikt eingetreten ist und der Leistungsberechtigte einen Antrag auf vorläufige Leistungen stellt. Diese sind dann spätestens nach Ablauf eines Kalendermonats von dem zuerst angegangenen Sozialleistungsträger zu leisten. Nach dem RehaAngl.G sind längstens nach Ablauf einer Frist von 6 Wochen Vorleistungen zu erbringen. Die Frist beginnt mit dem Zeitpunkt, zu dem dem vorleistungspflichtigen Träger der Antrag und die die Vorleistungspflicht begründenden Tatsachen (ungeklärte Zuständigkeit der Krankenkasse oder Rentenversicherung oder die Gefährdung der unverzüglichen Einleitung der Maßnahmen) bekanntgeworden sind. Zuständig ist in den Fällen der medizinischen Rehabilitation der Träger der gesetzlichen Rentenversicherung, bei der der Leistungsberechtigte versichert ist, im übrigen die nach dem Wohnsitz des Behinderten zuständige Landesversicherungsanstalt.

Der Träger der Sozialhilfe hat im Rahmen der Eingliederungshilfe für Behinderte vorläufige Hilfen zu erbringen, wenn spätestens 4 Wochen nach Bekanntwerden des Hilfebedarfs nicht feststeht, ob ein anderer als ein Träger der Sozialhilfe oder welcher andere zur Hilfe verpflichtet ist, und wenn zu befürchten ist, daß die Maßnahme der Eingliederungshilfe sonst nicht oder nicht rechtzeitig durchgeführt wird (§ 44 BSHG).

In allen Fällen besteht ein Rechtsanspruch auf die Erbringung der vorläufigen Leistung. Das Maß der Hilfen kann allerdings auf das Notwendige beschränkt werden. Für die Erbringung vorläufiger Hilfeleistungen bei Drogenabhängigen besteht eine besondere Vereinbarung der Leistungsträger (Einzelheiten s. unten).

Hinweise zum Verwaltungsverfahren der einzelnen Leistungsträger

Leistungen mit Ausnahme der ärztlichen oder ärztlich verordneten Behandlung und der Krankenhausbehandlung als Akutbehandlung werden von der *Kranken- und Rentenversicherung* als Hilfen für Suchtkranke nur auf Antrag und frühestens ab Antragstellung geleistet. Der Antrag ist bei dem zuständigen Leistungsträger zu stellen; diese Voraussetzung gilt aber auch als erfüllt, wenn die Antragstellung bei einem unzuständigen Leistungsträger oder einer Gemeinde, die nicht Leistungsträger ist, erfolgt ist. Vor Einsetzen der Hilfe sollte die Entscheidung des zuständigen Leistungsträgers abgewartet werden. Der Leistungsbeginn erfolgt in der Regel nicht rückwirkend, es sei denn, der Beginn der Maßnahme war aus fachlichen Gründen unaufschiebbar. Ein Abwarten der Entscheidung empfiehlt sich aber auch deshalb, weil die Leistungsträger die Rehabilitationsmaßnahmen im Rahmen ihres pflichtgemäßen Ermessens ausgestalten können. Es besteht deshalb z. B. kein Rechtsanspruch gegen den Träger der Rentenversicherung, daß die Maßnahme der medizinischen Rehabilitation in einer bestimmten, von dem Leistungsberechtigten gewünschten Vertragseinrichtung, durchgeführt wird. Teilweise haben sich die Träger der Kranken- und Rentenversicherung zu Arbeitsgemeinschaften zusammengeschlossen (in Nordrhein-Westfalen z. B. die Landesversicherungsanstalten Rheinprovinz und Westfalen mit den Krankenkassen ihres Gebiets für die Entzugs- und Entwöhnungsbehandlungen im Rahmen der medizinischen Rehabilitation). In diesen Fällen entscheiden die Arbeitsgemeinschaften über die unmittelbar bei ihnen gestellten oder ihnen zugeleiteten Anträge und stellen die Leistungserbringung sicher.

Die Leistung von *Sozialhilfe* ist nicht von einer Antragstellung abhängig. Sozialhilfe setzt vielmehr ein, sobald dem Träger der Sozialhilfe oder einer von ihm beauftragten Stelle die Notlage bekannt wird. Hierfür müssen nicht alle für eine Sozialhilfeleistung erheblichen Tatsachen bekannt werden, es reicht aus, daß Anhaltspunkte für eine mögliche Sozialhilfebedürftigkeit vorliegen. Der Träger der Sozialhilfe muß dann gegebenenfalls von Amts wegen tätig werden. Nur in seltenen Ausnahmefällen kommt die Leistung von Sozialhilfe für Zeiträume in Betracht, die vor dem Bekanntwerden der Notlage beim Träger der Sozialhilfe liegen. Entscheidend ist die Kenntnis eines Trägers der Sozialhilfe, es muß nicht der zuständige Träger sein. Als beauftragte Stellen, deren Kenntnis von der Notlage dem Träger der Sozialhilfe zugerechnet wird, kommen vor allem kreisangehörige Gemeinden in Betracht. Das Bekanntwerden der Notlage bei einem anderen Sozialleistungsträger reicht dagegen in der Regel nicht aus. Da auch der Träger der Sozialhilfe über Gestaltungsermessen hinsichtlich Form und Maß sowie bei der Auswahl des Leistungserbringers verfügt, empfiehlt es sich, auch bei Leistungen der Sozialhilfe die Entscheidung des zuständigen Trägers abzuwarten.

Eine für die Praxis wichtige Regelung und Ausnahme von dem Grundsatz „keine Sozialhilfe für Zeiträume vor Bekanntwerden" stellt der Ersatzanspruch des Nothelfers dar. Gewährt jemand in einem Eilfall Hilfe, für die der Träger der Sozialhilfe bei rechtzeitiger Kenntnis Sozialhilfe geleistet hätte, so hat dieser Nothelfer einen Anspruch auf Erstattung der ihm entstandenen notwendigen Aufwendungen. Voraussetzung ist, daß ein Antrag auf Erstattung innerhalb angemessener Frist bei dem zuständigen Träger der Sozialhilfe gestellt wird. Diese Leistung hat bei der Hilfe für Suchtkranke insbesondere Bedeutung im Zusammenhang mit der Finanzierung von Krankenhausbehandlungen als Akutbehandlungen; das Krankenhaus ist in diesen Fällen „Nothelfer" im Sinne des BSHG.

Anträge auf vorläufige Hilfen sind – soweit es sich nicht um Hilfen für Drogenkranke handelt – an den Leistungsträger zu richten, bei dem auch der Erstantrag gestellt wurde. Die Empfehlungsvereinbarung über die Erbringung vorläufiger Leistungen für stationäre Entwöhnungsbehandlungen Drogenabhängiger zwischen den Bundesverbänden der gesetzlichen Krankenkassen, dem Verband der Deutschen Rentenversicherungsträger, dem Gesamtverband der Landwirtschaftlichen Alterskassen und der Bundesarbeitsgemeinschaft der überörtlichen Träger der Sozialhilfe trifft eine besondere Zuständigkeitsregelung für Drogenkranke. Sie bestimmt, daß für Personen, die kranken- oder rentenversichert sind, die Landesversicherungsanstalt vorläufige Leistungen erbringt, in deren Geschäftsbereich der Drogenkranke wohnt. Ist der Wohnort nicht bekannt, richtet sich die Zuständigkeit nach dem Aufenthaltsort. Der überörtliche Träger der Sozialhilfe hat dann vorläufig zu leisten, wenn der Drogenkranke keine Ansprüche gegen einen Renten- oder Krankenversicherungsträger hat, die notwendigen Hilfen nicht aus eigenen Mitteln finanzieren kann und er seinen tatsächlichen Aufenthalt bei Bekanntwerden des Bedarfs in seinem Bereich hatte.

Über die Einzelheiten des Antragsverfahrens informieren die zuständigen Sozialleistungsträger sowie die Beratungsstellen und Gesundheitsämter. Wegen der örtlichen Besonderheiten und der rechtlichen und tatsächlichen Schwierigkeiten empfiehlt es sich im übrigen dringend, bei der Planung und Vorbereitung von Rehabilitationsmaßnahmen für Suchtkranke eine Beratungsstelle für Abhängigkeitskranke zu beteiligen. Die Anschriften der Beratungsstellen ergeben sich aus den örtlichen Telefonbüchern.

PART III

Versorgungssystem   III

KAPITEL 9
Versorgungssystem der Suchtkrankenhilfe in Deutschland 101
A. HOLZ

KAPITEL 10
**Psychosoziale Betreuung inkl. Kooperationsansätze
und -modelle** 115
J. MÜHL

KAPITEL 11
Netzwerk kommunaler Suchthilfen am Beispiel Bielefeld 129
M. REKER

KAPITEL 12
**Rechtliche Grundlagen in der Versorgung von Suchtkranken
– Typische Situationen aus der täglichen Praxis** 143
M. REKER, A. FOLLMANN, P. BUDDE

Versorgungssystem der Suchtkrankenhilfe in Deutschland

A. Holz

Ausgangspunkt einer Darstellung des Suchtkrankenhilfesystems in Deutschland ist eine Definition von Zielgruppen für die Hilfeangebote. So orientieren sich die Angebote einer Vielzahl von ambulanten, teilstationären und stationären Einrichtungen an den Suchtstoffen, die von den angesprochenen Abhängigkeitskranken konsumiert werden. Dies hat – beginnend mit der sog. ersten Drogenwelle in den 70er Jahren – zum parallelen Ausbau von zwei Hilfesystemen für Menschen mit „substanzbezogenen Störungen" (vgl. Arnold et al. 1999) in den alten Bundesländern geführt, die getrennt nebeneinander existierten. Die sog. Suchtkrankenhilfe konzentriert sich auf Grund dieser stoffspezifischen Ausrichtung mit ihren Angeboten primär auf Alkohol- und Medikamentenabhängige; die sog. Drogenhilfe widmet sich dagegen dem Problem der Konsumenten bzw. Abhängigen von illegalen Suchtstoffen wie z. B. Heroin, Kokain, Cannabis, Ecstasy.

In den neuen Bundesländern ist diese Trennung der „Systeme" nicht nachvollzogen worden. Hier wird – sicherlich auch bedingt durch die starke Begrenzung der finanziellen Mittel – der Aufbau eines stärker integrierten Hilfeangebotes für Alkohol- und Medikamentenabhängige auf der einen Seite und sog. Drogenabhängige auf der anderen Seite betrieben. Eine Differenzierung erfolgt hier häufig nur über die Angebote, bei denen eine szeneorientierte und spezifische Ausrichtung Grundlage für die Annahme durch die jeweilige Gruppe von Betroffenen ist. Dies gilt z. B. für szeneorientierte Tagesaufenthalte, geschlechtsspezifische Angebote sowie jugendspezifische und therapeutische Angebote für Migranten.

Auch in den alten Bundesländern besteht in jüngster Zeit die Tendenz, Angebote der Drogenhilfe und Suchtkrankenhilfe stärker miteinander zu verzahnen. Durch Programme auf Bundes- und Landesebene hat es in den letzten Jahren hier entsprechende Weichenstellungen gegeben. (DHS 1977, Ministerium für Frauen, Jugend, Familie u. Gesundheit des Landes NW, 1999). Damit gewinnen zielgruppenspezifische Formen von Angeboten schrittweise eine immer größere Bedeutung gegenüber den rein substanzspezifisch ausgerichteten Angeboten.

Über die stoffspezifische Differenzierung hinaus, hat der Charakter von Sucht als multifaktoriell bedingter Krankheit mit ihren individuell unterschiedlich ausgeprägten somatischen, psychischen, sozialen, rechtlichen und finanziellen Begleiterscheinungen zu z. T. sehr unterschiedlichen Interventionsrichtungen durch die zuständigen Hilfeeinrichtungen geführt. Je nach Blickwinkel ist von verschiedenen Institutionen und Berufsgruppen eine Vielzahl spezialisierter Hilfen entwickelt worden.

So richtet sich der Blick von niedergelassenen Ärzten häufig – wie selbstverständlich – auf die somatischen Begleit- und Folgeerkrankungen. Hier gibt es z. B. verstärkte Anstrengungen, durch entsprechende Fortbildungen im Sinne eines ganzheitlichen Behandlungsansatzes, die psychosoziale Dimension auch für den behandelnden Arzt stärker ins Blickfeld zu rücken.

In den ambulanten Beratungs- und Behandlungseinrichtungen für Alkohol- und Medikamentenabhängige hat es über lange Zeit hinsichtlich der Hilfsangebote eine Einengung des Blickwinkels ausschließlich auf das Erreichen der dauerhaften Abstinenz als Generalziel gegeben. Dies hat dazu geführt, daß primär nur Menschen, bei denen ein hohes Maß von Motivation und Abstinenzbereitschaft bei Kontaktaufnahme vorhanden war, von diesem Segment des Hilfesystems erreicht wurden. Diesen Menschen konnte und kann dann – verstanden als therapeutische Kette – ein breites aufeinander aufbauendes Angebot an ausstiegorientierten Hilfen zur Verfügung gestellt werden (Abb. 9.1).

Demgegenüber wurden chronisch mehrfach beeinträchtigte Abhängigkeitskranke, bei denen es auf Grund des Suchtmittelkkonsums zu massiven psychischen, sozialen und gesundheitlichen Folgeerscheinungen gekommen ist und bei denen keine aktuelle Ausstiegsmotivation besteht, über lange Jahre kaum von ambulanten und stationären Beratungs- und Behandlungseinrichtungen der traditionellen Suchtkrankenhilfe erreicht. Diese Versorgungslücke würde teilweise gefüllt durch Einrichtungen, die nicht unmittelbar der Suchtkrankenhilfe zugeordnet werden. Hierzu gehört z. B. die Wohnungslosenhilfe, die in ihren Einrichtungen wohnungslosen Alkoholabhängigen Tagesaufenthalte, Angebote zur Körperhygiene, Bekleidungshilfe, Notunterkünfte und Hilfen beim Umgang mit Behörden ohne einen unmittelbaren Abstinenzanspruch bieten. Die sozialpsychiatrischen Dienste übernehmen im Rahmen ihrer aufsuchenden Arbeit wichtige Versorgungsfunktionen bei Abhängigkeitskranken, die vereinsamt und isoliert in ihren Wohnungen leben. Gesundheitsfürsorge und Krisenintervention sind bei dieser Arbeit wichtige Zieldimensionen.

Im stationären Bereich hat sich ebenfalls ein breites Spektrum teils konkurrierender teils sich ergänzender Hilfen etabliert. So stellen neben den Fachkliniken für Rehabilitation die Akutkrankenhäuser, die psychiatrischen Kliniken, die Langzeitwohnheime und Übergangseinrichtungen wichtige und unverzichtbare Versorgungselemente für Suchtkranke dar.

In den letzten Jahren entwickelten sich verstärkte Bemühungen, die heterogene Versorgungslandschaft mehr zu vernetzen und zu verzahnen, ohne die Möglichkeiten für eine individuelle Hilfe und Behandlungsplanung zu gefährden. Der Gedanke von multiprofessionellen regionalen Netzwerken löst das Denken in traditionellen Therapieketten ab. Netzwerke ermöglichen eine individuelle Hilfe- und Behandlungsplanung, die auf das individuelle Störungs- und Krankheitsbild abgestimmt ist. Sie fördern die notwendige multiprofessionelle Zusammenarbeit und eine angemessene Berücksichtigung der somatischen, psychischen, sozialen, beruflichen und materiellen Dimensionen von Sucht.

Als unverzichtbare Angebote eines solchen regionalen Netzwerkes werden folgende Hilfen angesehen (ISS 1999):
- Prävention,
- Maßnahmen zur Frühintervention,

- Soforthilfe,
- Hilfen zur Schadensreduzierung,
- Ausstiegshilfen,
- Hilfen zur sozialen und beruflichen Integration,
- Maßnahmen zum Schutz des Umfeldes,
- Selbsthilfe.

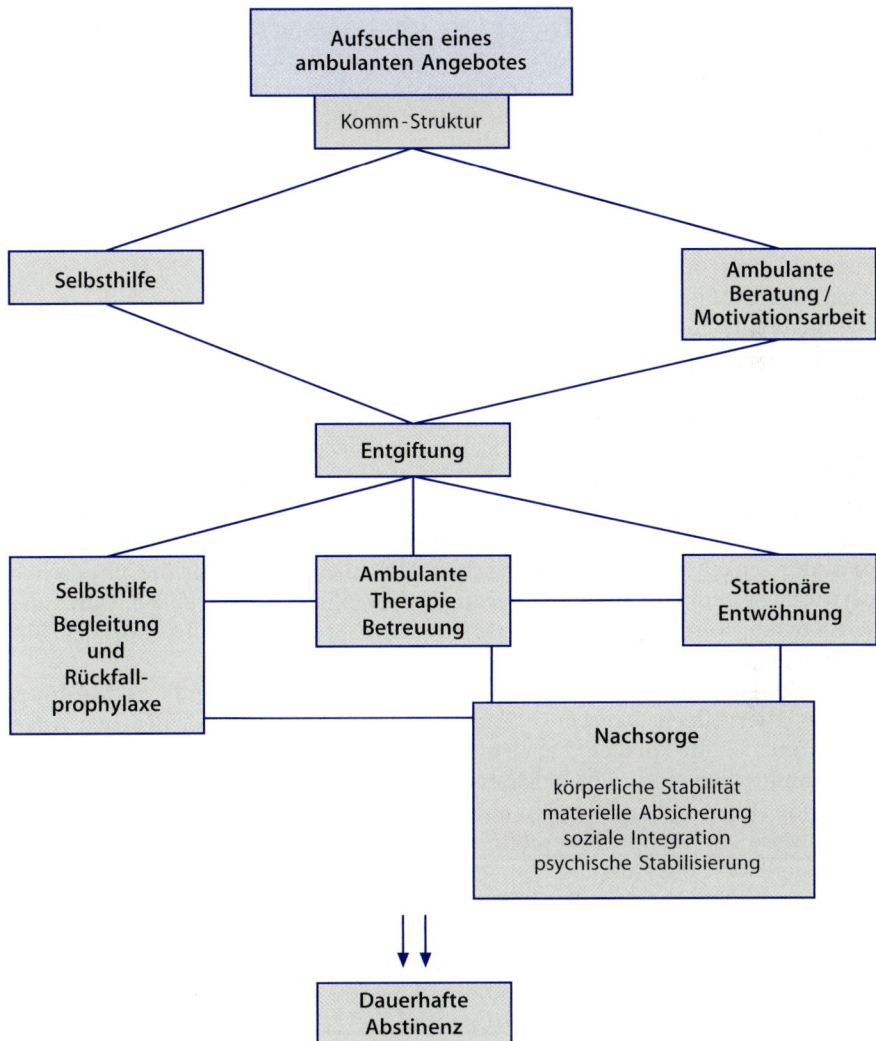

Vergl. Holz / Sundermann, 1997, S. 111

Abb. 9.1. Therapieketten in der traditionellen Suchtarbeit

Im folgenden werden nun 10 Einrichtungstypen vorgestellt[1], die bei der Realisierung dieses Netzwerkes in z. T. sehr unterschiedlicher Ausformung in der Bundesrepublik zentrale Rollen in der Versorgung suchtkranker Menschen übernommen haben (Abb. 9.2).

Niederschwellige Einrichtungen

Unter niederschwelligen Hilfen wird ein sehr breites und heterogenes Spektrum von Angeboten für Suchtkranke verstanden. Hierzu gehören:
- Tagesaufenthalte für Drogenabhängige und Alkoholabhängige,
- besondere Übernachtungsmöglichkeiten für Suchtkranke,
- Konsumräume für Heroinabhängige,
- Streetwork und andere Formen der aufsuchenden Hilfe,
- unterschiedliche Hygieneangebote.

Für viele dieser Angebote ist charakteristisch, daß sie häufig nicht als eigenständige Einrichtungen existieren, sondern als Angebote an andere ambulante, teilstationäre und auch stationäre Einrichtungen angegliedert worden sind.

Ziel dieser Angebote ist es, zu schwer erreichbaren Substanzabhängigen Kontakte herzustellen und den Abhängigen einen möglichst unbürokratischen Zugang zu weiterführenden Hilfen zu ermöglichen. Sie erleichtern die Früherkennung von Krankheiten und die Sicherstellung von notwendiger ärztlicher und pflegerischer Behandlung zur Verminderung von gesundheitlichen Folgeschäden. In niederschwelligen Einrichtungen werden ebenfalls lebenspraktische Hilfen angeboten. So gibt es in der Regel Essensangebote, Angebote zur Körperhygiene und Möglichkeiten, Wäsche zu waschen. Dies dient insgesamt der physischen, psychischen und sozialen Stabilisierung des jeweiligen Suchtkranken. Durch diese Angebote werden primär Suchtkranke angesprochen, die ihre sozialen Bindungen verloren haben und teilweise auf der Straße leben.

Zu den niederschwelligen Hilfen werden auch aufsuchende Maßnahmen gezählt. Hier bilden Streetwork und Hausbesuche die gebräuchlichsten Angebotsformen. Beide Formen dienen auf der einen Seite dazu, in Krisensituationen eine unmittelbare und z. T. lebensrettende Form der Hilfe vorzuhalten. Durch aufsuchende Hilfen soll andererseits aber auch über eine Krisenintervention hinaus schrittweise ein Vertrauensverhältnis aufgebaut und damit eine weitergehende stabilisierende Unterstützung des einzelnen Suchtkranken ermöglicht werden.

Dieses Feld der niederschwelligen Hilfen ist ein noch jüngeres Standbein der Suchtkrankenhilfe, das sich in den einzelnen Regionen in sehr unterschiedlicher Ausformung entwickelt hat. Grundlage für diese Entwicklung war die Überwindung des Abstinenzparadigmas und die Entwicklung eines ganzheitlichen Hilfeansatzes, der die Überlebenssicherung und die Schadensminimierung bei den Folgen des Suchtmittelmißbrauchs stärker in den Blick rückt. Bei den nieder-

---

[1] Unter Einrichtungstypen werden hier nicht nur Einrichtungen im klassischen Sinne, sondern z. B. auch niedergelassene Ärzte und Selbsthilfegruppen verstanden

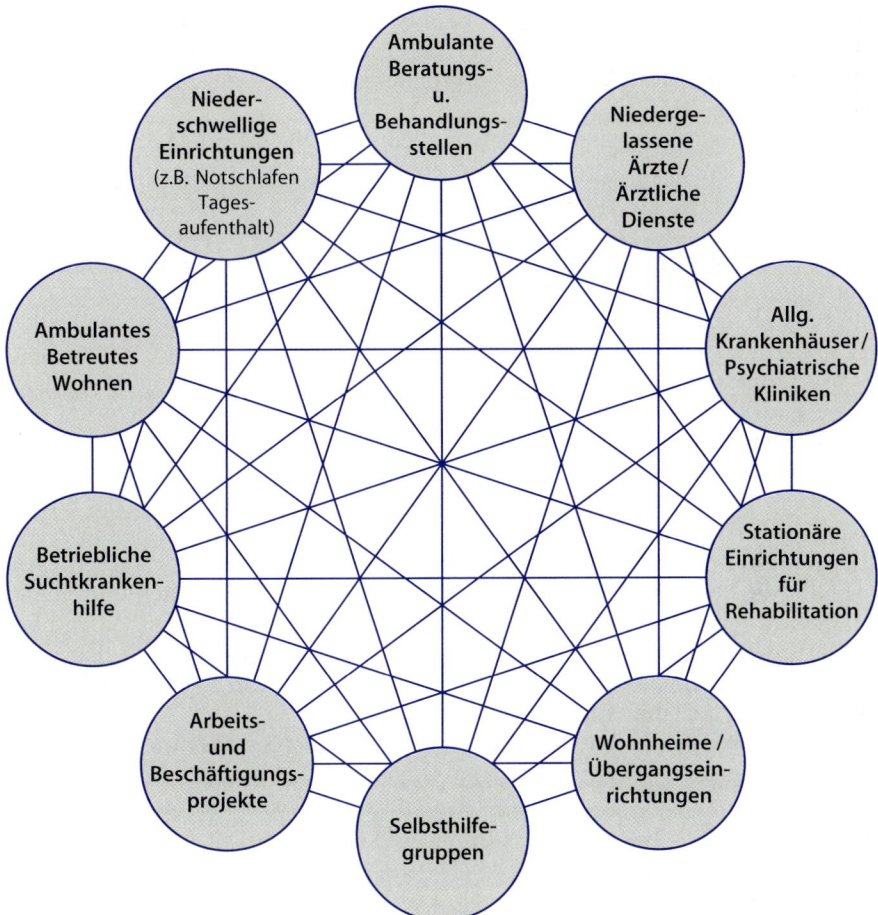

Abb. 9.2. Netzwerk der Suchtkrankenhilfe

schwelligen Hilfen finden wir in Teilbereichen ein sehr großes Stadt-Land-Gefälle. Während in fast allen großen Städten durch die Kommunen und die Verbände der Freien Wohlfahrtspflege Tagesaufenthalte und häufig auch Notschlafmöglichkeiten im Rahmen der Sucht-, Drogen- oder Wohnungslosenhilfe vorgehalten werden, gibt es naturgemäß in ländlichen Regionen hier nur wenige spezifizierte Angebote. Insgesamt existieren nach Angaben der DHS ca. 400 niederschwellige Angebote in Deutschland (Holz u. Leune 1999).

Ärzte, psychotherapeutische Praxen und ärztlichen Dienste

Niedergelassenen Ärzten kommt in der Versorgung von Suchtkranken eine zentrale Rolle zu. So belegen verschiedene Studien, daß in „Arztpraxen eine durchschnittliche Prävalenz von 7,4% für Alkoholmißbrauch und von 9,1% für Alkoholabhängigkeit ermittelt" worden ist (Hill et al. 1997). Die ärztlichen Praxen bilden also ein zentrales Element der Frühintervention und der begleitenden und weiterführenden Hilfe.

Ärzte sind in der Regel erste und vor allem auch glaubwürdige Ansprechpartner für ihre Patienten. Ihrem Umgang mit dem Suchtproblem eines Patienten kommt insbesondere dann eine große Bedeutung zu, wenn dieser Patient noch am Anfang einer Suchtkarriere steht. Durch die Arztkontakte werden häufig die Weichen für die Annahme oder Ablehnung von Hilfen und für die Entstehung einer Motivation zur Überwindung des Suchtproblems gestellt. Aus diesem Grund ist von besonderer Bedeutung, nicht nur den Blick auf die somatischen Anteile dieser Krankheit zu richten, sondern auch Verhaltensänderungen und weitergehende psychosoziale Folgen von Suchtmittelmißbrauch und -abhängigkeit zur Diagnose und Intervention zu nutzen. In vielen Fällen – insbesondere, wenn der Krankheitsverlauf schon weiter fortgeschritten ist – ist es von zentraler Bedeutung, inwieweit es gelingt, den Patienten zur Inanspruchnahme des Angebots von Beratungs- und Behandlungsstellen oder ggf. auch psychotherapeutischer Praxen zu bewegen. Hier hat sich die unmittelbare gemeinsame Kontaktaufnahme zu solchen weiterführenden Angeboten als hilfreich und motivationsfördernd erwiesen. Auch für die Betreuung von Suchtkranken in psychotherapeutischen Praxen gilt, daß in der Regel eine ergänzende Organisation von psychosozialen Hilfen über eine örtliche Beratungs- und Behandlungsstelle notwendig ist, um eine dauerhafte Stabilisierung und Verbesserung der Situation zu erreichen (Bundesarbeitsgemeinschaft für Rehabilitation 1996).

In den letzten Jahren hat sich die Vergabe von Substitutionsmitteln für Opiatabhängige zu einer weiteren wichtigen Aufgabe im Rahmen des Suchtkrankenhilfesystems bei niedergelassenen Ärzten entwickelt. Es ist von zentraler Bedeutung, eine psychosoziale Begleitung zu sichern, da nur so eine qualifizierte Behandlung gewährleistet werden kann, die der Komplexität der Suchtkrankheit gerecht wird.

Die sozialpsychiatrischen Dienste nehmen – unterschiedlich in den einzelnen Bundesländern organisiert – eine wichtige Aufgabe bei der Versorgung chronisch mehrfach beeinträchtigter Suchtkranker wahr, bei denen es zu massiven psychischen und gesundheitlichen Folgeerkrankungen gekommen ist und bei denen eine Eigeninitiative zur Inanspruchnahme von Hilfen fehlt. Inzwischen hat es erste erfolgreiche Modellversuche gegeben, diese Aufgabenstellung der sozialpsychiatrischen Dienste für chronisch mehrfach geschädigte Suchtkranke und die Arbeit der ambulanten Suchtkrankenhilfe enger miteinander zu verzahnen, um Reibungsverluste durch voneinander isoliertes Handeln der verschiedenen Dienste zu vermeiden (Holz u. Sundermann 1997).

Ambulante Behandlungs- und Beratungsstellen, Institutsambulanzen und Fachambulanzen

Durch die 1390 Beratungsstellen und Beratungsdienste für Suchtkranke (Holz u. Leune 1999) ist ein flächendeckendes Beratungsangebot für Suchtkranke in

Deutschland sichergestellt. Den Beratungs- und Behandlungsstellen für Suchtkranke kommt eine zentrale Aufgabe bei der Versorgung von Suchtkranken und ihren Angehörigen zu. In diesen Einrichtungen wird ein breites Spektrum von Leistungen vorgehalten. Neben den Angeboten zur Schadensminimierung und aufsuchenden Maßnahmen sind dies insbesondere Angebote zur Beratung, psychosozialen Betreuung und Behandlung bzw. Rehabilitation. Von einer großen Zahl von Beratungsstellen werden darüber hinaus zahlreiche Aktivitäten im Bereich Prävention durchgeführt.

Das Beratungsangebot soll einen möglichst voraussetzungslosen Erstkontakt ohne Wartezeiten ermöglichen. Zur Beratung gehören Anamnese und Diagnostik, Motivationsarbeit und eine konkrete Orientierungs- und Lebenshilfe. Je nach Indikation kann eine Vermittlung anderer Hilfemaßnahmen, wie z. B. eine Entgiftung oder eine stationäre Entwöhnungsbehandlung in einer Fachklinik, wichtiger Bestandteil eines Beratungsprozesses sein. Bei der Vermittlung ausstiegsorientierender Hilfen leisten die Beratungsstellen bei der Vorbereitung und Motivationsarbeit häufig einen zentralen Beitrag.

Die Beratungsstellen bieten in der Regel eine psychosoziale Betreuung an, die im Rahmen einer individuellen Hilfeplanung der sozialen Stabilisierung bzw. Verbesserung der Situation des Klienten (z. B. hinsichtlich seiner Wohnsituation, seiner finanziellen Lage, seiner Arbeitstätigkeit und seiner sozialen Beziehungen) dient. Die Bearbeitung alltäglicher und familiärer Probleme, Veränderungen im psychischen Bereich und die Förderung einer Abstinenzbereitschaft sind Inhalte von Betreuungsprozessen.

Die Behandlungs- und Beratungsstellen bieten je nach personeller Ausstattung ihrer Einrichtung unterschiedliche Formen der ambulanten Behandlung an. In 350 Einrichtungen im Bundesgebiet wird eine ambulante Rehabilitation nach der Empfehlungsvereinbarung „Ambulante Rehabilitation Sucht" vorgehalten. In diesen Beratungsstellen sind qualifizierte multiprofessionelle Teams, die aus Ärzten, Diplom-Psychologen und Sozialarbeitern mit entsprechenden Zusatzqualifikationen zusammengesetzt sind, tätig. In eine solche ambulante Behandlung werden Drogen-, Alkohol- und Medikamentenabhängige aufgenommen, für die eine stationäre Rehabilitation aktuell nicht indiziert ist, bei denen aber eine Motivation für eine solche ambulante Behandlung vorhanden ist und bereits eine Entgiftung durchgeführt wurde (DHS 1999). Bei der ambulanten Rehabilitation werden soziale, psychologische und medizinische Hilfen in einem von den Kostenträgern (Rentenversicherungsträger und Krankenkassen) anerkannten Gesamtkonzept einem planvollen therapeutischen Handeln zusammengeführt. Diese ambulante Behandlung wird im Moment in vielen Regionen in Form von sog. Kombi-Therapien mit stationären Angeboten verzahnt.

In den Beratungs- und Behandlungsstellen, die sich in ihrem Angebot auf Konsumenten illegaler Drogen konzentrieren (den sog. Drogenberatungsstellen), hat die medikamentengestützte Behandlung von Heroinabhängigen (Methadonsubstitution) in den letzten Jahren eine große Bedeutung erlangt. Hier gibt es Einrichtungen, die in enger Kooperation mit niedergelassenen Ärzten die psychosoziale Betreuung von substituierten Klienten durchführen. In Großstädten sind von Drogenberatungsstellen aber auch eigene Methadonambulanzen mit multiprofessionellen Teams aufgebaut worden, in denen sowohl die Abgabe des Medikaments und die medizinische Behandlung als auch die psychosoziale Betreuung angeboten werden.

In letzter Zeit sind neben Menschen mit einer manifesten Abhängigkeit, Personen mit einem mißbräuchlichen Konsum von psychotropen Substanzen stärker ins Blickfeld von Wissenschaft und Praxis getreten. Aus diesem Grunde sind Maßnahmen zur Frühintervention von der Deutschen Hauptstelle gegen die Suchtgefahren und den hier angeschlossenen Verbänden in die Leistungsbeschreibung für Suchtberatungsstellen aufgenommen worden. (DHS 1999). Für die Realisierung dieses Angebots bedarf es einer engen Zusammenarbeit mit niedergelassenen Ärzten, Psychologen und Sozialarbeitern aus anderen sozialen Feldern, die aktiv auf Menschen zugehen, bei denen erste Auswirkungen eines Substanzmißbrauchs sichtbar werden.

In dieser Leistungsbeschreibung wird ebenfalls angeregt, das Leistungsspektrum von Beratungsstellen um Kurzinterventionsprogramme zu erweitern („minimal interventions"), die der Schaffung eines Problembewußtseins, von Veränderungsmotivation, der Verhinderung von Abhängigkeit bzw. der Verkürzung von chronischen Verläufen dienen. In einigen Beratungsstellen, die mit qualifiziertem ärztlichen Personal ausgestattet sind, werden auch ambulante Entgiftungen durchgeführt. Eine ambulante Entgiftung kann aber auch von einem niedergelassenen Arzt durchgeführt werden, während die Beratungsstelle hier die Aufgabe der psychosozialen Begleitung wahrnimmt.

Ambulantes betreutes Wohnen

Unter ambulantem betreutem Wohnen wird in der Regel die Betreuung von Suchtkranken in kleinen Wohneinheiten oder in privat genutzten Einzelwohnungen verstanden. Zielgruppe solcher betreuter Wohnformen sind substanzabhängige, substituierte oder abstinente Personen, die eine begleitende Unterstützung zur Bewältigung alltäglicher Anforderungen und zur sozialen Integration benötigen. Im Bundesgebiet werden für betreutes Wohnen ca. 4000 Plätze (davon ca. 2000 für Drogenabhängige) vorgehalten. Mit Hilfe des Einübens und Praktizierens geregelter Wohn- und Lebensformen wird hier versucht, Schritt für Schritt ein selbstbestimmtes Leben für die betreuten Menschen zu ermöglichen.

Akutkrankenhäuser und psychiatrische Kliniken

In den Akutkrankenhäusern und psychiatrischen Kliniken werden in großem Umfang Suchtkranke behandelt. Das Statistische Bundesamt hat erhoben, daß im Jahre 1995 über 350.000 Menschen unmittelbar wegen einer mit Alkohol-, Drogen- oder Medikamentenmißbrauchs bzw. -abhängigkeit zusammenhängenden Erkrankung behandelt werden mußten. Ein Großteil der Entzugsbehandlungen wird in Akutkrankenhäusern stationär durchgeführt. In verschiedenen Kliniken sind inzwischen besondere Stationen für die sog. qualifizierte Entgiftung eingerichtet worden. Für diese Form der Entzugsbehandlungen, die mit hohen Motivationsanteilen durchgeführt wird, existieren inzwischen ca. 6000 Betten (davon 1200 speziell für Drogenabhängige). Diese Form der Entwöhnung hat sich damit inzwischen als ein eigenständiges Standbein für die Soforthilfe, aber auch als Beginn einer langfristig angelegten aufstiegsorientierten Behandlung und somit zu einem wichtigen Bestandteil der Suchtkrankenhilfe entwickelt. (Holz u. Leune 1999).

Die Krankenhäuser nehmen gleichfalls eine wichtige Versorgungsaufgabe bei der Behandlung von somatischen Begleit- und Folgeerkrankungen von Suchtmittelmißbrauch wahr.

Die Angebote der psychiatrischen Kliniken sind inzwischen äußerst differenziert. Hier werden sowohl ambulante Angebote in Form von Institutsambulanzen, teilstationäre bzw. tagesklinische Behandlung und unterschiedliche stationäre Behandlungsformen vorgehalten. Das Spektrum geht von Entzugsbehandlung über kurz- und mittelfristig angelegte psychotherapeutisch ausgerichtete Entwöhnungsbehandlungen bis zur langfristigen Behandlung schwer und mehrfach beeinträchtigter Kranker (Bundesarbeitsgemeinschaft für Rehabilitation 1996).

In psychiatrischen Kliniken vollzieht sich oft auch die Behandlung von sog. komorbiden Patienten (Patienten mit „Doppeldiagnosen"). Eine medikamentengestützte Suchtbehandlung bzw. eine Psychopharmakabehandlung gehört in der Regel zum Angebotsspektrum.

Rehabilitationseinrichtungen

Stationäre Rehabilitation vollzieht sich im Rahmen eines multiprofessionellen Ansatzes. Durch soziale, medizinische und psychologische Maßnahmen soll bei Suchtkranken eine dauerhafte Abstinenz, eine weitgehende Behebung körperlicher und psychischer Störungen, insbesondere aber auch die Wiederherstellung der Erwerbsfähigkeit erreicht werden. Die Leistungsträger (Rentenversicherungsträger und Krankenkassen) haben einen konzeptionellen Rahmen vorgegeben, in dem sich die Angebote bewegen. Die Regelzeit für die stationäre Behandlung von Alkoholabhängigen sind momentan zwölf Wochen. Bei Angeboten, die sich auf die Behandlung Heroinabhängiger konzentrieren, beträgt die Behandlungszeit bis zu sechs Monaten.

Durch die aktuelle Diskussion zur Vernetzung ambulanter, teilstationärer und stationärer Angebote beginnt inzwischen ein Prozeß der zu einer schrittweisen Auflösung der starren Regelungen zu führen scheint. Die Möglichkeit der Kombination ambulanter und stationärer Angebote als Kombinations- und Intervallstadium wird in unterschiedlichen Einrichtungen erprobt. Insbesondere im Bezug auf die stationären Behandlungsformen findet inzwischen ein stärkerer Prozeß der Einbindung dieser Angebote in regionale Versorgungsstrukturen statt, während in der Vergangenheit oft sogar wohnortferne Unterbringungen mit dem Argument der Szenenferne favorisiert wurden. Inzwischen wird stärker die Notwendigkeit gesehen, durch eine Ortsnähe von Einrichtungen eine schrittweise soziale Reintegration und eine Vernetzung mit ambulanten Hilfen zu fördern. Nach Auffassung verschiedener Fachverbände bedarf es gesetzlicher Regelungen zur besseren Verzahnung akutmedizinischer und rehabilitativer Behandlung von Suchtkranken, um Reibungsverluste an den Schnittstellen zu vermeiden (Bundesverband für Stationäre Einrichtungen 1999).

Die Behandlung vollzieht sich in den Einrichtungen nach unterschiedlichen therapeutischen Konzepten. Das Platzzahlangebot in den einzelnen Behandlungsstätten differiert von 20 bis zu mehreren hundert Therapieplätzen. Gemeinsam ist allen Einrichtungen das Training von sozialer Kompetenz, die Suche nach Kommunikations- und Problemlösungsfertigkeiten, die Auseinandersetzung mit der eigenen Sucht und Abhängigkeit, der Umgang mit Risikosituationen und die Behandlung von komorbiden Störungen. In vielen Rehabilitationseinrichtungen werden ebenfalls gezielt arbeits- und beschäftigungstherapeutische Maßnahmen angeboten, die der Berufsfindung und der beruflichen Reintegration dienen können.

Wohnheime und Übergangseinrichtungen

Dieser Einrichtungstyp hat als Zielgruppe vorrangig Menschen, die eine lange Suchtkarriere hinter sich haben. Bei einem großen Teil dieser Menschen liegt auch vor der Aufnahme in ein solches Wohnheim eine Wohnungslosigkeit vor. Das Bundessozialhilfegesetz (BSHG) spricht hier von Personen, „bei denen besondere soziale Schwierigkeiten der Teilnahme am Leben in der Gemeinschaft entgegen stehen" (§ 72 BSHG). Die Hilfe soll langfristig angelegt sein und der Überwindung dieser Schwierigkeiten dienen. Bei der Finanzierung verschiedener Einrichtungen wird auch der § 39 BSHG angewandt. Über diese gesetzliche Regelung wird sichergestellt, daß Personen, bei denen eine körperliche, geistige oder seelische Behinderung vorliegt, Hilfen zur Wiedereingliederung erhalten. In diesen Wohnheimen wird das Zusammenleben möglichst alltagsnah gestaltet

Teilweise findet in Wohnheimen, wenn es der Schweregrad der Erkrankung erfordert, auch eine z. T. langfristig angelegte Beheimatung statt. Anders als bei der medizinischen Rehabilitation stehen bei dieser Hilfeform nicht die medizinische Rehabilitation, sondern die sozialen Elemente im Vordergrund der Betreuung. Die Aufenthaltsdauer beträgt in den Wohnheimen in der Regel über ein bis zwei Jahre. Bei dieser Form der Hilfe liegt der Schwerpunkt besonders auf Beschäftigungsangeboten und tagesstrukturierenden Hilfen, die der schrittweisen Verselbständigung des Klienten dienen. Ziel ist ein von der Hilfe unabhängiges Leben. Für diesen Einrichtungstyp gibt es in Deutschland keine einheitlichen Anforderungskriterien. Entsprechend vielfältig sind die Schwerpunktsetzungen und die Konzepte.

In Übergangseinrichtungen wird diese Hilfe auch gewährt, um Therapieerfolge im Bereich der medizinischen Rehabilitation langfristig zu sichern (Bundesarbeitsgemeinschaft für Rehabilitation 1996).

Bei der konzeptionellen Weiterentwicklung dieses Angebots gewinnt ebenfalls die Einbindung von Wohnheimen in regionale Versorgungsstrukturen und die Verknüpfung mit ambulanten Hilfen an Bedeutung. An vielen Wohnheimen werden verstärkt Außenwohngruppen angegliedert, die eine schrittweise Verselbständigung bei dieser Gruppe von Suchtkranken ermöglichen (Klamma 1997).

Betriebliche Suchtkrankenhilfe

Die betriebliche Suchtkrankenhilfe hat sich in Großbetrieben als ein selbständiger Zweig des Suchtkrankenhilfesystems etabliert. Die betriebliche Suchtkrankenhilfe hat entscheidend die Entwicklung von Frühinterventionsprogrammen in Betrieben gefördert. Sie spielen eine wichtige Rolle bei der Verhinderung des Abrutschens von suchtkranken Arbeitnehmern in die Arbeitslosigkeit. Dies ist von besonderer Bedeutung, weil prognostisch durch das Vorhandensein eines Arbeitsplatzes die Erfolgsaussichten für unterschiedliche therapeutische Maßnahmen entscheidend verbessert werden. Je nach Förderung der betriebseigenen Suchtkrankenhilfe durch den jeweiligen Betrieb differiert das Angebot enorm. Während in dem einen Betrieb Angebote durch ehrenamtliche oder z. T. freigestellte ehemalige Suchtkranke gemacht werden, sind sie in anderen Betrieben Bestandteil der Arbeit des betriebsärztlichen Dienstes, der dann z. T. durch sozialarbeiterische Kompetenzen ergänzt wird. Von daher ist eine generalisierende Beschreibung von betrieblicher Suchtkrankenhilfe kaum möglich.

Beschäftigungs- und Arbeitsprojekte

Die Sicherung therapeutischer Erfolge ist in der Mehrzahl der Fälle unmittelbar davon abhängig, inwieweit eine berufliche Integration gelingt. Unterschiedliche Angebote haben sich aus diesem Grunde zur beruflichen und sozialen Rehabilitation speziell für die Zielgruppe der Suchtkranken entwickelt. Zum Teil sind Angebote für Suchtkranke auch Bestandteil von breit angelegten Beschäftigungs- und Arbeitsprojekten. In diesem Bereich besteht aber ein deutlicher Nachholbedarf. Momentan sind nach Angaben der Deutschen Hauptstelle für Suchtgefahren und des Bundesverbandes Drogen und Rauschmittel ca. 100 Träger auf diesem Gebiet tätig (Holz u. Leune 1999).

Die Konzepte und Ansprüche dieser Projekte sind sehr unterschiedlich. Es gibt Angebote, die von der stundenweisen Arbeitserprobung über Teilzeitarbeit bis hin zu umfangreichen Ausbildungsprogrammen und langfristig angelegter Vollarbeit reichen. Arbeits- und Beschäftigungsprojekte bestehen als selbständige Angebote und Einrichtungen; teilweise sind sie aber auch unmittelbar an andere therapeutische Hilfen angegliedert.

Selbsthilfe

Die Selbsthilfe bildet eine zentrale Säule des Suchtkrankenhilfesystems. Dies zeigt schon allein die Existenz von ca. 8000 Selbsthilfegruppen für Suchtkranke, in denen ca. 150.000 Menschen Hilfe und Unterstützung finden. Die überwiegende Mehrzahl dieser Gruppen wird ausschließlich von Alkoholabhängigen besucht. In den Großstädten gibt es aber inzwischen auch gesonderte Angebote für Heroinabhängige (Narcotics Anonymous, NA; Junkie-Bund; Junkies-Exuser-Substituierte, JES etc.). Die bedeutendsten Organisationen im Bereich der

Selbsthilfe für Alkohol- und Medikamentenabhängige sind die Anonymen Alkoholiker (AA), der Kreuzbund, das Blaue Kreuz in Deutschland (BKD), das Blaue Kreuz in der Ev. Kirche (BKE), die Guttempler (IOGT) und die Bundesarbeitsgemeinschaft der Freundeskreise (BAG). Die Selbsthilfegruppen nehmen eine sehr wichtige Funktion bei der langfristigen Stabilisierung von Suchtkranken und der Aufrechterhaltung der Suchtstoffabstinenz wahr. Ein Drittel der Mitglieder von Selbsthilfegruppen schaffen es, ohne jede Form von Behandlung ein abstinentes Leben zu führen.

In verschiedenen, z. T. bundesweit angelegten Projekten entwickeln die Selbsthilfeverbände ihre Arbeit zeitgemäß weiter. So sind in den letzten Jahren von den Selbsthilfeverbänden Angebote für Kinder aus suchtbelasteten Familien und besondere Angebote für Angehörige entwickelt und aufgebaut worden. Die Selbsthilfegruppen wenden sich auch verstärkt besonderen Zielgruppen, wie z. B. suchtkranken älteren Menschen zu. Die Selbsthilfegruppen und -verbände, die sich in der Vergangenheit primär an Alkoholabhängige gewandt haben, öffnen sich in letzter Zeit verstärkt auch Menschen, die Probleme mit anderen Suchtstoffen haben (Janßen u. Körtel 1999).

Literatur

Bühringer G, Künzel J (1999) Suchtkrankenhilfe braucht neue Wege: Bedarfslagen, Versorgungsstrukturen und Konzepte. In: Ministerien für Kultur, Jugend, Familie und Frauen (Hrsg) Drogenkonferenz 1998. 20. Fachtagung der Landesregierung mit den Einrichtungen der Suchtkrankenhilfe in Rheinland-Pfalz am 25. Juni 1998

Bundesarbeitsgemeinschaft für Rehabilitation (1996) Arbeitshilfe für die Rehabilitation von Suchtkranken. Schriftenreihe der Bundesarbeitsgemeinschaft für Rehabilitation 11:70–76

Bundesverband für stationäre Suchtkrankenhilfe (1999) Vorstellung zur Qualitätsorientierten und effektiven Suchtbehandlung, (Eigendruck) Kassel

Deutsche Hauptstelle gegen die Suchtgefahren (DHS) (1999) Einrichtungsbezogener deutscher Kerndatensatz. Sucht 6/12:419–434

Deutsche Hauptstelle gegen die Suchtgefahren (DHS) (1998) Drogenpolitik und Drogenhilfe. Sucht 4:287–295

Deutsche Hauptstelle gegen die Suchtgefahren (DHS) (1999) Leistungsbeschreibung für ambulante Beratungs- und Behandlungsstellen der Suchtkrankenhilfe. Informationen zur Suchtkrankenhilfe 1:28–31

Hill A et al. (1990) Patienten mit Alkoholproblemen in der ambulanten primärmedizinischen Versorgung. In: John U, DHS (Hrsg) Regionale Suchtkrankenversorgung. Lambertus, Freiburg, S 81

Holz A (1995) Naß oder trocken – ambulante Versorgung chronisch mehrfach geschädigter Abhängigkeitskranker. Verhaltensmedizin heute 5:39–44

Holz A (1998) Der Stellenwert der Hilfen für chronisch mehrfach geschädigte Abhängigkeitskranke im Suchtkrankenhilfesystem in Deutschland. Theorie und Praxis der Sozialen Arbeit 8:305–311

Holz A, Leune J (1999) Zur Versorgung Suchtkranker in Deutschland. In: DHS (Hrsg) Jahrbuch Sucht 2000. Neuland, Geesthacht, S 146–164

Holz A, Sundermann E (1990) Neue Wege in der ambulanten Suchtkrankenhilfe: Integration der Versorgung chronisch mehrfach geschädigter Abhängigkeitskranker als zentrales Element des Hilfesystems. In: John U, DHS (Hrsg) Regionale Suchtkrankenversorgung. Lambertus, Freiburg, S 109

Janßen H-J, Körtel K (1999) Neue Wege in der Selbsthilfe für Suchtkranke. In: DHS (Hrsg) Jahrbuch Sucht 2000. Neuland, Geesthacht

Klamma AJ (1990) Qualitätssicherung im regionalen Verbund der Suchtkrankenhilfe aus Sicht einer stationären Einrichtung der Wohnungslosenhilfe. In: John U, DHS (Hrsg) Regionale Suchtkrankenversorgung. Lambertus, Freiburg, S 137ff

Ministerium für Frauen, Jugend, Familie und Gesundheit des Landes Nordrhein-Westfalen (1999) Landesprogramm gegen Sucht. Eigendruck, Düsseldorf

Münder J (1997) Die öffentliche Finanzierung von Einrichtungen und Diensten der Drogen- und Suchtberatung freier Träger. Neuland, Geesthacht

Pittrich W, Rometsch W, Sarrazin D (1999) Betriebliche Suchtprävention. Forum Sucht 23

Wetterling T, Veltrup C (1997) Diagnostik und Therapie von Alkoholproblemen. Springer, Berlin

Psychosoziale Betreuung inkl. Kooperationsansätze und -modelle

J. Mühl

Entwicklung der Suchtkrankenhilfe in Deutschland

Die Geschichte der Suchtkrankenhilfe begann zum Ende des 19. Jahrhunderts mit der Gründung der Mäßigkeitsvereinigungen und der Abstinenzverbände. Anlaß war die dramatische Zunahme des sog. „Elendsalkoholismus", nachdem bereits zu Beginn des 19. Jahrhunderts der Alkoholismus sprunghaft angestiegen war. (Rudeck u. Schmidt 1997). Nicht selten galt Alkoholismus als eine „Willensschwäche", der Umgang mit Abhängigen wurde durch diese Einstellung geprägt (teilweise finden sich aber auch heute noch Ansätze einer solchen Haltung). Die Zunahme der Alkoholproblematik und eine sich verändernde gesellschaftliche Einstellung zur Alkoholabhängigkeit und zum Alkoholkonsum führte in den folgenden Jahrzehnten zum Auf- und Ausbau eines Versorgungs- und Hilfesystems, vor allem durch die Wohlfahrtsverbände und die ihnen häufig angeschlossenen Selbsthilfegruppierungen.

Mit dem Urteil des Bundessozialgerichts vom 18. Juni 1968 wurde Alkoholabhängigkeit zur Krankheit im Sinne der Reichsversicherungsordnung (Rudeck u. Schmidt 1997). Mit dieser Entscheidung war auch die Frage der Kostenträgerschaft der Behandlung von Abhängigen geregelt.

Die Folge war eine Professionalisierung und ein Ausbau der Suchtkrankenhilfe. So entwickelten sich neben den Angeboten der Selbsthilfe die Suchtberatungsstellen. Mit dem Beginn der Drogenwelle Ende der 60er Jahre begann der Aufbau der Drogenberatungsstellen und Drogentherapien. Auf Grund einer Überforderung des bestehenden Suchtkrankenhilfesystems, das dieses neue Klientel nicht erreichen konnte, entwickelten sich Hilfeangebote, die stark durch die aus England kommende Release-Bewegung geprägt waren. Es wurden in der Folge die ersten Drogenberatungsstellen (vorrangig in den Großstädten) gefördert. Stationäre drogentherapeutische Angebote wurden in Form der therapeutischen Wohngemeinschaften entwickelt. In den folgenden Jahren wurden beide Systeme der Sucht- und Drogenhilfe vor dem Hintergrund der Praxiserfahrungen sowie der wissenschaftlichen Erkenntnisse inhaltlich und strukturell weiterentwickelt.

Aufgaben der Beratungsstellen

In Deutschland hat sich, wie vorab kurz beschrieben, ein System der Sucht- und ein System der Drogenhilfe entwickelt. Sprechen die Suchtberatungsstellen vorrangig alkohol- und medikamentenabhängige Personen sowie Menschen mit nichtstofflichen Süchten an, richten sich die Angebote der Drogenberatungsstellen überwiegend an Abhängige von illegalen Drogen.

Diese Aufteilung wurde bisher mit den spezifischen Merkmalen und Problemstellungen des unterschiedlichen Klientels erklärt. So gehören zu den auffälligsten Unterschieden die substanzgebundenen Folge- und Begleiterkrankungen (Leberzirrhose, Hepatitis C), die Altersstruktur (das Klientel der Suchtberatungsstellen ist im Durchschnitt 20 Jahre älter als in den Drogenberatungsstellen) und die Folgen der Kriminalisierung (Beschaffungskriminalität, straffällig wegen Erwerbs von Drogen).

Wir stellen aber auch fest, daß derzeit bundesweit die Entwicklung hin zu einer einheitlichen Suchtkrankenhilfe zu beobachten ist (Landesprogramm gegen die Sucht NRW, Expertise der Deutschen Hauptstelle gegen Suchtgefahren zur Weiterentwicklung der Suchtkrankenhilfe).

Betrachten wir die Angebotsstruktur der Sucht- und Drogenberatungsstellen, so wird deutlich, daß ihre Dienstleistungen weitgehend identisch sind. Auf Grund der oben beschriebenen Unterschiede des Klientels haben sich allerdings auch spezifische Schwerpunkte entwickelt, u.a. Notschlafplätze, niedrigschwellige Hilfeangebote, Methadonsubstitution und qualifizierte Entgiftungsangebote auf der Seite der Drogenhilfe sowie ein gut ausgebautes System der Selbsthilfe und ambulante Rehabilitation auf der Seite der Suchthilfe (Abb. 10.1).

Personell sind die Beratungsstellen überwiegend mit Diplom-Sozialarbeitern/-pädagogen besetzt. Hier wird deutlich, daß der Schwerpunkt der Beratungsstellenarbeit im Bereich der unterstützenden Hilfen in problematischen Lebenssituationen liegt. In den letzten Jahren hat sich zudem der eher therapeutisch orientierte Arbeitsbereich der „Ambulanten Rehabilitation" entwickelt, vorerst allerdings überwiegend in den Suchtberatungsstellen.

Zu den Leistungen der Beratungsstellen gehören im einzelnen:
- Prophylaxe,
- Information,
- Beratung,
- Vermittlung,
- Krisenintervention,
- psychosoziale Begleitung,
- Nachsorge.

Dies sind die Dienstleistungsangebote, die in allen Beratungsstellen vorgehalten werden. Darüber hinaus gibt es je nach Struktur der Einrichtung und regionaler Bedarfslage zusätzliche Angebote (z. B. ambulante Rehabilitation, offene Kontaktbereiche, Notschlafstellen).

Die Angebote einer Beratungsstelle werden in Anspruch genommen, wenn Probleme die Lebensführung massiv beeinträchtigen. Eigene Versuche der Problem-

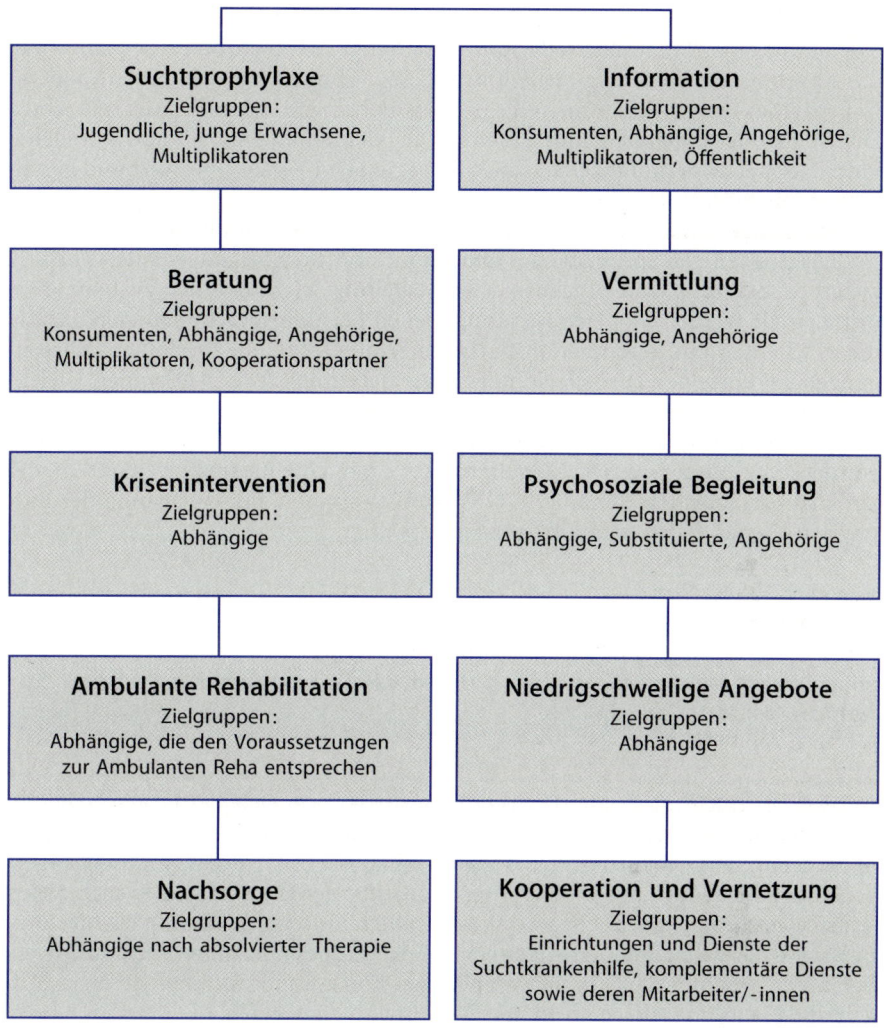

Abb. 10.1. Leistungen der Drogen- und Suchtberatungsstellen

lösungen seitens der Klienten sind gescheitert. Hilfen durch ein eventuell vorhandenes System stützender sozialer Kontakte haben ebenfalls nicht helfen können bzw. wurden aus unterschiedlichen Gründen nicht in Anspruch genommen.

Die Kontaktaufnahme zu einer Beratungsstelle erfolgt im Kontext ihres Aufgabenbereichs. So ist bei Erstkontakten in den Sucht- und Drogenberatungsstellen davon auszugehen, daß die Klienten ihr Problem in Zusammenhang mit Rauschmittelkonsum sehen. Tatsächlich ist aber ein Problembewußtsein nicht in allen Fällen von vornherein gegeben. Häufig werden Rauschmittelkonsumenten und -abhängige von Dritten aufgefordert, Kontakt zu einer Beratungsstelle aufzunehmen (Arzt, Arbeitgeber, Gericht, Partner/in).

Ob ein Klient oder Kooperationspartner (wie z. B. der niedergelassene Arzt) Kontakt zu einer Beratungsstelle aufnimmt, hängt davon ab, ob er/sie glaubt, daß die Angebote der Beratungsstelle hilfreich sein können. Vor allem die Kooperationspartner einer Beratungsstelle sollten daher die Spezifika der einzelnen Dienstleistungsangebote kennen, um entscheiden zu können, ob und in welcher Form Kooperation im Einzelfall sowie im regionalen Versorgungsverbund gestaltet werden soll.

Erfahrungen machen aber deutlich, daß die Leistungen der Beratungsstellen mit ihren jeweiligen Spezifika eher unbekannt sind. So sind Unterschiede wie z. B. zwischen Beratung und psychosozialer Begleitung nicht deutlich zu benennen. Mittlerweile werden in vielen Beratungsstellen Leistungsbeschreibungen erstellt, die es Klienten und Kooperationspartnern ermöglichen, die besonderen Zielsetzungen der einzelnen Dienstleistungen einer Beratungsstelle zu erkennen. Gleichzeitig findet auf diesem Wege eine Standardisierung der Dienstleistungen statt.

Im folgenden sind die einzelnen Dienstleistungen definiert. Diese Definitionen wurden im Rahmen eines Modellprojekts zum Qualitätsmanagement in der ambulanten Suchtkrankenhilfe in NRW vorgenommen, mit Ausnahme der Prophylaxe (Landschaftsverband Westfalen-Lippe).

Prophylaxe

> Suchtprophylaxe soll, das sagt ihr Name, dem Rauschmittelmißbrauch und der Abhängigkeit vorbeugen.

Es ist dabei eine Aufgabe der Fachkräfte, verifizierbare Ziele der Prophylaxetätigkeit konzeptionell zu verankern. Dies erscheint notwendig, da die Erreichung des oben genannten Globalziels nicht überprüfbar ist. Es wird davon ausgegangen, daß Jugendliche und junge Erwachsene die Entscheidung für den Rauschmittelkonsum aus unterschiedlichen Gründen treffen. Ein überprüfbares Ziel der Prophylaxe ist es daher, mit den entsprechenden Methoden (s. unten) Jugendliche zu befähigen, sich mit den für sie wesentlichen Konsummotivationen zu beschäftigen und Handlungsalternativen zum Konsum zu entwickeln.

Suchtprophylaxe soll folgendes leisten:
- Orientierungsphasen in wesentlichen Entwicklungsphasen bieten,
- Kommunikationsstörungen vermeiden bzw. überwinden helfen,
- Handlungsalternativen zum Drogenkonsum in Konfliktsituationen vermitteln,
- den Aufbau befriedigender und tragfähiger Beziehungen ermöglichen,
- das Selbstbewußtsein und das Selbstwertgefühl steigern helfen.

Angebote der Suchtprophylaxe sollten langfristig und kontinuierlich angelegt sein.

In der Suchtprophylaxe wird unterschieden zwischen der primären, sekundären und tertiären Prophylaxe:
- *Primäre Prophylaxe:* Zielgruppe sind Jugendliche und junge Erwachsene, die noch keinen Kontakt zu Rauschmitteln haben.

- *Sekundäre Prophylaxe:* Zielgruppe sind die Personen, die bereits ein Konsummuster entwickelt haben.
- *Tertiäre Prophylaxe:* Zielgruppe sind Personen, die nach einer Abhängigkeit abstinent leben (Rückfallprophylaxe).

Die Prophylaxefachkräfte in den Beratungsstellen sind vor allem im Bereich der primären Prophylaxe aktiv. Mit geeigneten Methoden und Maßnahmen sollen Jugendliche u. a. über Rauschmittel, Funktionen des Rauschmittelkonsums, Abhängigkeit und Alternativen zum Rauschmittelkonsum informiert werden.

Prophylaxeveranstaltungen finden überwiegend in Schulen und Jugendfreizeiteinrichtungen statt. Neben den Jugendlichen selbst sind auch die Mitarbeiter/innen dieser Einrichtungen (Multiplikatoren) angesprochen und werden geschult. Im Rahmen der sog. Multiplikatorenschulung sollen die Fachkräfte der Einrichtungen befähigt werden, eigene Angebote zur Suchtprophylaxe zu entwickeln und anzubieten.

Neben der Informationsweitergabe in Form von Referaten und Broschüren gehören u. a. Methoden wie altersgruppenspezifische Rollenspiele und gruppendynamische Übungen zum Repertoire der Fachkräfte.

Information

> Information ist die professionelle und qualifizierte Weitergabe von sachlichen Inhalten und Wissen an Ratsuchende im Kontext der Beratungsstelle. Das Ziel ist die direkte und konkrete Beantwortung einer Fragestellung und/oder eine Orientierungshilfe, bezogen auf eine problematische Situation.

Zu den Zielgruppen dieses Beratungsstellenangebots gehören Konsumenten, Abhängige, Angehörige, aber auch Kooperationspartner und Menschen, die im Berufsleben Kontakt zu Abhängigen haben (Betriebsangehörige, Jugendzentrumsmitarbeiter usw.).

Die Informationsvermittlung erfolgt entweder über die Aushändigung von Informationsmaterialien oder durch ein Informationsgespräch.

Neben den Informationen zu den einzelnen Rauschmitteln (Wirkung, Risiken, Abhängigkeit) werden auch Informationen über Hilfesysteme und Hilfeformen sowie die Adressen und Angebote komplementärer Dienste vermittelt.

Beratung

> Beratung ist eine freiwillige, kurzfristige, oft nur situative, soziale Interaktion zwischen Ratsuchendem und Berater mit dem Ziel, im Beratungsprozeß eine Entscheidungshilfe zur Bewältigung eines vom Klienten vorgegebenen aktuellen Problems durch Vermittlung von Informationen und/der Einüben von Fertigkeiten gemeinsam zu erarbeiten.

Erkenntnisse der Suchtforschung und die Erfahrungen der Suchtkrankenhilfe und -therapie haben in den letzten Jahren zu einer Ausdifferenzierung der Hilfeangebote geführt. Diese Entwicklung hat auch dazu geführt, daß an den Beratungsprozeß veränderte Anforderungen gestellt werden.

Im Vordergrund steht der Klient, der nicht nur mit einem Problem, sondern auch mit einer Erwartung in die Beratungsstelle kommt. Das Ziel der Beratung ist es, dem Klienten ein von ihm akzeptiertes, seinem Problem entsprechendes Angebot anzubieten oder zu entwickeln. Beratung kann demnach wie folgt charakterisiert werden: Sie ist Orientierungs-, Planungs-, Entscheidungs- und Handlungshilfe. Welche dieser vier Formen der Hilfe angestrebt wird, ist im wesentlichen von den Erwartungen der Klienten abhängig.

Im Rahmen des Beratungsprozesses ist es daher eine Aufgabe des Beraters, ausreichende Informationen zu erheben, die es ihm ermöglichen, dem Klienten ein adäquates Angebot zur Problemlösung anzubieten.

Grundlage sind hierbei auf Seiten der Berater: Sicherstellung einer klaren Kommunikation, Fähigkeit zur differenzierten Diagnostik, Fähigkeit zu einer klienten- und lösungsorientierten Gesprächsführung, Erkennen der Ressourcen der Klienten und deren Berücksichtigung bei der weiteren Planung sowie das Verfügen über ausreichende Kenntnisse der vorhandenen Angebote.

Gleichzeitig soll im Rahmen des Beratungsprozesses der Klient dazu motiviert werden, das für ihn und seine Problemlage angemessene Hilfeangebot wahrzunehmen.

Dabei ist insgesamt zu berücksichtigen:
- Wie bereits beschrieben, wird nicht selten auf Klienten Druck ausgeübt, eine Beratungsstelle aufzusuchen. Die Freiwilligkeit der Beratung ist daher häufig in Frage gestellt. Ein wesentliches Merkmal der Freiwilligkeit von Klienten zur Kontaktaufnahme ist der Grad des eigenständigen Interesses, ein bestimmtes, individuell definiertes Problem zu lösen.
- Entsprechend der formulierten Zielsetzung ist die Beratung eine Intervention, die zeitlich eng begrenzt ist. Beratungsphasen erstrecken sich über maximal fünf Beratungsgespräche. Danach ist eine Überleitung in ein anderes Angebot (z. B. Vermittlung) möglich.
- Der Beratungsbedarf besteht in der Regel in dem Moment, in dem eine Situation als Problem erkannt wird. Ein Beratungsgespräch wird daher in der Regel kurzfristig terminiert.

An dieser Stelle sei darauf hingewiesen, daß psychosoziale Beratung (und auch psychosoziale Begleitung) eine eigenständige Interventionsform ist, die sich, trotz einiger Überschneidungen, von der psychologischen Beratung und der Psychotherapie unterscheidet. Das Psychotherapeutengesetz hebt hervor, daß Beratung und psychosoziale Begleitung in den Beratungsstellen vom Gesetz nicht erfaßt werden und eine eigenständige professionelle Intervention darstellen (Barabas 1999).

Vermittlung

> Reichen die Angebote einer Beratungsstelle nicht aus, um das vom Klienten gewünschte Ziel zu erreichen, erfolgt eine Vermittlung in ein dem Bedürfnis des Klienten angemessenes Beratungs- und Behandlungsangebot.

Zu den Einrichtungen und Angeboten, in die überwiegend vermittelt wird, gehören:
- ambulante, teilstationäre und stationäre Therapie,
- ambulante Psychotherapie,
- Erziehungs- und Eheberatungsstellen,
- Schuldnerberatungsstellen,
- (Fach-)Arztpraxen,
- Selbsthilfe u.a.

Vermittlung wird dabei nicht als bloße Weitergabe von Adressen und Informationen verstanden. Der Vermittlungsprozeß beinhaltet:
- Feststellung eines Bedarfs, der in der Beratungsstelle nicht abgedeckt werden kann;
- Vereinbarung mit dem Klienten über eine Vermittlung; der Klient muß die Vermittlung akzeptieren und den Berater von der Schweigepflicht gegenüber der Einrichtung entbinden;
- Kontaktaufnahme zu der Einrichtung, in die vermittelt werden soll;
- Klärung der Zugangsformalitäten; dies beinhaltet bei Therapieeinrichtungen auch die Beantragung der Kostenübernahme bei dem zuständigen Leistungsträger. Die notwendigen Voraussetzungen für die jeweilige Kostenträgerschaft sind in den Beratungsstellen bekannt, die notwendigen Formulare sind in den Beratungsstellen vorhanden;
- Vorbereitung des Klienten (hier vor allem die Reduzierung von Angst und Unsicherheit);
- Kooperationsabsprachen zwischen den beteiligten Einrichtungen.

Krisenintervention

> Krisenintervention ist kurzfristiges Handeln und dient der Schadensbegrenzung.

Suchtmittelabhängige Menschen setzen bei Erleben einer akuten Krise in der Regel ihr Suchtmittel ein, um Spannungen zu bewältigen. In der Folge der Abhängigkeit treten regelmäßig Krisensituationen auf. Krisenintervention hat zum Ziel, akute Fremd- oder Eigengefährdung zu reduzieren bzw. auszuschließen und gleichzeitig Zwangseinweisungen zu vermeiden (auch wenn im Notfall gerade diese Maßnahme die Ultima ratio darstellt).

Kurzfristige Einweisungen in Entgiftungs- oder psychiatrische Stationen sind hier häufig eine erste Interventionsmaßnahme.

Psychosoziale Begleitung

> Psychosoziale Begleitung setzt sich im wesentlichen zusammen aus Information, Beratung, Krisenintervention und Vermittlung. Im Vordergrund stehen sozialarbeiterische Arbeitsinhalte.

Der Begriff „psychosozial" beinhaltet über den sozialen Bereich hinaus psychologische Aspekte und Interventionen, die auf eine Veränderung abzielen. Hierbei wird das soziale Umfeld der Klienten nach Möglichkeit in den Hilfeprozeß einbezogen (s. auch Abgrenzung zur Psychotherapie im Abschnitt „Beratung").

Die psychosoziale Begleitung ist ein mittel- bis längerfristiger Prozeß und orientiert sich an den Zielsetzungen und Ressourcen des Klienten.

Zu den Bestandteilen oder Teilzielen der psychosozialen Begleitung gehören:
- Entwicklung von Zielen und Perspektiven,
- Klärung offener Strafverfahren (überwiegend Drogenbereich),
- Schuldenregulierung,
- Unterstützung bei der Wohnungssuche (überwiegend Drogenbereich),
- Unterstützung bei der Sicherung finanzieller Basisversorgung,
- Stützung hilfreicher sozialer Kontakte und Beziehungen,
- Erlernen alternativer Tagesstrukturen (in Bezug auf Rauschmittelkonsummuster),
- Unterstützung bei der Freizeitgestaltung,
- Erlernen von Regeln zur Beziehungsgestaltung,
- Unterstützung bei Berufswahl, Arbeitsplatzsuche, Arbeitsplatzerhalt,
- Hilfen in Konfliktsituationen,
- Beratung in Konfliktsituationen,
- kontinuierlich: Rückfallprophylaxe.

Die oben genannten Bestandteile markieren die Schwerpunkte, die je nach Persönlichkeit des Klienten bzw. dessen Suchtproblematik unterschiedlich intensiv bearbeitet werden.

Die psychosoziale Begleitung von Methadonsubstituierten unterscheidet sich hier bezüglich der Kontaktaufnahme, der Verlaufslänge sowie der Zusammenarbeit mit Ärzten:
- Die Kontaktaufnahme erfolgt in der Regel auf Anraten des Arztes.
- Die Verlaufslänge kann bis zu fünf Jahre betragen.
- Grundlage der Zusammenarbeit sind Regelungen der NUB-Richtlinien, im Vordergrund der Zusammenarbeit mit Ärzten stehen häufiger die Regeleinhaltung und Beikonsum.

Gleichzeitig gibt es für den Personenkreis der Substituierten zusätzliche Ziele der psychosozialen Begleitung:

- Erreichen psychischer Stabilität,
- Verminderung der Kriminalität, Herauslösen aus der Drogenszene,
- Reduzierung des Beikonsums mit dem Ziel der Monoabhängigkeit,
- Fernziel: völlige Abstinenz.

Nachsorge

Nachsorge ist ein Angebot, das nach Abschluß einer intensiven, zeitlich begrenzten therapeutischen Maßnahme zum Tragen kommt. Das im Rahmen der Therapie erlernte Alternativverhalten zum Suchtmittelkonsum soll von den Klienten nach Abschluß der Therapie ohne den stützenden Rahmen des therapeutischen Settings umgesetzt werden. Sie stoßen dabei in der Regel auf ein unverändertes Umfeld.

Im Vordergrund stehen daher stützende Maßnahmen zur (Wieder-) Eingliederung.

Ambulante Rehabilitation

Die Empfehlungsvereinbarung ambulante Rehabilitation Sucht (EVARS) vom 05.11.96 ist die Grundlage zur Durchführung einer ambulanten Entwöhnungsbehandlung. In dieser Vereinbarung sind die Voraussetzungen zur Durchführung und Finanzierung der ambulanten Rehabilitation festgelegt.

Beratungsstellen, die eine ambulante Rehabilitation anbieten wollen, müssen
- über mindestens drei therapeutische, hauptamtliche Mitarbeiter/innen verfügen,
- ein von den Rentenversicherungsträgern akzeptiertes, wissenschaftlich fundiertes Therapiekonzept zur Entwöhnung vorlegen,
- über ein multiprofessionelles Team verfügen (Ärzte, Diplom-Psychologen, Diplom-Sozialarbeiter/-pädagogen).

Das Angebot der ambulanten Rehabilitation wird derzeit vorrangig im Bereich der Suchtberatungsstellen vorgehalten. Die Klienten müssen bestimmte, festgelegte und vom Leistungsträger überprüfte Voraussetzungen erfüllen, um dieses ambulante Entwöhnungsangebot in Anspruch nehmen zu können (z. B. stabile Wohnraumsituation, Bereitschaft und Fähigkeit während der Behandlung abstinent zu leben, intaktes soziales Umfeld).

Die in der Empfehlungsvereinbarung festgelegten Ziele der ambulanten Rehabilitation sind:
- Abstinenz erreichen und erhalten,
- körperliche und seelische Störungen weitgehend beheben oder ausgleichen,
- möglichst dauerhafte Wiedereingliederung in Arbeit, Beruf und Gesellschaft.

Niedrigschwellige Drogenhilfe

Mit der Zunahme der Drogentoten ab Mitte der 80er Jahre, der Zunahme der HIV-Infektionen bei i.v.-Drogenkonsumenten und der Erkenntnis, daß nur ein geringer Prozentsatz der Drogenabhängigen Kontakt zu den Beratungsstellen haben, wurden die niedrigschwelligen Angebote der Drogenhilfe entwickelt.

Ausgehend von der Annahme, daß die Angebote der Beratungsstellen nicht dem Bedürfnis der meisten Drogenabhängigen entsprechen, wurden Kontaktläden und Übernachtungseinrichtungen gefördert. Mit den niedrigschwelligen Hilfeangeboten sollen Drogenabhängige angesprochen werden, die sich durch Beratungs- und Vermittlungsangebote der Beratungsstellen nicht angesprochen fühlen.

Neben lebenspraktischen Hilfen (wie z. B. Verpflegung, Waschmöglichkeiten) gehören Informations- und Beratungsgespräche sowie die Vermittlung zu weiterführenden Hilfen zu den Arbeitsschwerpunkten dieser Angebote (Schmid et al. 1993).

Im Bereich der Suchtberatung sind niedrigschwellige Hilfeangebote nicht an die Beratungsstellen angebunden. Soweit sie existieren, sind sie überwiegend an Angebote für Obdachlose gekoppelt. Es gibt allerdings erste Bemühungen, auch für Alkoholabhängige niedrigschwellige Hilfeangebote in das Suchtkrankenhilfesystem zu integrieren.

Formen der Zusammenarbeit

Abhängige haben im Verlauf ihrer Erkrankung Kontakte zu unterschiedlichen Institutionen und Einrichtungen. So hat eine Studie ergeben, daß 70–80% der Alkoholabhängigen einmal oder mehrmals im Jahr einen niedergelassenen Arzt aufsuchen (Wienberg 1992). Es ist davon auszugehen, daß Menschen mit substanzbezogenen Störungen weitaus häufiger Kontakt zum System der medizinischen Versorgung haben als zum System der psychosozialen Versorgung. Diese Kontakte bestehen in einem relativ frühen Stadium der Abhängigkeit.

Es ist unbestritten, daß ein funktionierendes Hilfe- und Versorgungssystem frühe Interventionen ermöglicht, Krankheitsverläufe verkürzen und effektivere Hilfen anbieten kann sowie Behandlungskosten reduziert.

In Deutschland entwickeln sich seit einigen Jahren unterschiedliche Konzepte der Kooperation und Vernetzung. Bevor die einzelnen Initiativen und Konzepte vorgestellt werden, sollen die beiden Begriffe Kooperation und Vernetzung etwas näher erläutert werden.

Kooperation ist die Zusammenarbeit zweier Fachkräfte im Einzelfall. Das heißt, daß zwei Mitarbeiter von Fachdiensten oder Einrichtungen in der Behandlung oder Begleitung eines Abhängigen partiell zur Erreichung eines (Teil-) Zieles zusammenarbeiten. Dies sollte passieren auf der Grundlage eines Konzeptes, mit Einverständnis des Klienten und vor allem unter Respektierung der jeweiligen Fachkompetenz der Mitarbeiter.

Verstehen wir unter Kooperation die Zusammenarbeit von zwei Akteuren, meint *Vernetzung* die Zusammenarbeit mehrerer Dienste und Einrichtungen. Das bedeutet im Unterschied zur Kooperation:
- an einer Vernetzung sind mindestens drei Akteure beteiligt,
- Ziel ist die Schaffung oder Weiterentwicklung eines örtlichen/regionalen Versorgungssystems,
- die beteiligten Akteure haben Entscheidungskompetenz für ihre Einrichtung,
- der Vernetzungsprozeß und die Umsetzung wird von einem der Akteure koordiniert.

Das Ziel der Vernetzung ist demnach die Verbesserung der Versorgungsstruktur für eine bestimmte Zielgruppe in einer bestimmten Region. Der Gedanke der Vernetzung beinhaltet aber auch, daß an der Vernetzung nicht ausschließlich die Einrichtungen der Sucht- und Drogenhilfe beteiligt sind, sondern auch die Dienste und Einrichtungen, zu deren Klientel unter anderem auch Abhängige gehören.

Ein wesentliches Merkmal ist der Kooperation und der Vernetzung gemein: Sie entwickeln gemeinsame Ziele oder stimmen ihre jeweiligen Zielsetzungen auf die bestehenden Bedürfnisse des einzelnen Betroffenen oder einer Zielgruppe ab.

Modelle der Kooperation und Vernetzung

In der Behandlung von Suchtkranken sind alle Beteiligten, auch der Abhängige selbst, daran interessiert, ein Ziel zu erreichen. Diese Ziele können sehr unterschiedlich sein. Haben Abhängige Kontakt zu verschiedenen Diensten und Einrichtungen werden hier häufig die jeweils durch den Einrichtungstyp geprägten Ziele verfolgt: Abstinenz, (Re-) Integration in das Berufsleben, Sicherung des Arbeitsplatzes, Aufrechterhaltung bestehender Beziehungen, Sicherung des Überlebens usw.

Um ein effizientes und effektives Behandlungs- und Versorgungsangebot für den einzelnen Klienten zu gestalten, ist die Abgleichung der Ziele der beteiligten Akteure unabdinglich.

In der Praxis finden wir sehr unterschiedliche Modelle und Formen der Kooperation und Vernetzung. Es ist vorrangig anzuraten, sich im eigenen Einzugsbereich über entsprechende Modelle zu informieren und sich daran zu beteiligen.

Kooperation

In der Behandlung Suchtkranker wird der Arzt in der Regel mit der zuständigen Sucht- und Drogenberatungsstelle kooperieren. Voraussetzung zur Kooperation sind:
- die Bereitschaft zur Kooperation,
- die Akzeptanz der jeweiligen Fachkompetenz,
- die Kenntnis über die Behandlungs- und Hilfeangebote der jeweiligen Dienste und Einrichtungen,

- der persönliche Kontakt zwischen den jeweiligen Fachkräften,
- die Bereitschaft, sich regelmäßig, unter Beachtung der Datenschutzbestimmmungen, über die Entwicklung gemeinsamer Patienten/Klienten zu informieren.

Eine Kooperation zwischen niedergelassenen Ärzten und Sucht- und Drogenberatungsstellen ist derzeit im Bereich der Methadonsubstitution anscheinend am weitesten entwickelt. Zu den Grundlagen der Kooperation gehört hier neben den gerade genannten Kriterien die Vereinbarung über Regeln, die der jeweilige Klient zu beachten hat. So wird im Einzelfall ein Vertrag zwischen Arzt und Klient geschlossen, der u. a. auch die beteiligte Beratungsstelle benennt. Die vereinbarten Regeln betreffen den Beikonsum sowie die Häufigkeit der Kontakte zur Beratungsstelle. Zwischen Arzt und Beratungsstelle sollte daher vorab eine generelle Regelung vereinbart werden. Konsequenzen bei Verstößen gegen die Regel seitens des Patienten/Klienten sollten festgelegt und entsprechend der Vereinbarung auch umgesetzt werden.

In einigen Kommunen und Kreisen haben sich zudem Arbeitskreise der an der Substitution Beteiligten gebildet. Neben einem regelmäßigen Erfahrungsaustausch ist es die Aufgabe dieser Gremien, die örtliche Praxis der Methadonsubstitution weiter zu entwickeln. Eine koordinierende Funktion kommt hier in vielen Fällen den Methadonfachberatern zu.

Im Rahmen der ambulanten Rehabilitation ist die enge Einbindung eines Arztes konzeptionell verankert. In der Regel wird allerdings ein Kooperationsvertrag mit nur einem Arzt geschlossen.

Insgesamt ist festzustellen, daß die Notwendigkeit einer (engeren) Zusammenarbeit zwischen niedergelassenen Ärzten und Beratungsstellen betont wird, eine Umsetzung vor Ort aber nicht in ausreichendem Maße erfolgt.

Vernetzung

Entsprechend der oben vorgenommenen Definition, ist mit dem Begriff „Vernetzung" die Schaffung und Weiterentwicklung eines Versorgungssystems gemeint. Es handelt sich hierbei also nicht um die Hilfeplanung im Einzelfall, sondern um die Entwicklung und Etablierung von Strukturen. Beteiligt sind vorrangig Entscheidungsträger der Dienste und Einrichtungen der Suchtkrankenhilfe, aber auch der komplementären Dienste.

In der Praxis sind verschiedene Formen der Vernetzung bekannt. Eine der bekanntesten ist die „Psychosoziale Arbeitsgemeinschaft" (PSAG). Koordiniert von den Gesundheitsämtern gibt es in Städten und Gemeinden PSAGs zu verschiedenen Arbeitsbereichen (z. B. Gerontologie, Erwachsenenpsychiatrie). Geschäftsordnung und Zielsetzung der PSAGs sind in der Regel in den regionalen Psychiatrieplänen beschrieben.

In diesem Zusammenhang sind die „Regionalen Gesundheitskonferenzen" zu verstehen. Sie haben zum Auftrag, die psychosoziale Versorgung in der Region weiterzuentwickeln. In Arbeitsgruppen wird daran gearbeitet, diese Pläne kontinuierlich fortzuschreiben. Diese Gremien sind mit Vertretern der Ärzteschaft und der Beratungsstellen besetzt. Zur ihrer Aufgabe gehört es auch, den Informationsfluß sicherzustellen. So sollen einerseits die Erfahrungen der Praktiker in die Planungen einfließen. Andererseits sollen Ergebnisse der AGs an die Praktiker vermittelt werden, damit sie dort auch umgesetzt werden können.

Im Zusammenhang mit dem Vernetzungsgedanken ist in den letzten Jahren der Begriff des „Case-Managements" geprägt worden. Diese Netzwerkmanager werden in unterschiedlichen Feldern der sozialen Arbeit durch Landes- und Bundesmittel gefördert. Ihre Aufgabe besteht darin, die Entwicklung und den Ausbau von Versorgungsstrukturen vor Ort zu koordinieren.

Neben den gesetzlich vorgeschriebenen und durch Mittel geförderten Vernetzungsgremien entstehen solche Arbeitsgemeinschaften aber auch auf Initiative einzelner Einrichtungen. In den meisten Fällen ist der Anlaß ein unübersehbares Problem in der Stadt oder Region.

Kooperation und Vernetzung – warum?

Als zentrales Ziel der Kooperation und Vernetzung wird die effektivere und effizientere Versorgung Suchtkranker hervorgehoben. Es ist unbestritten, daß ein entsprechendes Versorgungssystem mit den ganz unterschiedlichen Dienstleistungen und Hilfeangeboten dieses Ziel auch erreichen kann. In der Praxis ist die Umsetzung allerdings problematisch.

So scheint die Vernetzung der Einrichtungen und Dienste eines Systems (z. B. der Suchtkrankenhilfe) in vielen Regionen zu funktionieren. Die Einbindung der komplementären Dienste und Einrichtungen in ein Versorgungssystem dagegen weniger.

Einen wesentlichen Grund kann die Unterschiedlichkeit zweier Versorgungssysteme darstellen. So ist einerseits vom System der Suchtkrankenhilfe die Rede. Hierunter werden überwiegend die Sucht- und Drogenberatungsstellen, Entgiftungseinrichtungen und therapeutischen Einrichtungen verstanden, kurz alle Dienste, die vorrangig mit Abhängigen arbeiten.

Die ärztlichen Praxen sind Bestandteil eines medizinischen Versorgungssystems. Die Arbeitsinhalte, Zielsetzungen, Methoden und auch die Sichtweise der Klienten/Patienten werden durch die jeweilige Profession geprägt. Auch in diesem Beitrag ist einerseits von Klienten, andererseits von Patienten die Rede. Auch bestimmte Begrifflichkeiten haben eine systembezogene Definition. So versteht man unter dem Begriff „Therapie" in der medizinischen Versorgung eine Behandlung, in der Suchtkrankenhilfe eine eher psychotherapeutisch geprägte Intervention.

Gleichzeitig wird die Genese der Abhängigkeit in den jeweiligen Professionen unterschiedlich beschrieben und bietet somit auch eine unterschiedliche Grundlage für Behandlungsansätze und -planungen.

Zudem wird von Praktikern die Frage gestellt, ob Abhängigkeit ein vorrangig medizinisch, psychologisch oder psychosozial zu behandelndes Problem ist.

Es bleibt festzustellen, daß beide Systeme eine Reihe von Schnittstellen haben. Ein optimales Versorgungssystem für Suchtkranke muß psychosoziale wie medizinische Angebote und Interventionen beinhalten.

Trotzdem gibt es neben dem Versorgungsauftrag weitere gute Gründe, die für eine engere Zusammenarbeit zwischen Beratungsstellen und Ärzten sprechen:
- Die unterschiedlichen Aufgabenbereiche ermöglichen eine Arbeitsteilung und somit auch eine Arbeitserleichterung.
- Eine gemeinsame Zielplanung und ihre regelmäßige Überprüfung vermindern Reibungsverluste im Behandlungsverlauf und erzielen bessere Ergebnisse.
- Unter dem Aspekt der Qualitätssicherung sind Verbesserungen der Struktur-, Prozeß- und Ergebnisqualität zu erwarten, die den Anforderungen der Leistungsträger und der Betroffenen entsprechen.
- Ein gemeinsames Agieren aller in der Suchtkrankenbehandlung involvierten Akteure verbessert die Gremien- und Informationspolitik und fördert die regionale Weiterentwicklung der Suchtkrankenhilfe in allen Bereichen.

Literatur

Barabas FK (1999) Beratungsrecht. Frankfurt
Institut für Sozialarbeit und Sozialpädagogik (1999) Expertise zur Weiterentwicklung der Hilfen für Suchtkranke. Im Auftrag der DHS, ISS-Aktuell 3, Frankfurt
Landschaftsverband Westfalen-Lippe, Koordinationsstelle für Drogenfragen (1998) Projektbericht „Qualitätsmanagement in der ambulanten Suchtkrankenhilfe NW". Münster
Rudeck G, Schmidt H-G (1997) Der Ausgangspunkt: Mäßigkeitsvereinigungen und Abstinenzverbände. In: Deutsche Hauptstelle gegen die Suchtgefahren (Hrsg) Suchtkrankenhilfe in Deutschland. Lambertus, Freiburg
Schmid R, Möller I, Schu M, Hartmann R (1993) Niedrigschwellige Angebote in Deutschland. In: Deutsche Hauptstelle gegen die Suchtgefahren (Hrsg) Jahrbuch Sucht 1994. Neuland, Geesthacht
Wienberg G (1992) Die vergessene Mehrheit. Zur Realität der Versorgung alkohol- und medikamentabhängiger Menschen. Psychiatrie-Verlag, Bonn

Netzwerk kommunaler Suchthilfen am Beispiel Bielefeld

M. Reker

Warum bedarf es eines kommunalen Suchthilfesystems?

Die eigentliche Tragödie der modernen Medizin liege eigentlich nicht darin, daß es weiterhin Erkrankungen gibt, die sich als nicht oder nicht hinreichend therapierbar erweisen. Die viel größere Tragödie liege darin, daß inzwischen so viele Behandlungsmöglichkeiten gebe und doch ein Großteil der behandlungsbedürftigen Menschen davon nicht erreicht werde. Diese Grundannahme von Vertretern einer gemeindenahen Medizin gilt in ganz besonderem Maße für Menschen mit Suchterkrankungen.

So läßt sich an Untersuchungen zur Versorgungssituation von Menschen mit behandlungsbedürftigen Alkoholproblemen darstellen, daß maximal 10–15% der Betroffenen Kontakt zum suchtspezifischen Hilfesystem haben oder hatten. Weit über 80% aller Menschen mit behandlungsbedürftiger Alkoholproblematik haben zu Suchtberatungsstellen, Entwöhnungskliniken sowie den ambulanten, teilstationären und stationären Behandlungsangeboten psychiatrischer Versorgungskliniken weiterhin keinen Kontakt.

Bei den Substanzgruppen Tranquilizer, Analgetika, Nikotin, Cannabis und Designerdrogen wie MDMA („Ecstasy") liegt der Anteil der vom spezifischen Hilfesystem nicht Erreichten noch deutlich höher. Die Versorgungslage heroinabhängiger Patienten ist regional sehr unterschiedlich und orientiert sich sehr an der Verfügbarkeit von Substitutionsmöglichkeiten.

Warum werden so viele Suchtkranke Menschen vom Hilfesystem nicht erreicht? Der hohe fachliche Standard von deutschen Suchtberatungsstellen und Entwöhnungskliniken ist wiederholt belegt worden. Gerade im Bereich der medizinischen Rehabilitation hat anspruchsvolles Qualitätsmanagement schon Anfang der 90er Jahre Einzug gehalten. Auch im Bereich medizinischer Akutbehandlung nach SGB V wurde gerade die stationäre Arbeit in den letzten Jahren erheblich qualifiziert, besonders markant bei den Stationen zur „qualifizierten Entgiftungsbehandlung" in den psychiatrischen Versorgungskliniken.

Dennoch haben Untersuchungen von Orford aus England aus dem Jahre 1992 vermutlich heute noch Gültigkeit, die am Beispiel der Alkoholproblematik zeigen konnten, daß der größere Teil unbehandelter Patienten die spezifischen Suchthilfesysteme zwar kannte, diese aber bewußt nicht aufsuchen wollte.

Welche Anforderungen sind an ein umfassendes Hilfesystem zu stellen? Offensichtlich ist es erforderlich, daß sich das Suchthilfesystem stärker an den Interessen und Bedürfnissen seiner Klienten orientiert. Ziel eines solchen umfassenden Suchthilfesystems muß es sein, möglichst viele Menschen mit Suchtproblemen für Veränderungen ihres Verhaltens zu motivieren.

Grundlagen eines solchen umfassenden Hilfesystems sind ein gemeinschaftliches Bewußtsein für die Bedeutung gesundheitsbewahrenden oder auch -fördernden Verhaltens, individuell differenzierte und abgestufte Zielsetzungen im Sinne der Zielhierarchie nach Schwoon sowie eine fachübergreifende Kooperationsbereitschaft im Hilfesystem.

Eine besondere Herausforderung für das System liegt bei den chronisch mehrfachgeschädigten Suchtkranken, bei denen der Hilfebedarf am größten und die Veränderungsbereitschaft (oft) am geringsten ist. Ein gemeindeorientiertes Gesundheitssystem orientiert sich somit am Hilfebedarf aller suchtkranken Patienten.

Wesentliche Grundlagen bei der Konzeption eines solchen Hilfesystems sollen in diesem Beitrag vorgestellt und am Beispiel der Stadt Bielefeld illustriert werden.

Koordination und Kooperation als Basis für ein dynamisches Steuerungsmodell

Das traditionelle Suchthilfesystem war von seiner Struktur her angebotsorientiert. In den letzten Jahren ist deutlich geworden, daß die überwiegend abstinenzorientierten Angebote den Großteil der suchtkranken Menschen nicht erreichen. Ein am Versorgungsbedarf orientiertes nachfragegesteuertes Hilfeangebot muß stattdessen gut abgestimmt und flexibel sein, um alle Bedürfnisse, insbesondere die von chronifizierten und verhaltensschwierigen Betroffenen im System im Blick zu behalten. Diese Aufgabenstellung läßt sich nur erfüllen, wenn es gelingt, die partiellen Eigeninteressen der beteiligten Organisationen und Institutionen zu überwinden, um statt dessen ein integriertes und vernetztes Versorgungssystem zu implementieren, das alle Betroffenen beteiligt und ein von diesen beteiligten akzeptiertes Steuerungsmodell entwickelt (Gronemeyer u. Wienberg 1994).

Das Beispiel der Stadt Bielefeld verdeutlicht, daß einerseits die strukturgebenden Impulse aus der Arbeit der praktizierenden Suchtkrankenhilfe aufgegriffen werden müssen, gleichzeitig aber Gremien geschaffen werden müssen, die sich in die kommunalpolitischen Entscheidungsprozesse einbinden.

Das Diskussionsforum für die Bielefelder Suchtkrankenhilfe ist seit vielen Jahren die „Arbeitsgemeinschaft Suchtkrankenhilfe". In ihr treffen sich in zweimonatlichen Abständen Beratungsstellen, Selbsthilfegruppen, Mitarbeiter der regionalen Fachkliniken sowie der Psychiatrischen Klinik in Bethel, der Sozialpsychiatrische Dienst sowie Vertreter der ambulanten und stationären Eingliederungshilfe. Das Gremium dient der wechselseitigen Information und dem fachlichen Austausch. Verbindliche Entscheidungen können hier nicht getroffen werden.

Zentrales kommunales Planungsgremium ist der Psychiatriebeirat. Er setzt sich u. a. zusammen aus dem Psychiatriekoordinator, dem Leiter des Sozialpsychiatrischen Dienstes, einem Vertreter der Wohlfahrtsverbände, zwei Vertretern der von Bodelschwinghschen Anstalten Bethel (vBAB), der Psychosozialen Arbeitsgemeinschaft (PSAG) sowie einem Vertreter der AG Suchtkrankenhilfe. Der Psychiatriebeirat arbeitet im Auftrag des Sozial- und Gesundheitsausschusses der Stadt Bielefeld und erstattet diesem regelmäßig Bericht. Auf dem Boden der aus dem Psychiatriebeirat heraus formulierten Suchtberichte 1988 und 1996 wurden hier wesentliche konzeptionelle Weiterentwicklungen für die Bielefelder Suchtkrankenversorgung vorbereitet. Die Konzepte wurden dem Sozial- und Gesundheitsausschuß zum Beschluß vorgelegt. Zudem wurden vom Psychiatriebeirat zwei Steuerungsgruppen eingerichtet. Eine Gruppe formulierte ein dezentrales kommunales Drogenkonzept, die andere ein umfassendes niedrigschwelliges Hilfenetz für chronisch mehrfachgeschädigte Suchtkranke.

Schließlich formierte sich ein Gemeindepsychiatrischer Verbund (GPV), in dem die relevanten Anbieter ambulanter und stationärer Eingliederungshilfe sowie von Kontakt- und Anlaufstellen ihre Angebote abstimmten und für Teilbereiche einen Pflichtversorgungsauftrag übernahmen. Im Anschluß nahm der GPV mit der Stadt Bielefeld Kontakt auf, um zu gemeinsamen vertraglichen Vereinbarungen zu kommen, die die Versorgung chronisch psychisch kranker Menschen, auch suchtkranker Menschen, sicherstellen sollte.

Die Drogenhilfe hat sich in diesem System ein hohes Maß an Autonomie bewahrt. Die Psychiatriekoordination und der Sozialpsychiatrische Dienst im Gesundheitsamt sind an der Drogenarbeit selbst und dessen Konzeption nur marginal beteiligt. Es finden regelmäßig gemeinsame Gespräche mit der Psychiatrischen Klinik statt, deren Gewicht in der Diskussion durch die massive Ausweitung der Hilfeangebote zuletzt erheblich zugenommen hat. Letztlich erstattet der Verein Drogenberatung e.V. seinen etwa dreijährlich erscheinenden Drogenbericht direkt dem Sozial- und Gesundheitsausschuß. Die kommunale Abstimmung erfolgte seit 1996 in der Steuerungsgruppe Drogen, die vom Psychiatriebeirat eingerichtet und dem Sozialdezernenten zugeordnet ist. Im Jahr 2000 wird diese Steuerungsgruppe in eine umfassende Steuerungsgruppe Sucht überführt.

Im Arbeitsalltag der Suchtkrankenhilfe hat sich währenddessen eine Entwicklung „von der therapeutischen Kette zur regionalen Bedarfsplanung" vollzogen (Gerber et al. 2000). Nachdem über viele Jahre hinweg das Suchthilfesystem primär von der abstinenzorientierten traditionellen Suchtkrankenhilfe (Suchtberatungsstellen, Selbsthilfegruppen, Fachkliniken) getragen worden war, wurde, angestoßen durch Untersuchungen von Wienberg, das professionelle Hilfesystem verstärkt auf die „vergessene Mehrheit" nichtabstinenter Suchtkranker aufmerksam. Nachdem in Bielefeld Mitte der 80er Jahre die Psychiatrische Klinik der Krankenanstalten Gilead in Bethel die psychiatrische Pflichtversorgung für die Stadt übernommen hatte, wurde eine eigene Suchtabteilung aufgebaut, die in den folgenden Jahren die Behandlung chronisch mehrfachgeschädigter Suchtkranker in den Mittelpunkt der eigenen Arbeit rückte. In der Teilanstalt Eckardtsheim der vBAB im Süden Bielefelds werden 100 Plätze für chronisch mehrfachgeschädigte Suchtkranke, meist Alkoholabhängige, i.R. der Eingliederungshilfe nach §§ 39/40 BSHG bereitgehalten. Viele suchtkranke Menschen, die in desolatem Gesundheitszustand in die Klinik eingeliefert worden sind, finden über das Antoni-Kepinski-Haus oder den Wohngruppenverbund Sucht (WGV) den Weg zurück in ein eigenständiges Leben. Manche, oft ältere von ihnen, werden im Haus Mühlgrund beheimatet.

Zum Stellenwert der Medizin im kommunalen Suchthilfesystem

Bis in die jüngste Vergangenheit hinein ist stoffgebundene Abhängigkeit ausschließlich als psychosoziales Problem definiert worden. So bedurfte es 1968 eines Gerichtsurteils, um festzuhalten, daß Sucht eine Krankheit ist. Über lange Zeit hinweg sind nur die somatischen Folge- und Begleiterkrankungen inkl. des Entzugssyndroms als medizinische Aufgabe begriffen worden. Suchtkranke wurden in dieser Zeit als „vergessene Mehrheit", als die „ungeliebten Kinder der Psychiatrie" etikettiert. Psychotherapeutisches Arbeiten mit suchtkranken Menschen galt als Aufgabe der Rehabilitation. Für nicht abstinenzmotivierte Menschen mit Suchtproblemen wurde kein suchtmedizinischer Behandlungsbedarf gesehen. Wesentliche Impulse für eine Medizinisierung der Suchtkrankenbehandlung gingen in den 80er Jahren von der Diskussion um die Substitutionsbehandlung Heroinabhängiger aus. Die Legitimierung der therapeutischen Verordnung eines Opiatersatzstoffes als tragender Bestandteil einer ärztlich geleiteten suchtmedizinischen Behandlung hat in den folgenden Jahren den Stellenwert der Medizin in der Suchtkrankenhilfe grundsätzlich verändert.

Aufbau und Konzeption der Versorgung von Drogenabhängigen lagen bis in die jüngste Vergangenheit hinein ausschließlich bei der Bielefelder Drogenberatung. Sie war 1987 auch Initiator für die Beteiligung am Landesmethadonprogramm NRW. In Kooperation mit der Stadt Bielefeld wurde ein limitiertes Behandlungsangebot für nichtabstinente drogenabhängige Menschen geschaffen. In Abstimmung mit der Stadt Bielefeld wurde die Medizinische Klinik des Städtischen Krankenhauses Mitte als Standort ausgewählt. In der gleichen Zeit wurde von der Medizinischen Abteilung des Krankenhauses Mara II in Bethel ein Substitutionsangebot für HIV-infizierte Patienten eingerichtet, das auch von anderen chronisch mehrfachgeschädigten drogenabhängigen Menschen genutzt werden konnte. Die Begründung der Methadonsubstitution ist in Bielefeld ein Verdienst der somatischen Fächer. Der psychiatrische Fachbereich beteiligte sich erst Jahre später an der Qualifizierung dieser Behandlungsmöglichkeit.

Chronisch mehrfach geschädigte alkoholabhängige Menschen haben über Jahre hinweg weder in der Medizin noch in der traditionellen Suchtkrankenhilfe ein Gegenüber gefunden. Sie finden schon seit mehreren Jahrzehnten in einer Reihe von Einrichtungen der Wohnungslosenhilfe in den von Bodelschwinghschen Anstalten Bethel (vBAB) in Bielefeld einen überregionalen Anlaufpunkt. In diesen Wohnungslosenhilfeeinrichtungen sind die zuständigen Sozialarbeiter suchtspezifisch erfahren und qualifiziert, so daß Suchtprobleme in der Gesamtkonzeption der einzelnen Einrichtungen angemessen miteinbezogen sind. Ein begleitender medizinischer Dienst sorgt sich um die gesundheitlichen Interessen der Bewohner. Die aufsuchende Gesundheitsfürsorge des Sozialdienstes Bethel („Street-

Med.") sichert die ärztlich-medizinische Versorgung von wohnungslosen Menschen auf der Straße.

In der Psychiatrischen Klinik der Krankenanstalten Gilead in Bethel, die 1985 die Pflichtversorgung für die Stadt Bielefeld übernommen hat, wurde 1989 in der Suchtabteilung eine innere Differenzierung vorgenommen, die für chronisch mehrfachgeschädigte Suchtkranke eine eigene Station vorhielt, deren Aufgabe primär in der Sicherung von Überleben und Gesundheitserhaltung lag. Der Aufbau einer tagesklinischen Suchtkrankenbehandlung in der Klinik, eine Ausweitung und Differenzierung der ambulanten Behandlungsangebote für Alkohol-, Medikamenten und Drogenabhängige von der Psychiatrischen Institutsambulanz aus, die Einrichtung von 2 Stationen zur qualifizierten Akutbehandlung Drogenabhängiger, das Bielefelder Modellprojekt zur „Erkennung und Behandlung von Patientinnen und Patienten mit Alkoholproblemen in der medizinischen Basisversorgung und Vernetzung mit dem Versorgungssystem für Abhängigkeitskranke" sowie die Etablierung eines medizinisches Hilfeangebots im Rahmen der aufsuchenden Gesundheitsfürsorge waren weitere Stufen in der Übernahme von Verantwortung durch das medizinische Hilfesystem (Abb. 11.1).

Sucht ist ein interdisziplinäres Problem

Die Ausweitung der Behandlungsangebote für Suchtkranke aus dem medizinischen Hilfesystem heraus ist eine Ergänzung, kein Ersatz für das weite Spektrum psychosozialer und rehabilitativer Hilfeangebote für Menschen mit Suchtproblemen. Das Suchtproblem ist gerade bei langjähriger Abhängigkeit oft mit Wohnungslosigkeit, Arbeitslosigkeit, Straffälligkeit, Verschuldung, familiären Problemen und sozialer Isolation verknüpft. Die angesprochenen psychosozialen Problemfelder und die Suchtproblematik führen zu einer wechselseitigen negativen Verstärkung des Gesamtproblems, die nur durch die Kooperation der beteiligten Hilfesysteme überwunden werden kann.

Die Notwendigkeit eines solchen umfassenden Behandlungsplanes gerade für schwerstabhängige Patienten läßt sich exemplarisch an der psychiatrischen Behandlung im Suchtbereich der Psychiatrischen Klinik darstellen. Nach der Detoxifikation sowie der Überwindung der schwersten körperlichen Beeinträchtigungen ist die Überprüfung der Wohn- und Beschäftigungssituation sowie des sozialen Umfelds strukturelles Merkmal der Behandlung der Sucht. Die Erfahrung zeigt, daß eine Motivationsbehandlung für chronisch Suchtkranke nur erfolgversprechend sein kann, wenn die Betroffenen für sich Perspektiven erkennen können, die den geforderten Einsatz für sie lohnend erscheinen lassen. Die Sicherung der sozialen Existenz und die Vermittlung sinnstiftender Tätigkeiten im Alltag ist dafür eine unabdingliche Voraussetzung. Sozialarbeiterischer Tätigkeit kommt hier schon im stationären Setting eine tragende Funktion zu. Um diese Ziele über die stationäre Behandlung hinaus sichern zu können, ist eine gute Vernetzung mit den anderen psychosozialen Diensten und Institutionen in der Stadt erforderlich.

Neben der schon geschilderten Kooperation zwischen Psychiatrischer Klinik und Einrichtungen der *Wohnungslosenhilfe* nach § 72 BSHG gibt es enge Abspra-

Suchtspezifische Hilfen

Alkohol und Medikamente
5 Suchtberatungsstellen
55 Selbsthilfegruppen
2 regionale Fachkliniken

1 Präventionsstelle

Illegale Drogen
1 Drogenberatungsstelle
1 Selbsthilfegruppe
2 regionale Fachkliniken

Seelische Gesundheit

Alkohol/Medikamente
3 Stationen

Abt. Abhängigkeitserkrankungen
der Psychiatrischen Klinik

Drogen:
1 Station

Suchtambulanz
für Alkohol- und
Medikamentenabhängige

Tagesklinik Sucht
für Alkohol-, Medikamenten-
und Drogenabhängige

Drogensprechstunde
der Institutsambulanz
bei illegalen Konsum
Methadonambulanz

Körperliche Gesundheit

**In Suchtarbeit erfahrene Ärzte
aus dem Modellprogramm**

**Arbeitskreis Methadon
substituierende Ärzte**

Landesmethadonprogramm
in der Med. Klinik des
Städt. Krankenhauses Mitte

Krankenhaus Mara II → **Infektionsambulanz**
(innere- und chirurgische Abt.) **Methadonambulanz**

Aufsuchende Gesundheitsfürsorge
des Sozialdienstes Bethel

Drogentherapeutische Ambulanz
mit ärztlicher Besetzung

Wohnen

Stat. Eingliederungshilfe
Antoni-Kepinski-Haus
WGV-Sucht
Haus Mühlgrund

Stat. Eingliederungshilfe
(dezentrale Wohngruppen)
WGV-Phönix)

Ambulante Eingliederungshilfe
Verein LebensRäume

Arbeit

Zuverdienstfirmen
MCH-Projekt, GEBAL

„Drogenabhängige in Arbeit"
DIA-Projekt der DROBS

Überlebenshilfen

„Trockene" Kontaktstelle:
Trockendock

„Nasse Kontaktstellen:
Kavaleriestraße
Sozialdienst Bethel

Notschlafstellen

Kontaktstellen:
„Café Impuls" i. d. DROBS
Anlaufstelle in der
Wilhelm-Bertelsmann-Str.

Abb. 11.1. Das kommunale Suchthilfesystem in Bielefeld

chen mit den zuständigen Stellen der Stadt Bielefeld, um für chronisch Suchtkranke auch außerhalb von Institutionen Wohnraum zu schaffen. Begleitend werden aufsuchende Hilfen nach § 39/40 BSHG i. S. des betreuten Wohnens und Kriseninterventionen durch den Sozialpsychiatrischen Dienst des Gesundheitsamtes sichergestellt.

Während die Stadt Bielefeld über eine eigene Gesellschaft von *Arbeitslosigkeit* betroffene Sozialhilfeempfänger – darunter viele Suchtkranke – dabei unterstützt, über Schulungsmaßnahmen wieder Anschluß an den ersten Arbeitsmarkt zu finden, werden über die GEBAL als Träger der Wohnungslosenhilfe Zuverdienstmöglichkeiten für Suchtkranke angeboten. Diese Angebote zur *Tagesstruktur* können stundenweise gestaffelt werden. Die Entlohnung bleibt meist zunächst hinter den Erwartungen der Betroffenen zurück, nach entsprechender Bewährung sind aber Vermittlungen in feste Arbeitsverhältnisse möglich. Von der Klinik aus können ergotherapeutische Angebote poststationär ambulant fortgeführt werden und so suchtkranke Menschen auf weiterführende Arbeitsangebote vorbereiten. Die Drogenberatung hat über ein eigenes drittmittelfinanziertes Projekt („Drogenabhängige in Arbeit" = DIA) wichtige Angebote für ihr Klientel geschaffen, um gerade junge Menschen mit Drogenproblemen an das Arbeitsleben heranzuführen.

Da inzwischen mindestens 30% der Insassen von Justizvollzugsanstalten drogenabhängig sind, sind auch die nachsorgenden Einrichtungen der *Straffälligenhilfe* in zunehmendem Maße mit Suchtproblemen befaßt. Ähnliches gilt für Einrichtungen der *Jugendhilfe*, in denen süchtiges Verhalten ebenfalls zunehmend um sich greift. Die Bielefelder Einrichtungen aus diesen beiden Arbeitsfeldern haben sich früh um eine enge Kooperation mit der professionellen Suchtkrankenhilfe bemüht. Viele Bewohner haben engen Kontakt zur Drogenberatungsstelle. Bei besonders schwierigen bzw. gefährdeten Bewohnern bestehen enge Absprachen mit der Klinik, um in Krisensituationen kurzfristig handlungsfähig zu sein.

Ein Teil der Bewohner wird mit Methadon substituiert, häufig von niedergelassenen Ärzten, die in der Nähe der jeweiligen Einrichtung praktizieren. Zwischen diesen Ärzten, der DROBS und der jeweiligen Einrichtung ist so mit der Zeit eine Atmosphäre vertrauter Zusammenarbeit entstanden.

Ein bemerkenswerter Anteil suchtkranker, insbesondere drogenabhängiger Patienten nimmt unter justitiellem Druck Kontakt zum professionellen Hilfesystem auf. Bei Rauschtaten oder im Zusammenhang mit Verurteilungen wegen Beschaffungskriminalität erhalten die Verurteilten unter Umständen die Möglichkeit, durch die Teilnahme an einer Behandlung der Abhängigkeitserkrankung einer Verbüßung der Haftstrafe zu entgehen. Entweder wird die Strafe unter *Behandlungsauflagen zur Bewährung* ausgesetzt oder die Verurteilten haben die Möglichkeit, nach § 35 BtMG *("Therapie statt Strafe")* einen Teil der Haftstrafe durch die Teilnahme an einer Therapie abzugelten. In beiden Fällen ist eine enge Kooperation zwischen *Strafvollstreckungsbehörde, Bewährungshilfe* und der *Behandlungsstelle* (Drogenberatung, Entwöhnungsklinik, psychiatrische Klinik) erforderlich. In Bielefeld werden über die Drogenberatungsstelle häufig Patienten unter diesen Bedingungen in stationäre Entgiftung vermittelt, um anschließend eine Langzeittherapie anzutreten. In Einzelfällen wurden von der Staatsanwaltschaft auch ambulante Therapien akzeptiert. Gerade in der vorbereitenden Zeit der stationären Entgiftung, aber auch nach Rückfällen aus einer Therapie i. S. des § 35 BtMG treffen sich auf den Stationen Bewährungshilfe, Drogenberatung und Klinikmitarbeiter zum Fallgespräch, um konstruktive Lösungen zu finden.

Suchtprobleme greifen tief in familiäre Strukturen ein. Neben den Betroffenen als Patienten haben auch Angehörige unter den Begleiterscheinungen süchtigen Verhaltens zu leiden. Für *Angehörige* von Patienten, insbesondere Partner, Eltern und Geschwister von Betroffenen, werden sowohl von der Klinik aus als auch von den Beratungsstellen Angehörigengruppen angeboten. Für Frauen, die Gewalttätigkeiten ihrer suchtkranken Partner ausgesetzt waren, bieten die beiden Bielefelder Frauenhäuser Zufluchtsmöglichkeiten an. Wenn die Fürsorge für *Kinder in Familien mit suchtkranken Elternteilen* gefährdet ist, wird versucht, gemeinsame Fallgespräche zwischen den zuständigen städtischen Stellen, insbesondere dem Jugendamt, der zuständigen Suchtberatungsstelle und der behandelnden ärztlichen Stelle, z. B. der psychiatrischen Institutsambulanz oder der Klinik selbst, zu organisieren. Dort werden alle verfügbaren Hilfen angeboten und koordiniert, aber auch Grenzen markiert. In ähnlicher Weise etablieren sich *Hilfenetze für suchtkranke schwangere Frauen*. Gerade unter den Methadon-substituierten schwangeren Frauen, bei denen schon sehr früh ein Kontakt zum Hilfesystem besteht, wird zeitig ein tragfähiges Hilfenetz zwischen Substitutionsstelle, DROBS und ggf. dem zuständigen Amt gesucht, um die werdende Mutter optimal zu unterstützen. Zwei Bielefelder Gynäkologinnen haben hier für sich einen eigenen Schwerpunkt gesetzt. Innerhalb der Krankenanstalten Gilead in den vBA Bethel haben sich die Gynäkologische Klinik, die Kinderklinik und die Psychiatrische Klinik zu einer engeren Kooperation zusammengefunden, um über Schwangerschaft, Entbindung und Säuglingszeit hinweg ein optimiertes Behandlungssetting sicherzustellen.

Verantwortlichkeiten gerade für Schwerstabhängige müssen eindeutig geklärt sein

Schwerstabhängige Patienten, die sich selbst nicht in ein verbindliches Hilfesystem einbinden lassen, müssen als besonders gefährdete Personengruppe angesehen werden. In den psychiatrischen Kliniken mit Pflichtversorgungsauftrag sowie in vielen Allgemeinkrankenhäusern sind diese Patienten als sog. Drehtürpatienten bekannt, bei denen kein Fortschritt erkennbar wird. Viele dieser Patienten leiden unter behandlungsbedürftigen seelischen Störungsbildern oder haben erhebliche konsumbedingte Folge- und Begleiterkrankungen: Abszesse, Hepatitis, Leberzirrhose, Pankreatitis, HIV-Infektionen u.v.m. Wegen vielerlei sozialer Auffälligkeiten, ihrer eingeschränkten Bereitschaft zur Abstinenz und weiterer Verhaltensauffälligkeiten sind sie nicht überall gern gesehene Patienten.

Da diese Patienten sich nur diskontinuierlich und dann an mehreren Stellen gleichzeitig behandeln lassen, bleiben viele Hilfeversuche frustran. Wichtigstes Prinzip bei der abgestimmten Behandlung von sozial desintegrierten Patienten ist eine gute Kommunikation zwischen den verschiedenen Helfern („Vernetzung"). Damit die verschiedenen isolierten Hilfen ineinandergreifend wirksam werden können, muß eine Person den Überblick behalten und die verschiedenen Hilfeansätze koordinieren. Unter den verschiedenen Helfern müssen klare Zuständigkeiten abgesprochen werden.

So sind in Bielefeld Regional- und Sektorkonferenzen gebildet worden, in denen sich die verschiedenen Mitglieder eines regionalen Hilfesystems abstimmen können. Helferkonferenzen haben gerade in der psychiatrischen Klinik eine lange Tradition. Sie versammeln alle an der Behandlung und Versorgung eines schwierigen Klienten Beteiligten um einen runden Tisch. Gemeinsam mit dem Patienten wird die bestehende Situation erörtert und um ein gemeinsames Handlungskonzept gerungen. Es werden Aufträge und Verantwortlichkeiten verteilt und Perspektiven erarbeitet. Bei einer Reihe von Patienten erweist es sich als notwendig, die weitere Hilfeorganisation im Sinne eines „Case-Managements" in einer Person zu konzentrieren. Wenn chronisch suchtkranke Patienten mit der Organisation des eigenen Lebens überfordert sind, übernehmen häufig gesetzliche Betreuer die Funktion dieses Case-Managers. Die Zusammenarbeit zwischen den gesetzlichen Betreuern und den behandelnden Ärzten ist von besonderer Bedeutung. So benötigt der Betreuer mitunter zur Einrichtung eventuell notwendiger Unterbringungsbeschlüsse ein ärztliches Zeugnis. Die Behandlungen selbst müssen – wenn der Patient selbst die Behandlung nicht mehr angemessen überschaut – zwischen Behandlungsstelle und gesetzlichem Betreuer abgesprochen werden. Die Zusammenarbeit erfordert einen kritischen Dialog zwischen beiden, der auch für den Betroffenen transparent ist. Eine abschließende Entscheidung fällt ggf. durch den Vormundschaftsrichter.

Die strukturelle Zweiteilung muß überwunden werden

In den meisten deutschen Städten ist das Suchthilfesystem streng getrennt. Es gibt ein Hilfesystem für Menschen mit Alkohol- und Medikamentenproblemen und ein anderes für Menschen mit illegalem Suchtmittelkonsum. Beide Systeme haben eine sehr unterschiedliche Geschichte und sind von sehr verschiedenen Grundideen getragen. Während die Drogenhilfe ihre Ursprünge in der Jugendhilfe hat, wurzelt die traditionelle Suchtkrankenhilfe aus Beratungsstellen und Selbsthilfegruppen in der Abstinenzbewegung der Jahrhundertwende. So ist für die traditionelle Suchtkrankenhilfe in Deutschland das Abstinenzdogma identitätsbildend. Eine Verantwortlichkeit für nicht abstinentbereite Alkoholabhängige wurde über lange Zeit nicht gesehen. Anders die Drogenhilfe: Niedrigschwellige Hilfeangebote für Drogenkonsumenten sind aus der Tradition der Jugendhilfe heraus eine Selbstverständlichkeit. Der Konsum von Suchtmitteln wird hier weniger als Erkrankung verstanden, sondern als Ausdruck autonomer Selbstbestimmung.

So ist die Differenzierung des Drogenhilfesystems schon früh sehr viel breiter gewesen als im Bereich der traditionellen Suchtkrankenhilfe.

Dieses Grundverständnis ermöglicht der Drogenhilfe auch in Bielefeld die Aufrechterhaltung eines breit gefächerten Hilfespektrum von der abstinenzorientierten Entwöhnungstherapie (z. B. in den beiden Entwöhnungskliniken der Bielefelder DROBS in Loxten und Casum nahe Bielefeld) bis hin zu den vom Land NRW etablierten Drogentherapeutischen Ambulanzen (DTA), in denen jetzt Vorbereitungen für die Einführung von sog. Gesundheitsräumen für einen sterilen intravenösen Suchtmittelkonsum getroffen worden sind. Die DROBS unterhält zwei Anlaufstellen mit niedrigschwelligem Kontaktangebot und pragmatischen Hilfen zur Sicherung von Überleben und Gesundheit. Dazu gehören neben Möglichkeiten zum Spritzentausch auch ärztliche Behandlungsangebote direkt in der Anlaufstelle. Unterstützt durch das Modell „Sofort Hilfe" können Klienten direkt in notwendige Hilfen vermittelt werden (Entgiftung, Methadonsubstitution, psychosoziale Unterstützung etc.). Zudem ist die DROBS Träger der Präventionsfachstelle, die über alle Stoffgruppen hinweg insbesondere in Schulen Präventionsarbeit leistet.

In einer solchen Gegenüberstellung entsteht der Eindruck, als wäre die Drogenhilfe der traditionellen Suchthilfe für Menschen mit Alkoholproblemen in der Entwicklung weit voraus. Tatsächlich ist das Hilfesystem für Drogenabhängige auch in Bielefeld sehr viel differenzierter. Dabei ist aber zu berücksichtigen, daß gemessen an der Anzahl der Klienten (in Bielefeld etwa 1500 bis 2000 Konsumenten harter Drogen) die personelle Ausstattung der Drogenhilfe um ein Vielfaches besser ist als die der traditionellen Suchtkrankenhilfe. Zudem ist die traditionelle Suchtkrankenhilfe von einer breiten, wenngleich zunehmend überalterten Selbsthilfebewegung getragen, die gerade in der Bielefelder Drogenhilfe nur rudimentär zu finden ist.

Die Entwicklung in verschiedenen Hilfefeldern zeigt, daß die Aufrechterhaltung von zwei getrennten Hilfesystemen für Suchtkranke auf die Dauer nicht praktikabel ist. In der Jugendhilfe oder auch in der Wohnungslosenhilfe zeigt sich schon jetzt, daß polytoxikomane Konsummuster zunehmend um sich greifen. Viele Patienten konsumieren illegale Drogen und Alkohol additiv oder ersetzen wechselweise ein Suchtmittel durch ein anderes. Die oben beschriebenen psychosozialen Probleme gelten für Menschen mit Alkohol-, Medikamenten- und Drogenproblemen gleichermaßen, die aus der Illegalität harten Drogenkonsums abzuleitenden Probleme einmal ausgenommen.

In der Medizin bzw. in der Psychiatrie ist die beschriebene Zweiteilung schon weitgehend überwunden. Suchtmedizin meint in der Regel Störungsbilder im Zusammenhang mit jeglichem Suchtmittelkonsum. Insofern hat die Medizin an dieser Stelle innerhalb der Suchtkrankenhilfe ausnahmsweise eine Vorreiterfunktion, der die kommunalen Suchthilfesysteme bald folgen sollten. Die kommunalen Koordinationsgremien – Psychiatriebeirat, Steuerungsgruppe Sucht, Psychiatriekoordination etc. – haben diesen Schritt schon weitgehend vollzogen.

Die Behandlung und Versorgung suchtkranker Menschen als Prüfstein für das Selbstverständnis einer demokratischen Gesellschaft

Durch den hohen Vernetzungsgrad und das breite Hilfespektrum gerade für chronisch mehrfach geschädigte Suchtkranke werden in Bielefeld vermutlich vergleichsweise viele Menschen mit Suchtproblemen vom spezifischen Hilfesystem erreicht. Die Psychiatrische Klinik kam 1998 mit 4 Stationen auf ca. 2500 Behandlungsepisoden. In der Psychiatrischen Institutsambulanz werden pro Quartal 300 Alkohol- und Medikamentenabhängige und 200 Drogenpatienten behandelt. Im komplementären Bereich der Suchtkrankenhilfe in der Teilanstalt Eckardtsheim werden im Rahmen der Eingliederungshilfe nach § 39/40 BSHG 100 Bewohner betreut. Im betreuten Wohnen der ambulanten Eingliederungshilfe befinden sich Anfang des Jahres 2000 ebenfalls über 100 suchtkranke Bewohner. Von etwa 30 niedergelassenen Bielefelder Ärzten wurden gemeinsam mit den Methadonambulanzen im Krankenhaus Mara II und in der Psychiatrischen Institutsambulanz zwischen 1994 und dem Jahr 2000 850 Patienten mit Methadon substituiert, das sind etwa 50% aller i.v.-Drogenkonsumenten in Bielefeld! Rechtfertigen die Ergebnisse den Aufwand?

Bisher sind im Bereich der Versorgungsforschung kaum Studien gelaufen, die sich mit der Qualitätssicherung eines derartigen Hilfesystems auseinandergesetzt haben. Die hohen Kosten werfen mehr als früher die Frage auf, ob Kosten und Nutzen in einem angemessenen Verhältnis zueinander stehen (John 1997).

Die Betreuung und Behandlung chronisch mehrfachgeschädigter Suchtkranker braucht einen langen Atem und die Bereitschaft, sich mit nonkonformem Verhalten offensiv auseinander zusetzen. Ist es angemessen, suchtkranken Menschen, die gegenwärtig gar nicht abstinent leben wollen, Behandlungsangebote zu machen? Wie sieht eine angemessene Versorgung eines altgewordenen Suchtkranken aus, der über Jahrzehnte auf der Straße gelebt, nicht gearbeitet und sich um Altersvorsorge keine Gedanken gemacht hat? Müssen wir Menschen „retten", die trotz vielfacher Behandlungsversuche immer und immer wieder rückfällig werden? Gibt es Punkte, an denen chronisch Suchtkranke ihren persönlichen Hilfeanspruch aufgebraucht haben?

Die Beantwortung dieser Fragen ist von zentraler Bedeutung bei der Behandlung von chronisch suchtkranken Patienten. Die fortgesetzte Qualifizierung von Behandlungsmöglichkeiten für Menschen mit Suchterkrankungen kann nicht darüber hinwegtäuschen, daß Sucht häufig eine chronische Erkrankung darstellt. Insofern geht es oft nicht um Heilung, sondern um Linderung und Verhütung von Verschlimmerung. Dabei ist zu bedenken, daß die Behandlungserfolge bei der Suchtkrankenbehandlung denen bei anderen chronischen Erkrankungen (Diabetes mellitus, Asthma bronchiale oder Multiple Sklerose) grundsätzlich nicht nachstehen.

Das Prinzip der Eigenverantwortung wird auch im Gesundheitswesen zunehmend stärker betont. Dennoch hat das Selbstverschuldungsprinzip noch keinen Einzug gehalten in die Finanzierungsfragen unseres modernen Gesundheitssystems. Menschen, die wider besseres Wissen stark geraucht haben, werden trotzdem zu Lasten der Krankenkasse an ihrem Bronchialkarzinom operiert, diabetische Patienten, die ihre Diät nicht eingehalten haben, werden dennoch weiter ärztlich behandelt. So werden auch suchtkranken Menschen, die rückfällig werden, neue Behandlungsangebote gemacht.

Vergleichbar allen anderen chronisch kranken Menschen machen auch suchtkranke Patienten die Erfahrung, daß die Ressourcen knapper werden. Bei der Verteilung dieser Mittel ist zu bedenken, daß nach neuesten Untersuchungen 25%

aller Todesfälle mittelbar oder unmittelbar mit Suchtmittelkonsum im Zusammenhang stehen (McGinnis u. Foege 1993). Der vorliegende Beitrag verweist darauf, daß sich hier eine gesamtgesellschaftliche Herausforderung abzeichnet, zu der die Medizin einen wichtigen Beitrag liefert, die sie allein aber nicht bewältigen kann.

Aus gesundheitswissenschaftlicher Sicht kommen an dieser Stelle Modelle der Gesundheitsförderung und der Organisationsentwicklung zum Tragen, die im deutschen Gesundheitssystem bislang wenig Verbreitung gefunden hatten.

Hilfebedürftige Menschen sind in dieser Entwicklung stärker als bislang gefordert, eigene Ressourcen auszuschöpfen und Selbsthilfemöglichkeiten mehr zu nutzen. Dieses wird auch einen bewußteren Umgang mit der Inanspruchnahme professioneller Hilfen notwendig machen.

Von den Professionellen im Suchthilfesystem ist zu fordern, daß sie stets soviel innere Distanz bewahren, daß jeder Verlauf individuell gewürdigt werden kann. In solchen Verläufen sind situative Grenzziehungen genauso wichtig wie fürsorgliches Handeln, Ermutigung und Unterstützung. Letztlich sollte es niemals Situationen geben, in denen es ein erneutes Anknüpfen nicht geben kann.

Literatur

Aktion Psychisch Kranke (1994) Gemeindepsychiatrische Suchtkrankenversorgung. Regionale Vernetzung medizinischer und psychosozialer Versorgungsstrukturen, Tagungsberichte Bd. 21. Rheinland Verlag, Köln

Edwards G (1997) Alkoholkonsum und Gemeinwohl. Strategien zur Reduzierung des schädlichen Gebrauches in der Bevölkerung. Enke, Stuttgart

Gerber H, Beine N, Beine W, Niermann W, Ulmer G, Wessel T (2000) Von der therapeutischen Gemeinschaft zur regionalen Bedarfsplanung. Kooperation und Koordination am Beispiel der Suchtkrankenversorgung für Alkohol- und Medikamentenabhängige in Bielefeld, Vortrag auf der DHS-Jahrestagung 1999 in Weimar. Lambertus Verlag, Freiburg (in Vorbereitung)

Gronemeyer A, Wienberg G (1994) Konzeption für ein dynamisches Steuerungsinstrument im Bereich der Landesdrogen und Alkoholpolitik. Institut für kommunale Politik (Hrsg) im Auftrag des MAGS. Bielefeld

John U und Die Deutsche Hauptstelle gegen die Suchtgefahren (1997) Regionale Suchtkrankenversorgung, Konzepte und Kooperationen. Lambertus, Freiburg

Kremer G, Dormann S, Wienberg G, Pörksen N, Wessel T, Rüter E (1998) Erkennung und Behandlung von Patientinnen und Patienten mit Alkoholproblemen in der medizinischen Basisversorgung und Vernetzung mit dem Versorgungssystem für Abhängigkeitskranke. In: Weiterentwicklung von Hilfen für Alkoholkranke und Menschen mit Alkoholproblemen. Band 106 der Schriftenreihe des Bundesministeriums für Gesundheit. Nomos Verlagsgesellschaft, Baden-Baden

McGinnis JM, Foege WH (1993) Actual causes of death in the United States. Journal of the American Medical Association 270:2207–2212

Orford J (1991) Alcohol problems in the Community. In: Bennett DH, Freeman HL (eds) Community Psychiatry: The principles. Churchill Livingstone, Edinburgh

Pelikan JM, Demmer H, Hurrelmann K (1993) Gesundheitsförderung durch Organisationsentwicklung, Konzepte, Strategien und Projekte für Betriebe, Krankenhäuser und Schulen. Juventa Verlag, Weinheim München

Ritson B (1997) Gemeindebezogene Alkoholinitiativen und kommunale Maßnahmen. Regionale Veröffentlichungen der WHO, Europäische Schriftenreihe 63, Kopenhagen

Wienberg G (1992) Die vergessene Mehrheit – Zur Realität der Versorgung alkohol- und medikamentenabhängiger Menschen. Psychiatrie Verlag, Bonn

Rechtliche Grundlagen in der Versorgung von Suchtkranken – Typische Situationen aus der täglichen Praxis

M. Reker, A. Follmann, P. Budde

Die Behandlung suchtkranker Patienten konfrontiert Ärzte in Praxen und Allgemeinkrankenhäusern immer wieder mit rechtlichen und psychosozialen Fragestellungen, deren Lösung erforderlich ist, um suchtmedizinische Behandlungskonzepte überhaupt anwenden bzw. umsetzen zu können. Dabei kommt es zunächst darauf an, gemeinsam mit dem Patienten das Problem zu strukturieren und Vorgehensweisen abzustimmen sowie den Patienten an weitere zuständige Behörden und Institutionen zu verweisen bzw. ihn entsprechend zu informieren, Teilaufgaben zu delegieren und die medizinische Behandlung damit in ein umfassenderes Handlungskonzept zu integrieren.

Der Arzt begegnet gerade Suchtpatienten immer wieder in existentiell bedrohlichen Situationen. Die suchtmedizinische Problematik macht den Arzt für die Betroffenen oft zum ersten Anlaufpunkt. Ein durchdachtes Handlungskonzept kann helfen, aus diesen Lebenskrisen Impulse für eine Veränderungsbereitschaft erwachsen zu lassen.

Im folgenden werden 9 typische Situationen aus dem suchtmedizinischen Alltag mit umschriebenen rechtlichen und psychosozialen Fragestellungen herausgehoben, handlungsleitende Rechtsgedanken erläutert und Vorüberlegungen für durchdachte Handlungskonzepte vorgestellt.

Suchtkrankheit und Schwangerschaft

FALLBEISPIEL

> **Situation.** Eine junge Frau wendet sich an ihren Stationsarzt und gibt an, schwanger zu sein. Sie ist wegen eines Spritzenabszesses in chirurgischer Behandlung und hat in den letzten Wochen verschiedenste Drogen inkl. Cannabis, Kokain und Alkohol konsumiert. Sie bricht die Behandlung vorzeitig ab, konsumiert außerhalb der Klinik offensichtlich wieder reichlich Drogen und wendet sich schließlich an einen niedergelassenen Kollegen wegen der Möglichkeit einer Methadonsubstitution.[1]

---

[1] Zu den speziellen rechtlichen und formalen Grundlagen der Substitutionstherapie Opiatabhängiger s. A. Follmann in Poehlke et al. 2000

Wird während einer suchtmedizinischen Behandlung deutlich, daß die Patientin schwanger ist, so stellt sich zunächst die Frage, ob die Mutter ihr Kind austragen möchte oder nicht. Viele Patientinnen verbinden mit der Hoffnung auf ein eigenes Kind die Erwartung, daß ihr bislang schwieriges und z. T. sinnentleertes Leben jetzt eine Perspektive habe und der Suchtmittelkonsum beendet werden könne. Die professionell Beteiligten bemühen sich um eine realistische Einschätzung der Situation und versuchen gleichzeitig, die Mutter in der Schwangerschaft und darüber hinaus nach Kräften zu unterstützen und ihr möglichst verbindliche und langfristige Hilfeangebote zu machen.

Erwägt die schwangere Frau einen Abbruch, so ist dies bis zur 14. Schwangerschaftswoche (SSW) straffrei möglich, wenn die Patientin sich 3 Tage zuvor in einer Konfliktberatungsstelle beraten und sich dies bescheinigen läßt. Nach der 14. SSW ist dies nach § 218 Strafgesetzbuch (StGB) nur noch möglich, wenn für Leib und Leben der Frau eine Gefahr besteht oder das Risiko einer schwerwiegenden Beeinträchtigung des körperlichen und seelischen Gesundheitszustands auf diese Weise abgewendet werden soll.

Die Suchterkrankung der Mutter als solche und vermutete Schäden für das Kind durch schon erfolgten Drogenkonsum während der Schwangerschaft stellen in der Regel keinen hinreichenden Grund für einen Abbruch nach der 14. SSW dar. Neben erheblich gefährdenden somatischen Erkrankungen können auch psychische Störungen, z. B. eine von Suizidalität geprägte Depression, hinreichender Anlaß für eine Beendigung der Schwangerschaft sein. Dies muß allerdings von einem Facharzt attestiert werden. Der attestierende, i.d.R. auch behandlungsführende Arzt sollte in jedem Fall mit den weiterbehandelnden Gynäkologen im Krankenhaus direkt Kontakt aufnehmen, um die Situation zu erläutern und um zu einer gemeinsam getragenen Entscheidung zu gelangen. Selbst bei attestierter medizinischer Notlage hat ein Gynäkologe das Recht, den Abbruch abzulehnen, wenn ihm die Indikation zweifelhaft erscheint.

Wenn suchtkranke werdende Mütter ihren Suchtmittelkonsum fortsetzen und dennoch ihre Schwangerschaft austragen wollen, stellt sich für die an der Behandlung Beteiligten die *Frage rechtlicher Möglichkeiten ggf. Verpflichtungen zum Schutz des Ungeborenen.*

Die Rechtsordnung geht hierbei von einem natürlichen Interesse der Mutter am Schutz des Kindes aus und sieht sie nicht in erster Linie als Gefahrenquelle. Leider spiegelt diese Einschätzung die Situation in der Realität nicht wieder. So zeigen Untersuchungen, daß allenfalls 50% aller schwangeren Frauen mit problematischem Alkoholkonsum ihre Trinkmenge reduzieren, allenfalls die Hälfte davon wird zumindest für die Zeit der Schwangerschaft abstinent.

Vor der Geburt ist die Leibesfrucht auch rechtlich Teil der in der Mutter geschützten Rechtspersönlichkeit. Gemäß § 1 Bürgerliches Gesetzbuch (BGB) beginnt die Rechtsfähigkeit des Menschen (erst) mit der Vollendung der Geburt. So werden auch Verletzungshandlungen Dritter gegen die Schwangere, die zugleich das Ungeborene schädigen, rechtlich als – ggf. erschwerte – Körperverletzung zum Nachteil der Mutter begriffen. Wenn die werdende Mutter also durch Suchtmittelkonsum ihre Schwangerschaft schädigt, handelt es sich rechtlich betrachtet um eine nicht strafbewährte Selbstverletzung. Unterhalb des strafgesetzlich geregelten Falles illegaler Abtreibung gibt es daher keine rechtliche Möglichkeiten oder Verpflichtungen, gegen ein das Kindeswohl gefährdendes Verhalten der Schwangeren einzuschreiten. Zwangsbehandlungen einer süchtigen Frau werden durch die Schwangerschaft nicht erleichtert oder besonders legitimiert. Vielmehr ist in jedem Fall weiterhin an den allgemeinen gesetzlichen Voraussetzungen zu messen, ob die Voraussetzungen für eine Betreuung oder ggf. für eine geschlossene Unterbringung vorliegen.

Eine *enge suchtmedizinische Begleitung* schwangerer Mütter kann in vielen Fällen dazu beitragen, gesundheitsschützendes Verhalten aufzubauen. Die Methadonsubstitution mit enger gynäkologischer Begleitung hat sich insgesamt bei schwangeren opiatabhängigen Frauen bewährt, auch wenn die Neugeborenen in den Wochen nach der Geburt ein deutliches Entzugssyndrom durchmachen müssen. Vor der Einleitung der Substitution muß die schwangere Frau über die möglichen Gefahren einer solchen Behandlung belehrt werden. Die sog. *„Kind-als-Schaden-Rechtsprechung"* des Bundesgerichtshofes legt erhöhte Sorgfaltsmaßstäbe im Hinblick auf zivilrechtliche Schadensersatzforderungen nahe, da hier eine weitestgehende Risikoabwälzung auf den Arzt stattfindet. Da das Risiko von Schädigungen angesichts des Konsums und des riskanten Lebensstils vieler süchtiger Schwangerer überdurchschnittlich ist, ist eine besonders intensive Verlaufskontrolle und eine im Zweifelsfall eher übervorsichtige und *gut dokumentierte Aufklärungspraxis* ratsam.

Das *Sorgerecht am geborenen Kind* steht nach der Geburt den Eltern, ggf. dem nicht verheirateten Vater und oder der Kindesmutter zu (§§ 1626, 1626a BGB). Das Jugendamt wird im Fall nichtehelicher Geburt nicht mehr automatisch zum Pfleger. Vielmehr wird es nur auf Antrag eines Elternteils zum Beistand für Vaterschafts- und Unterhaltsfragen bestellt. Bei Gefährdung des Kindeswohls durch die abhängigkeitskranke Mutter kommt eine Entziehung des Sorgerechts durch das Amtsgericht in Betracht (§ 1666 BGB).

Häufig erweist es sich als hilfreich, in Abstimmung und mit Einverständnis der Mutter schon während der Schwangerschaft nach *Unterstützungsmöglichkeiten im sozialen Umfeld* zu suchen. Das Jugendamt kann auf diese Weise früh als primär helfende Instanz eingeführt werden und ist damit auch im weiteren Verlauf im Prozeß beteiligt. Hilfemöglichkeiten einerseits und Gefährdungen des Sorgerechts durch ungesteuerten Suchtmittelkonsum andererseits als Hindernis in der Kindesfürsorge können so angemessen besprochen und vorbereitet werden. Durch derartige *langfristig verbindliche Begleitung* können Mutter bzw. Eltern eigene Lernschritte machen und notwendige Entscheidungsprozesse reifen (Hörger 1999).

Gelingt über ein tragfähiges Behandlungsverhältnis eine frühzeitige Einbeziehung primär stützender öffentlicher Stellen nicht, kann eine spätere Intervention durch den Arzt problematisch werden. Die Abhängigkeitserkrankung der Schwangeren bzw. einer Mutter ist ein geschütztes Geheimnis im Sinne des Strafgesetzbuches. Dieses ist dem behandelnden Arzt ggf. in seiner Berufstätigkeit bekannt geworden. Die *strafbewährte Berufsschweigepflicht* (§ 203 StGB) ist daher zu beachten, wenn sie nicht durch die Berechtigte – also die betroffenen Frau – aufgehoben ist oder eine gesetzlich normierte Offenbarungspflicht (z. B. § 138 StGB bei bevorstehender schwerer Straftat) oder eine Notstandssituation besteht. Ein sonst strafbares Verhalten – hier Schweigepflichtverletzung – kann gem.

§§ 32, 33 StGB gerechtfertigt oder entschuldigt sein, wenn in einer angemessenen Güterabwägung die Pflichtverletzung das notwendige und geeignete Mittel zur Abwendung einer sonst drohenden Gefahr für ein höherwertiges Rechtsgut darstellt. So kann bei einer entsprechenden Rechtsgüterabwägung der Schutz eines durch den Suchtmittelkonsum der Mutter gefährdeten Kindes die Weitergabe dieses Tatbestandes an das Jugendamt rechtfertigen. Im Praxisalltag sollte ein derartiges beabsichtigtes Vorgehen einer suchtkranken Patientin frühzeitig angekündigt werden, um bei aller Konsequenz durch ein transparentes Vorgehen den von der Patientin erbrachten Vertrauensvorschuß nicht zu mißbrauchen.

Rechtliche Schritte gegen die werdende Mutter bzw. der gerichtlich angeordnete Entzug des Sorgerechts gegen den Willen der Mutter könnten sicher häufiger vermieden werden, wenn die beteiligten Stellen frühzeitig enger zusammenarbeiten würden. *Behandlungskonzepte* müssen von der Frühschwangerschaft über die Entbindung bis in die erste Zeit der Kindesbetreuung zwischen Patientin und Arzt gut durchdacht und gemeinsam mit entsprechenden Stellen abgestimmt sein. Das Vorgehen öffentlicher Stellen wird für die betroffene Frau dadurch berechenbarer, sie hat mehr Möglichkeiten, sich mit ihren Grenzen und Möglichkeiten einzubringen und die Chance, daß die suchtkranken Patientinnen begrenzende Maßnahmen akzeptieren, wächst.

Die Tatsache einer Methadonsubstitution allein kann für sich genommen aus juristischer Sicht kein Anlaß für einen Sorgerechtsentzug sein.

Minderjährige suchtkranke Personen

FALLBEISPIEL

Situation. Eine Frau mittleren Alters wendet sich an ihren Hausarzt, weil sie zu Hause Spritzen gefunden habe. Sie vermute harten Drogenkonsum bei ihrer Tochter. Sie komme nachts oft sehr spät oder gar nicht nach Hause und sei letztlich beim Stehlen erwischt worden.
Die Mutter bittet um Hilfe und will ggf. ihre Tochter zwangsweise einweisen lassen.

Insbesondere in den Großstädten treten Jugendliche mit exzeßhaftem, selbstgefährdendem Konsum immer häufiger in den Vordergrund. Wenn Sorgeberechtigte nicht greifbar sind, die Jugendlichen auf Verschwiegenheit drängen oder überhaupt die familiären Verhältnisse zerrüttet erscheinen, entstehen bei den behandelnden Ärzten Verunsicherungen über den Abstimmungsbedarf. Kommt man tatsächlich mit der ganzen Familie ins Gespräch, werden häufig sehr komplexe Konfliktkonstellationen deutlich.

Nach dem Bürgerlichen Gesetzbuch (BGB) sind Kinder bis zum 7. Lebensjahr nicht, Minderjährige bis zum 18. Lebensjahr nur eingeschränkt geschäftsfähig. Für wesentliche Rechtshandlungen, z. B. die Zustimmung zu Operationen, benötigen sie grundsätzlich die Entscheidung des gesetzlichen Vertreters. Dies sind in der Regel die Eltern. Zur elterlichen Sorge gehört gemäß §§ 1626 ff BGB die Personen- und Vermögensfürsorge. Zur Personensorge gehört u. a. die Zustimmung zu ärztlichen Maßnahmen und die Beantragung der geschlossenen Unterbringung gemäß § 1631 b BGB.

Mit Zunahme der sittlichen und Verstandesreife des Minderjährigen ist vermehrt auf dessen Vorstellung Rücksicht zu nehmen. Im Falle eines Konflikts zwischen dem Wunsch des Minderjährigen und einer Entscheidung der Sorgeberechtigten kann der Jugendliche Beratung mit Hilfe des Jugendamtes in Anspruch nehmen und nötigenfalls eine Entscheidung des Familiengerichts herbeiführen. Eine ärztliche Behandlung, die über eine bloße Beratung im Gespräch hinaus geht, kann nach umstrittener, aber herrschender Rechtsauffassung den Tatbestand der Körperverletzung erfüllen, dessen Verfolgbarkeit nur auf Grund wirksamen Einverständnisses des Berechtigten nach voller Information entfällt.

Insofern bedarf es auch hier grundsätzlich der *Einwilligung des oder der gesetzlichen Vertreter der Minderjährigen*. Je nach Eingriff und Einzelfall kann jedoch insbesondere kurz vor Erreichen der Volljährigkeit auch die natürliche Urteils- und Einsichtskraft des Minderjährigen ausreichen, um seine eigene Einwilligung als wirksam anzusehen. So ist die hier geforderte geistig sittliche Reife in vielen gynäkologischen Praxen Grundlage dafür, daß Mädchen vor dem 18. Lebensjahr ohne Einbeziehung bzw. Einwilligung der Eltern die Pille verschrieben wird. Analog müssen Entscheidungen z. B. für oder gegen eine Substitutionstherapie bzw. stationäre Entgiftung abgewogen werden. Insbesondere gegenüber einer Substitutionstherapie von opiatabhängigen Jugendlichen bestehen unter Fachleuten durchaus divergierende Auffassungen. Der Beginn einer Substitutionsbehandlung bei Jugendlichen sollte deswegen, wenn möglich, mit den Sorgeberechtigten gut abgestimmt sein. Darüber hinaus besteht bei einzelnen Landesärztekammern, z. B. in Westfalen-Lippe, die Möglichkeit, sich hinsichtlich des konkreten Einzelfalles beraten zu lassen.

Sind Erziehungsberechtigte nicht erreichbar oder verfügbar, kann bei entsprechender *Urteils- und Einsichtsfähigkeit der Minderjährigen* also die Einwilligung der Jugendlichen als wirksam angesehen werden. Die vorzunehmende und zu dokumentierende Prüfung richtet sich hier auf die Fähigkeit, Wesen, Bedeutung und Tragweite des fraglichen Eingriffes (Entgiftung, Abszeßspaltung, Substitution u. a.) voll zu erfassen und den eigenen Willen danach zu bestimmen. Es gelten um so strengere Anforderungen, je schwerwiegender der Eingriff ist und je schwieriger seine Folgen abzuschätzen sind. Besitzt ein nicht voll Geschäftsfähiger die erforderliche Einsichts- und Urteilsfähigkeit, so muß der Wille des gesetzlichen Vertreters grundsätzlich außer Betracht bleiben.

Bei der Erziehung der Kinder insbesondere in Problemlagen sollen die Eltern durch vielfältige *Angebote gemäß des Sozialgesetzbuches (SGB), Achtes Buch (VIII) Kinder- und Jugendhilfe* (Kinder- und Jugendhilfegesetz) unterstützt werden. Sie und die Kinder bzw. Jugendlichen haben bei Vorliegen von Erziehungsfragen und Entwicklungskrisen einen Rechtsanspruch auf Unterstützung gemäß der gesetzlichen Zielsetzungen: Förderung der Entwicklung des jungen Menschen und Erziehung zu einer eigenverantwortlichen und gemeinschaftsfähigen Persönlichkeit.

Insbesondere bei komplexer Problematik wie Suchtkrankheit kann ein sog. *Hilfeplan gemäß § 36 SGB VIII* errichtet werden, in den verschiedene Stellen eingebunden werden können.

Eine geschlossene Klinikunterbringung in der *Kinder- und Jugendpsychiatrie* kann von den Eltern nur mit richterlicher Genehmigung angeordnet werden, es sei denn, es ist Gefahr im Verzug gemäß § 1631b BGB (Rüth 1999).

Aus strafrechtlicher Sicht werden *Gerichtsverfahren* für Jugendliche (14–17jährige) bzw. Heranwachsende (18–20jährige) vor dem Jugendgericht verhandelt. Im Jugendstrafrecht können u. a. Erziehungsmaßregeln oder Jugendstrafe (Höchstmaß 10 Jahre) verhängt werden. Maßnahmen, die auf die Behandlung einer Abhängigkeit bzw. Suchterkrankung zielen, können vom Jugendrichter gleichfalls verhängt werden, insbesondere können, falls die gesetzlichen Voraussetzungen vorliegen (§§ 5, 7, 10 Jugendgerichtsgesetz [JGG], § 64 StGB) therapeutische Maßnahmen als Auflage, Weisung oder in der Gestalt der Unterbringung in eine Entziehungsanstalt angeordnet werden.

Bei der *Behandlung suchtkranker Kinder und Jugendlicher* kommt der Einbeziehung der Familie abseits aller rechtlicher Erwägungen ein maximaler Stellenwert zu. Die häufig erkennbaren Autonomie-/Abhängigkeitskonflikte in der Familie oder Hinweise für körperliche und/oder seelische Traumatisierungen der betroffenen Jugendlichen legen Zwangsmaßnahmen häufig nicht nahe, selbst wenn Eltern sich Unterstützung bei einem konsequenten Vorgehen sehr wünschen. Jugendliche geben sich häufig unverbindlich und wenig motiviert. Hohe Verbindlichkeit und Zuverlässigkeit auf der Seite des Behandlers sowie Klarheit und Eindeutigkeit im Vorgehen haben hier ihre besondere Bedeutung. Die Notwendigkeit, die ratlosen und notleidenden Eltern hinreichend zu unterstützen und Zurückhaltung bei der Verstrickung in familiäre Konflikte müssen sich hier die Waage halten.

Die *Jugend- und Gesundheitsämter* werden dem vom Kinder- und Jugendhilfegesetz formulierten Auftrag gerade bei Schwerstabhängigen oft nicht angemessen gerecht und müssen stärker in die Verantwortung genommen werden. Die *Jugendhilfe* bindet ihre Angebote an die Kooperationsbereitschaft der Betroffenen. Wenn die gesetzten Anforderungen im Zusammenhang mit Suchtmittelkonsum und dissozialem Verhalten wiederholt nicht erfüllt werden, fallen diese Kinder aus dem Hilfenetz der Jugendhilfe in der Regel heraus. Möglicherweise gerechtfertigte Zwangseinweisungen suchtkranker Jugendlicher verfehlen oft ihr Ziel, weil kompetente und engagierte kinder- und jugendpsychiatrische stationäre Einrichtungen zur Behandlung suchtkranker Jugendlicher noch eher die Ausnahme sind und durch ihre langen Wartezeiten der besonderen Not von Familien mit jugendlichen Suchtkranken in zugespitzten Situationen nicht gerecht werden können.

Wohnungslosigkeit des Suchtkranken

FALLBEISPIEL

Situation. Auf einer internistischen Station wird ein multimorbider älterer Herr behandelt, der seit vielen Jahren auf der Straße lebt. Er ist seit über 30 Jahren alkoholabhängig, hat inzwischen eine schwere Polyneuropathie sowie ein Lungenemphysem. Der Patient fühlt sich auf der Station recht wohl, verhält sich auch kooperativ, kann sich aber trotz aller Mahnungen noch nicht recht vorstellen, seinen Lebensstil zu verändern.

> Da eine Entlassung auf die Straße unverantwortlich erscheint, stellt sich die Frage, ob ein geschützter Rahmen für den Patienten geschaffen werden kann.

Wohnungslosigkeit ist aktuell zu 80–90% mit Suchterkrankungen verbunden. In den meisten Einrichtungen der Wohnungslosenhilfe gehört offener Suchtmittelkonsum zum Alltag.

Umgekehrt beherbergt die Wohnungslosenhilfe gerade suchtkranke multimorbide Menschen, die als Patienten wieder in den Praxen niedergelassener Ärzte und in Akutkrankenhäusern auftauchen. Der desolate körperliche Zustand macht eine geschütztere Unterbringung dieser Patienten oft wünschenswert. Zudem besteht eine Chance auf Reduktion des Suchtmittelkonsums oft nicht, solange nicht ein Rückzug aus dem konsumierenden Umfeld erreicht werden kann.

Vor dem Hintergrund des *Ordnungsbehördengesetzes* bieten die Kommunen jedem wohnungslosen Bewohner eine *städtische Unterkunft*, so daß niemand auf der Straße oder unter einer Brücke schlafen muß. Da in diesen Unterkünften häufig Einzelunterbringungen nicht möglich sind, Suchtmittelkonsum eher die Regel und die Atmosphäre nicht selten gespannt und gereizt ist, stellen diese Unterkünfte für suchtkranke Menschen insbesondere mit komorbiden psychiatrischen Störungen kein akzeptables Umfeld dar.

Auf der Grundlage des § 72 stellt das *Bundessozialhilfegesetz (BSHG)* „Personen, bei denen besondere soziale Schwierigkeiten der Teilnahme am Leben in der Gemeinschaft entgegenstehen, Hilfe zur Überwindung dieser Schwierigkeiten" zur Verfügung, „wenn sie aus eigener Kraft hierzu nicht fähig sind". „Die Hilfe umfaßt alle Maßnahmen, die notwendig sind, um die Schwierigkeiten abzuwenden, zu beseitigen, zu mildern oder ihre Verschlimmerung zu verhüten, vor allem Beratung und persönliche Betreuung des Hilfesuchenden und seine Angehörigen, sowie Maßnahmen bei der Beschaffung und Erhaltung einer Wohnung". Hilfsbedürftige Lebensverhältnisse können vor allem bestehen bei *Personen ohne ausreichende Unterkunft*, „Landfahrern", „Nichtseßhaften", aus Freiheitsentziehung entlassen (s. dort) sowie verhaltensgestörten jungen Menschen, denen Hilfe zur Erziehung oder Hilfe für junge Volljährige nicht gewährt werden kann.

Stationäre Einrichtungen nach § 72 BSHG bieten auf dieser Grundlage wohnungslosen Menschen Unterkunft und helfen bei der Vermittlung privaten Wohnraums sowie der Überwindung weiterer sozialer Probleme. Die Vermittlung verläuft in der Regel über entsprechende öffentliche Beratungsstellen für Wohnungslose.

Wenn abseits der Wohnungsproblematik eine durch den chronischen Suchtmittelkonsum entstandene anhaltende Behinderung im Vordergrund steht, kommen *Eingliederungshilfen gemäß den §§ 39, 40 BSHG* in Betracht. „Aufgabe der Eingliederungshilfe ist es, eine drohende Behinderung zu verhüten oder eine vorhandene Behinderung oder deren Folgen zu beseitigen oder zu mildern und den Behinderten in die Gesellschaft einzugliedern. Hierzu gehört vor allem, dem Behinderten die Teilnahme am Leben in der Gemeinschaft zu ermöglichen oder zu erleichtern, ihm die Ausübung eines angemessenen Berufes oder einer sonstigen angemessenen Tätigkeit zu ermöglichen oder ihn soweit wie möglich unabhängig von Pflege zu machen."[1]

Für Eingliederungshilfe kommen die Patienten nicht in Betracht, die aktuell über eine *Rehabilitationsmaßnahme* soweit gesunden können, daß sie in das Erwerbsleben zurückkehren können. Auf der anderen Seite endet die Eingliederungshilfe, wenn der Behinderungsgrad und die Pflegebedürftigkeit so groß und eine Besserungsaussicht so eingeschränkt sind, daß eine Eingliederung in die Gesellschaft nicht mehr möglich erscheint. In diesen Fällen tritt die *Pflegeversicherung* ein.

Stationäre Einrichtungen der Eingliederungshilfe für suchtkranke Menschen bieten den von ihnen Betreuten vor dem Hintergrund einer angemessenen Unterbringung eine geordnete Tagesstruktur, helfen bei der ggf. notwendigen Wiedererarbeitung hauswirtschaftlicher Fähigkeiten und der Strukturierung des Alltags und ermöglichen Gelegenheiten „zur Ausübung einer der Behinderung entsprechenden Beschäftigung, insbesondere in einer Werkstatt für Behinderte". In einigen Fällen gelingt es, den Zustand soweit zu verbessern, daß das zunächst nicht mehr erreichbare Ziel der Eingliederung auf dem allgemeinen Arbeitsmarkt wieder in Betracht kommen kann. In diesen Fällen kann sich an eine Eingliederungsmaßnahme eine Rehabilitationsmaßnahme anschließen (Conty u. Pöld-Krämer 1997).

Neben stationären Einrichtungen der Eingliederungshilfe bieten *ambulante Maßnahmen gemäß §§ 39, 40 BSHG* aufsuchende Betreuung in der eigenen Wohnung und helfen auf diese Weise beim Erhalt der Wohnung sowie bei der Strukturierung des Lebensalltags im eigenen sozialen Umfeld.

Gemäß § 100 BSHG ist für die *Finanzierung der Eingliederungsmaßnahmen* der überörtliche Träger der Sozialhilfe (Landschaftsverband) sachlich zuständig, sofern es sich um eine stationäre bzw. teilstationäre Maßnahme handelt. Für ambulante Hilfemaßnahmen, z. B. aufsuchende Hilfen in der eigenen Wohnung, ist der örtliche Sozialhilfeträger zuständig. Die zuständigen Stellen benötigen für die Beantragung der Kostenübernahme i.d.R. eine ärztliche Stellungnahme, in der aus medizinischer Sicht der Bedarf an Eingliederungshilfe dokumentiert ist. Dabei muß deutlich werden, daß eine Behandlungsbedürftigkeit der die Behinderung begründenden Grunderkrankung im Moment nicht im Vordergrund steht und die Eingliederungshilfemaßnahmen dazu beitragen, am Leben in der Gemeinschaft teilzunehmen. Die ärztliche Stellungnahme muß ergänzt werden durch einen sog. Sozialhilfegrundantrag und einen Sozialbericht, der durch die zuständige Beratungsstelle vor Ort oder durch den Krankenhaussozialdienst erstellt wird.

Angemessene suchtmedizinische Hilfen für chronisch mehrfach geschädigte Suchtkranke sind in der Regel erst möglich, wenn die Sicherung existentieller Lebensgrundlagen wie Wohnung und Beschäftigung gewährleistet ist. Häufig liegt die Einbindung in tragfähige soziale Zusammenhänge so weit zurück, daß ein erheblicher Kraftaufwand und viel Geduld erforderlich sind, um diesem Ziel näher zu kommen. Niedergelassene Ärzte und Ärzte in Akutkrankenhäusern

---

[1] Siehe Anhang 4 in Poehlke et al. 2000.

können hier durch Vermittlung an entsprechende Beratungsstellen einen Einstieg ermöglichen und ihrerseits durch enge Kooperation mit den Einrichtungen gemäß §§ 72, bzw. 39, 40 BSHG einen wichtigen Beitrag zur Überlebenssicherung dieser Patienten leisten.

Strafrechtliche Folgen von Abhängigkeit

FALLBEISPIEL

Situation. Ein Hausarzt hat einen jungen Mann in Substitution übernommen, der wegen Btm-Delikten schon wiederholt in Haft war. Eine neue Verhandlung vor Gericht steht bevor. Der Patient will zusammen mit seinem Drogenberater eine Aussetzung der Strafe gemäß § 35 („Therapie statt Strafe") Betäubungsmittelgesetz (BtmG) erreichen. In der Praxis tritt der Patient z. T. sehr fordernd auf, schließlich steht der Verdacht im Raum, er habe Rezepte aus der Praxis gefälscht.

Unterschied zwischen legalem und illegalem Suchtmittelkonsum

Es ist bemerkenswert, daß selbst in der medizinischen Terminologie in Deutschland Suchtmittelkonsum nach dem Kriterium der Legalität bzw. Illegalität kategorisiert wird. Einen gesetzlichen Tatbestand, der die Abhängigkeitserkrankung als solche unter Strafe stellt, gibt es nicht. Entsprechend ist der reine Konsum – legaler oder illegaler Drogen – als solcher nicht strafbar, ebenso der bloße Spritzenbesitz (ohne Betäubungsmittel).

Im Betäubungsmittelgesetz (BtmG) sind in den Anlagen I bis III die illegalen Suchtstoffe aufgeführt. Bei diesen Substanzen sind Besitz, Erwerb und Weitergabe bzw. Handel unter Strafe gestellt. Die Auflistung macht deutlich, daß der Konsum illegaler Suchtstoffe kaum möglich ist, ohne als Konsument straffällig zu werden. Da der Erwerb illegaler harter Drogen sehr teuer ist (durchschnittlich 30 bis 150 DM am Tag), ist illegaler Konsum regelmäßig mit Drogenhandel, Prostitution und Beschaffungskriminalität verbunden. Insofern schafft die Illegalität von Cannabis-, Amphetamin-, Designerdrogen-, Halluzinogen-, Kokain- und Heroinkonsum eigene Rahmenbedingungen, die die Gesamtbehandlung der Konsumenten mit prägen und sie damit deutlich von der Behandlung von Alkohol- und Medikamentenabhängigkeit unterscheiden.

Zur Schuldfähigkeit des suchtkranken Patienten aus gutachterlicher Sicht

Viele Straftaten werden unter Suchtmitteleinfluß begangen. Dabei stellt sich regelmäßig die Frage der Schuldfähigkeit (§§ 20,21 StGB) eines intoxikiert handelnden Täters.

Die Schuldfähigkeit mißt sich aus juristischer Sicht an der Einsichts- und Steuerungsfähigkeit des Täters. Für die Beurteilung sind konkrete Untersuchungsbefunde über vorliegende Intoxikationserscheinungen wesentlicher als Blutalkoholkonzentrationen oder Mengenangaben von konsumierten Suchtmitteln. Ein unter 3‰ handelnder alkoholtoleranter Täter kann ggf. reflektiert und zielgerichtet handeln und voll schuldfähig sein, während ein alkoholintoleranter Täter mit sehr viel weniger Alkohol im Blut schuldunfähig sein kann, weil seine zerebralen Funktionen erheblich beeinträchtigt waren. Vom Gutachter muß nach der Einschätzung des Schweregrades einer Intoxikation die konkrete Rückwirkung dieser Intoxikation auf den Tathergang dargelegt werden.

Beschaffungskriminalität erfolgt ebenfalls oft unter Suchtmitteleinfluß oder im Entzug. Für die Beurteilung maßgeblich ist hier die Tatanalyse. Wenn ein drogenabhängiger Täter hier geplant handelt, Beeinträchtigungen motorischer und koordinativer Funktionen nicht erkennbar sind und Straftaten sich über einen längeren Zeitraum hinweg wiederholen, liegen aus psychiatrischer Sicht keine Voraussetzungen vor, um eine erhebliche Beeinträchtigung der Steuerungsfähigkeit annehmen zu können. Umgekehrt ist eine verminderte Steuerungsfähigkeit aus psychiatrischer Sicht anzunehmen, wenn der Täter durch die Intoxikation deutlich verändert oder beeinträchtigt ist oder wenn eine ausgeprägte Entzugssymptomatik oder massive Ängste davor das Handeln leiten.

Wenn ein Täter wegen rauschbedingter Schuldunfähigkeit nicht bestraft werden kann, kann nach § 323a StGB der Straftatbestand des Vollrausches erfüllt sein. Die Verurteilung erfolgt dann wegen der herbeigeführten Intoxikation, nicht wegen der im Rausch begangenen Tat, für die der Täter schuldunfähig ist (Venzlaff u. Förster 1999).

Dissoziale Verhaltensweisen im Rauschzustand: Zuständigkeitsprobleme in einem schwierigen Grenzbereich

Wenn alkoholisierte Menschen gewalttätig werden, stellt sich schnell die Frage, in welcher Form der Täter für seine Tat verantwortlich gemacht wird. Wenn der Rauschzustand als eine die eigene Steuerungsfähigkeit aufhebende organische Psychose gewertet wird, führt der weitere Weg des Täters über krankheitsbedingte Fremdgefährdung zur geschlossenen Unterbringung nach den entsprechenden Unterbringungsgesetzen der Länder in das regionale psychiatrische Krankenhaus. Durch ein Strafverfahren kann der Betroffene als psychisch kranker Straftäter in die Forensische Psychiatrie eingewiesen werden. Wertet man eine Rauschtat primär als Delikt eines eigenverantwortlich handelnden Straftäters, bringt die Polizei den Täter nicht in die Psychiatrie, sondern ins Polizeigewahrsam. Eine Verurteilung fällt wegen verminderter Schuldfähigkeit ggf. etwas milder aus oder wird als Vollrausch nach § 323a StGB gewertet, führt den Betroffenen letztlich aber doch in den Strafvollzug und nicht in die Psychiatrie.

Aus der Sicht psychiatrischer Kliniken mit Pflichtversorgungsauftrag wird kritisch vermerkt, daß die Justiz dazu neige, die Unterbringung suchtkranker Straftäter im psychiatrischen Krankenhaus immer wieder mit dem Ziel einer quasi „Vorbeugehaft" zu forcieren. Im Strafrecht ist eine Verurteilung und ggf. Inhaftierung erst möglich, wenn eine Straftat tatsächlich begangen worden ist. Die Unterbringungsgesetze der Länder erlauben eine geschlossene Unterbringung schon dann, wenn wegen einer seelischen Erkrankung selbst- oder fremdgefährdendes Verhalten zu erwarten ist. Mit diesem Rechtsmittel können Menschen, die unter Alkoholeinfluß regelmäßig gewalttätig und bedrohlich werden, zum Schutz der Öffentlichkeit in der Psychiatrie untergebracht werden, wenn eine Anklage und ggf. spätere Inhaftierung in der Justizvollzugsanstalt (JVA) wegen fehlender konkreter Straftatbestände noch nicht möglich ist.

Von entscheidender Bedeutung ist hier, ob bei den Betroffenen auch außerhalb von Rauschzuständen dissoziales Verhalten bekannt ist. Viele Täter versuchen, ihre Verantwortung für begangene Straftaten hinter dem jeweiligen Suchtmittelkonsum zu verstecken, selbst wenn die Straftaten Teil des Lebenskonzeptes der Betroffenen sind. Dabei läßt sich bei diesen Patienten regelmäßig die Diagnose einer „dissozialen Persönlichkeit" stellen, für die im ICD-10 fehlende Impulskontrolle sowie fehlendes Unrechtsbewußtsein als charakteristisch angesehen werden. Da diese Personengruppe sich als nur schwer behandelbar erwiesen hat, ist die Bereitschaft psychiatrischer Krankenhäuser, inklusive der forensischen Abteilungen, sich mit dieser Personengruppe auseinanderzusetzen, nicht besonders ausgeprägt (Platz 1996).

Zu richterlich angeordneten Rechtsfolgen einer Straftat
– Geld- und Freiheitsstrafen – Bewährungsstrafen
– Maßregelvollzug – Therapie statt Strafe

Je nach der gesetzlichen Strafandrohung kann das Gericht nach ordnungsgemäßer Schuldfeststellung *Geld- und oder Freiheitsstrafen* verhängen. Eine Geldstrafe wird in Tagessätzen verhängt, deren Höhe das Gericht unter Berücksichtigung der persönlichen und wirtschaftlichen Verhältnisse des Täters, d. h. in der Regel des Nettoeinkommens, das er durchschnittlich an einem Tag hat oder haben könnte, bestimmt.

Eine Freiheitsstrafe wird zur *Bewährung* ausgesetzt, wenn zu erwarten ist, daß der Verurteilte sich schon die Verurteilung zur Warnung dienen lassen und künftig auch ohne Strafvollzug keine Straftaten mehr begehen wird. Eine erste Freiheitsstrafe wird in aller Regel zur Bewährung ausgesetzt. Dies schließt eine mehrfache Strafaussetzung zur Bewährung jedoch nicht aus. Das Gericht kann *Auflagen* (beispielsweise Schadenswiedergutmachung, gemeinnützige Leistungen) und Weisungen, die helfen sollen, keine Straftaten mehr zu begehen, erteilen. Hier ist auch die *Weisung zu einer Heilbehandlung* – wie einer Entwöhnungsbehandlung – in einem Heim oder Anstaltsaufenthalt (§ 56c StGB) zu erwähnen, die sämtlich nur mit Einwilligung des Verurteilten erteilt werden dürfen.

Die *Unterbringung in einer Entziehungsanstalt nach § 64 StGB* ordnet das Gericht an, wenn jemand den Hang hat, alkoholische Getränke oder berauschende Mittel im Übermaß zu sich zu nehmen, wegen einer abhängigkeitsbedingten Tat verurteilt wird oder nur deshalb nicht verurteilt wird, weil die Schuldunfähigkeit (s. oben) erwiesen oder nicht auszuschließen ist, weitere solche Taten zu erwarten wären und eine hinreichend konkrete Aussicht eines Behandlungserfolges besteht.

Die Unterbringung in der Entziehungsanstalt erfolgt unter geschlossenen Bedingungen nach Maßgabe der in den einzelnen Bundesländern bestehenden Maßregelvollzugsgesetzen. In der Regel wird die Maßregel vor der Strafe vollzogen, wenn nicht ausnahmsweise eine andere Vollstreckungsreihenfolge einen besseren Erfolg verspricht. Die Unterbringungszeit wird bis zur Grenze von 2/3 der Strafe auf diese angerechnet. Nach erfolgreichem Therapieverlauf sollen Strafe und Maßregel zur Bewährung ausgesetzt werden, und es treten Bewährungs- und Führungsaufsicht ein (Volckart 1997).

In besonderen Fällen, insbesondere bei Schwerstabhängigen mit gravierenden Persönlichkeitsveränderungen, kommt auch die *Unterbringung in einem psychiatrischen Krankenhaus gem. § 63 StGB,* die zeitlich nicht befristet ist, in Betracht.

Nur für den Fall der Abhängigkeit von illegalen Drogen und hieraus resultierender Straffälligkeit mit einem 2 Jahre nicht übersteigendem Maß an (Rest-) Freiheitsstrafe sieht das Gesetz in § 35 ff BtMG die Möglichkeit von *Therapie statt Strafe* vor.

Ist die Tat auf die Abhängigkeitskrankung zurückzuführen und begibt sich der Suchtkranke in eine seiner Rehabilitation dienende Behandlung, so kann die Vollstreckungsbehörde mit Zustimmung des zuständigen erstinstanzlichen Strafgerichts die Vollstreckung der Strafe zurückstellen. Im günstigsten Fall kann sogar insgesamt von der Durchführung eines Verfahrens abgesehen werden (§ 37 BtMG).

Ist es zu einem Urteil gekommen und die Therapie erfolgreich abgeschlossen oder eine Behandlung sonst nicht mehr erforderlich, wird die Reststrafe zur Bewährung ausgesetzt. Die Therapiezeiten sind auf die Strafe anzurechnen. Die Therapieeinrichtung ist der Staatsanwaltschaft gegenüber zur Mitteilung verpflichtet, falls die Behandlung abgebrochen wird (§ 36 BtMG).

Folge des Behandlungsabbruchs kann die Fortsetzung des Verfahrens oder der Vollstreckung sein. Besteht bereits ein rechtskräftiges Urteil, so wird die Staatsanwaltschaft, falls nicht eine Nachfolgetherapie angetreten wird, Vollstreckungshaftbefehl erlassen.

Für die Bestimmung dessen, was eine „der Rehabilitation dienende Behandlung" darstellt, hat der Gesetzgeber einen Ermessensspielraum gelassen. Auch ambulante Maßnahmen mit ausreichender Stringenz und Kontrolldichte sowie stationäre Maßnahmen außerhalb von Rehabilitationseinrichtungen können unter diesen Begriff fallen. Im Einzelfall muß das Vorgehen mit der Strafvollstreckungsbehörde abgestimmt werden.

Der Arzt als Behandler eines straffälligen Patienten

Wird ein behandelnder Arzt mit Straftaten seiner Patienten konfrontiert, erscheint die Weiterbehandlung häufig in Frage gestellt. Insbesondere wenn im Zusammenhang von Intoxikationen der eigenen Patienten der Arzt und seine Mitarbeiter selbst Opfer von Beleidigungen oder Bedrohungen werden, ist die Grenze der Zumutbarkeit häufig erreicht. Das „Setting" in den Praxen niedergelassener Ärzte läßt eine Weiterführung der Behandlung in diesen Situationen häufig nicht zu.

Psychiatrische Kliniken mit Versorgungsauftrag stehen diesen Patienten gegenüber in einer anderen Verantwortung. Ein langfristiger wiederkehrender Kontakt in einem gesicherten Setting ermöglicht es eher, einerseits klare Grenzsetzungen zu verdeutlichen und umgekehrt die dringend notwendige Behandlung sicherzustellen. Wesentlich erscheint, daß strafbare Handlungen auch im unmittelbaren Behandlungszusammenhang z. B. auf Entgiftungsstationen, auf keinen Fall folgenfrei bleiben und in der Regel angezeigt werden, um psychiatrische Behandlungszusammenhänge nicht als rechtsfreien Raum erscheinen zu lassen. Übergriffe durch Patienten müssen zeitnah besprochen und Mitarbeiter der behandelnden Einrichtung angemessen geschützt werden. Supervisionen für diese Behandlungsteams sind in der Regel dringend erforderlich, um den notwendigen eigenen inneren Abstand für die unausweichliche Auseinandersetzung zu ermöglichen.

Durch ein professionelles Setting kann häufig auch eine langfristig tragbare Behandlungssituation sichergestellt werden, so daß der gerade für diese Patientengruppe oft vital bedrohliche Behandlungsabbruch die Ausnahme bleiben kann.

Zum Schweigerecht bzw. zur Schweigepflicht

Vermutet oder erfährt der Arzt von bereits begangenen strafbaren Handlungen des Suchtkranken im allgemeinen, begründet dies keine Informationspflicht. Vielmehr führt der gesetzliche *Schutz des Arzt-Patient-Vertrauensverhältnisses* dazu, daß der Arzt berechtigt und verpflichtet ist, auch über dieses Geheimnis Verschwiegenheit zu bewahren. Dies gilt in gleichen Maße für seine Berufshelfer und findet eine Grenze nur in der Verpflichtung, sich notfalls durch Anzeige darum zu bemühen, daß bevorstehende *schwere* Straftaten von deren beabsichtigter Begehung man glaubhaft erfährt, abgewendet werden (§ 138 StGB).

Zum Behandlungsabbruch wegen strafbarer Handlungen

Richten sich Straftaten des Patienten gegen den Arzt selbst und oder seine Mitarbeiter (Beleidigungen, Körperverletzung, Diebstahl, Urkundenfälschung usw.) kann auch eine *fristlose Kündigung des Behandlungsvertrages* unter dem Gesichtspunkt der Unzumutbarkeit in Betracht kommen, wenn dem Patienten andere Hilfs- oder Behandlungsmöglichkeiten verbleiben sowie insbesondere nicht durch plötzlichen und unerwarteten Behandlungsabbruch ein Unglücksfall im Sinne der *Vorschriften über die allgemeine Hilfeleistungspflicht (§ 323c StGB)* eintritt.

Mitunter erscheint es konsequent, die Behandlung abzubrechen, wenn intoxikierte Patienten beleidigend oder bedrohlich werden oder jede eigene Kooperationsbereitschaft vermissen lassen. Dabei ist zu berücksichtigen, daß ein Rauschzustand einer abhängigkeitskranken Person bei hilfloser Lage zunächst als Unglücksfall anzusehen ist, der jedermann zur Hilfeleistung verpflichtet. Unterlassene Hilfeleistung wäre hier strafbar. Medizinisches Personal untersteht durch Übernahme eines Behandlungsauftrags bzw. Abschlusses eines Behandlungsvertrags dem gegenüber erhöhten Verpflichtungen, deren Verletzungen ernste Folgen nach sich ziehen kann. Die tatsächliche Behandlungsübernahme führt zu einer *Garantenstellung des behandelnden Arztes*. Dies bedeutet, daß eine zusätzliche Strafbarkeit für die ggf. eintretenden schwerwiegenden Folgen der unterlassenen Hilfsmaßnahmen begründet wird. Die Strafverfolgung würde sich dann nicht alleine auf unterlassene Hilfeleistung und fahrlässige Körperverletzung ggf. Tötung, sondern auf durch Unterlassung täterschaftlich begangene Körperverletzung bzw. Tötung richten. Vom Arzt wird erwartet, daß er in schwierigen Situationen genügend innere Distanz hat, um professionell zu handeln.

Insofern muß, gerade in Aufnahmesituationen im Krankenhaus oder in ambulanten Notsituationen, ggf. eine Rechtsgüterabwägung vorgenommen werden. Wenn, z. B. durch frostige Außentemperaturen oder fehlende soziale Unterstützung im Umfeld, durch die Behandlungsverweigerung und Zurückweisung eines intoxikierten Patienten diesem ein Schaden entsteht, so hat der in Anspruch genommene Arzt für eine Ablehnung des Patienten auch dann keine Rechtfertigung, wenn beleidigende Äußerungen oder Bedrohungen eine Behandlung als unzumutbar erscheinen ließen.

Sind in solchen Situationen der drohenden Hilflosigkeit des intoxikierten Patienten bei fehlender Kooperationsbereitschaft Abgrenzungen erforderlich, so müssen diese durch Ingewahrsamsnahme der Polizei mit entsprechender ärztlicher Bescheinigung der Gewahrsamsfähigkeit oder durch Einweisung nach PsychKG mit entsprechenden Zwangs- und Sicherungsmaßnahmen umgesetzt werden. Wenn Patienten sich in alkoholisiertem Zustand gewalttätig und unangemessen verhalten haben, sollten diese Situationen nach der Ausnüchterung mit allen Betroffenen besprochen werden. Ggf. müssen Patienten für entstandene Unkosten und Schäden (Krankentransportkosten, Aufenthaltskosten, Sachbeschädigungen etc.) persönlich haftbar gemacht werden.

Suchtkranke Patienten als Gewaltopfer

FALLBEISPIEL

Situation. Eine alkoholabhängige Patientin kommt schon zum wiederholten Male in einem desolaten Zustand in die Praxis. Sie hat blaue Flecken am ganzen Körper und ist von ihrem gewalttätigen Partner offenbar schwer mißhandelt worden. Sie räumt dies zunächst auch ein, zieht ihre „Aussage" dann aber zurück und wehrt sich vehement dagegen, ihren Partner anzuzeigen.

Nachdem im therapeutischen Umgang mit suchtkranken Menschen körperliche und seelische Traumatisierungen eine größere Beachtung gefunden haben, ist die Frage noch brisanter geworden, welche Handlungsmöglichkeiten entstehen, wenn Patienten aktuell Gewaltopfer sind, ohne sich selbst dagegen angemessen abgrenzen zu können. Häufig schützen die Opfer ihre gewaltbereiten Partner um so mehr, je mehr die Behandler als potentielle Beschützer auf eine Anzeige oder ein weitergehendes Eingreifen drängen.

Im Spannungsverhältnis von persönlicher Autonomie einerseits und staatlichem Strafverfolgungsanspruch andererseits war die einfache Körperverletzung bisher als Antragsdelikt ausgestattet. Die Nichtstellung oder Rücknahme eines Strafantrags führte dazu, daß ein Ermittlungs- oder Strafverfahren nicht betrieben werden konnte bzw. zwingend eingestellt werden mußte. Durch eine gesetzliche Neuregelung des § 230, Abs. 1 StGB ist nunmehr eine Verfolgung dieser Taten dann möglich, wenn die Staatsanwaltschaft nach Abwägung aller Umstände ein besonderes öffentliches Interesse an der Verfolgung der Straftat feststellt. Dies kann beispielsweise bei wiederholten, erheblichen oder öffentlich beachteten Taten der Fall sein oder wenn es sich um einen bereits vorbestraften oder unter Bewährung stehenden Beschuldigten handelt.

Insgesamt wird es die Ausnahme bleiben müssen, Täter gegen den Willen des Opfers bei der Polizei anzuzeigen. Wesentlich erscheint es zunächst, den Opfern Ausweichmöglichkeiten zu bieten, z. B. in Frauenhäusern oder durch niedrigschwellige Aufnahmeangebote in stationären Einrichtungen der psychiatrischen Versorgungskliniken. Gegenüber den Tätern erweist es sich oft als hilfreich, zunächst das gemeinsame Gespräch zu suchen, was bei Bemühen um primäre Neutralität erfolgreich sein kann. Dadurch kann es gelingen, daß der Partner selbst seine gewalttätigen Übergriffe als Problem anerkennt, das häufig in Überforderungssituationen mit dem suchtkranken Partner in den Vordergrund tritt. Auf diese Weise können oft konstruktive Lösungen gefunden werden, die die Anzeige des Täters gegen den Willen des Opfers als „Ultima ratio" erscheinen lassen.

Geben Patientinnen unmittelbar vorausgegangene Gewalttaten an, ist es wichtig, gerade auch im Hinblick und Vorgriff auf eine mögliche Strafverfolgung, die *Folgen der Straftat* sehr deutlich und umfassend zu dokumentieren. Die fotografische Dokumentation von Verletzungen ist wichtig, weil sie vor Gericht wichtige Beweismittel sind. Bei Vergewaltigungen ist z. T. noch nach 5–6 Tagen eine gynäkologische Beweissicherung möglich und dringend erforderlich. Ggf. kann auch die Sicherung der während einer Vergewaltigung getragenen Kleidung erforderlich sein, sofern sie noch nicht gewaschen wurde.

Der *Umgang mit gewaltbereiten Patienten sowie Opfern von Gewalttaten*, insbesondere im Umfeld von Abhängigkeitserkrankungen, erfordert beim Behandler einerseits eine orientierungsgebende klare Haltung, andererseits eine angemessene innere Distanz, die die wechselseitige Verstrickung der Beteiligten im Blick behält. Täter wie Opfer haben oft eigene frühe Gewalterfahrungen, so daß die nach Außen tretenden Übergriffe nur der Anfang einer langen Geschichte sind. Sehr häufig kehren mißhandelte Patientinnen kurzfristig in ihr traumatisierendes Umfeld zurück und unterstützen eine Strafverfolgung nicht.

Wichtig ist es in solchen Konstellationen vor allem, den gefährdeten Frauen für bevorstehende bedrohliche Situationen Auswegmöglichkeiten anzubieten. In den meisten größeren Städten in Deutschland bieten sich Frauenhäuser oder sog. Zufluchtsstätten für Mädchen und Frauen als Fluchtpunkt an. Die Opferschutzbeauftragten bei den lokalen Polizeibehörden können weitere Informationen geben.

Suchtkranke Patienten und Ausländerstatus

FALLBEISPIEL

> **Situation.** Ein junger Mann aus Ex-Jugoslawien kommt zu Ihnen in die Praxis und klagt zunächst über Krankheitsgefühl und Abgeschlagenheit. Später stellt sich eine akute Hepatitis C heraus, die der Patient im Zusammenhang mit i.v.-Drogenkonsum erworben hat. Der Patient würde gerne etwas gegen sein Suchtproblem machen und bittet um erste Hinweise, welche Möglichkeiten es für ihn gibt.

Bei der Behandlung ausländischer Patienten, insbesondere ohne gesicherten Aufenthaltsstatus, ergeben sich einerseits Probleme bei der Finanzierung der Leistungen, andererseits gefährdet illegaler Drogenkonsum mit all seinen Konsequenzen die Aufenthaltsberechtigung von Ausländern. Angesichts der ungesicherten rechtlichen Situation der Betroffenen sind perspektivische Planungen häufig schwierig.

Im § 46, Abs. 4 des Ausländergesetzes (AuslG) ist vorgegeben, daß ein Ausländer ausgewiesen werden kann, wenn er/sie Heroin, Kokain oder ein vergleichbar gefährliches Betäubungsmittel gebraucht und nicht zu einer erforderlichen, seiner Rehabilitation dienenden Behandlung bereit ist oder sich ihr entzieht. Eine Ausweisung erfolgt gemäß § 47, Abs. 1, Satz 2 AuslG insbesondere dann, wenn der Betroffene „wegen einer vorsätzlichen Straftat nach dem Betäubungsmittelgesetz rechtmäßig zu einer Jugendstrafe von mindestens 2 Jahren oder zu einer Freiheitsstrafe verurteilt und die Vollstreckung der Strafe nicht zur Bewährung ausgesetzt ist".

In der aktuellen Rechtspraxis werden straffällig gewordenen Ausländer ohne besonderen Ausweisungsschutz in der Regel abgeschoben, sobald es zu einer rechtskräftigen Verurteilung kommt oder eine solche absehbar wird. Lediglich kleinere Verurteilungen, z. B. zu Geld- oder Bewährungsstrafen, ziehen zunächst nur sog. Warnungen der Ausländerämter nach sich. Als *besonderer Ausweisungsschutz* gemäß § 48 AuslG gelten eine unbefristete Aufenthaltsberechtigung, eine unbefristete Aufenthaltserlaubnis bei Patienten, die in Deutschland aufgewachsen sind bzw. die mit einer Partnerin mit Aufenthaltsberechtigung verheiratet sind sowie diejenigen, die mit einem deutschen Familienangehörigen in familiärer Lebensgemeinschaft leben. Einen sicheren Status genießen zudem diejenigen, die als Asylberechtigte anerkannt sind. Ausländer mit einem solchen besonderen Ausweisungsschutz werden in der Regel erst ausgewiesen, wenn es zu schweren Straftaten mit Haftstrafen von über 2 Jahren kommt und eine Besserungsaussicht nicht mehr besteht.

Besondere Probleme entstehen also vor allem für Ausländer, die diesen besonderen Ausweisungsschutz nicht genießen. Dazu gehören insbesondere Asylbewerber, die als solche (noch) nicht anerkannt sind und geduldet werden oder die gemäß §§ 55, 56 AuslG zwar nicht anerkannt sind, aber wegen besonderer Umstände den sog. Abschiebeschutz in Anspruch nehmen können. Diese Patienten können bei Krankheit, Schwangerschaft und Geburt Leistungen gemäß § 4 des Asylbewerberleistungsgesetzes (AsylbLG) über den örtlichen Sozialhilfeträger in Anspruch nehmen. Der Anspruch begrenzt sich auf Akutbehandlungen, so daß zwar ambulante und stationäre Akutbehandlungen in der Regel möglich sind, weitergehende Behandlungen, insbesondere stationäre Psychotherapie oder Entwöhnungsbehandlungen, aber nicht finanziert werden. Die Kosten für eine fortgesetzte Methadonsubstitution werden seitens der örtlichen Sozialhilfeträger in Einzelfällen auf Antrag übernommen. Erfahrungen in der Praxis zeigen, daß es angeraten erscheint, in solchen Fällen zunächst eine Abstimmung mit entsprechenden Beratungsstellen/Betreuern für Asylbewerber vorzunehmen.

Solange ein drogenabhängiger ausländischer Patient ohne besonderen Ausweisungsschutz, also insbesondere ein nicht anerkannter Asylbewerber, nicht straffällig wird und sich um Behandlung bemüht, verfügt das Ausländeramt in der Regel keine Ausweisung.

Im Behandlungsalltag mit Ausländern ohne besonderen Ausweisungsschutz entsteht häufig das Problem, daß die die Drogenproblematik begünstigenden Faktoren wie Entwurzelung, soziale Isolation durch Sprachbarrieren und fehlende Perspektiven, Arbeitslosigkeit wegen fehlender Arbeitserlaubnis und unzumutbare Wohnbedingungen ohne sicheren Aufenthaltsstatus kaum zu lösen sind. Traumatische Erfahrungen aus der Heimatregion können kaum aufgearbeitet werden.

So ergibt sich für die Arbeit mit diesen Patienten eine fast ausweglose Situation, ärztlich bzw. suchtmedizinisch wirklich hilfreich sein zu können. Bei traumatisierten Patienten, die vor der Abschiebung stehen, kann durch kompetente fachärztliche Begutachtungen immer wieder ein Verbleiben in Deutschland gesichert und z. T. auch ein sicherer Aufenthaltsstatus erreicht werden. Als Kooperationspartner stehen in vielen Städten Flüchtlingsberatungsstellen und andere Ausländerinitiativen bereit. Einige wenige Anwaltskanzleien haben im Rahmen ihrer Tätigkeit einen Schwerpunkt im Bereich Ausländerrecht.

Es bleibt festzustellen, daß der größere Teil suchtkranker Asylbewerber nach der Abschiebung in das Heimatland einer ungewissen Zukunft entgegen geht.

Suchtkranke Patienten mit krankheitsbedingter Selbstgefährdung

FALLBEISPIEL

Situation. Der Notarzt wird alarmiert und gebeten, in die Wohnung eines suchtkranken Paares zu kommen. Während der Mann volltrunken auf dem Teppich liegt und sich kaum noch äußern kann, hat die ebenfalls angetrunkene Frau den Krankenwagen gerufen, um ihn in das Krankenhaus bringen zu lassen. Der Mann lehnt jedoch seinen Transport in das Krankenhaus ab. Die Krankenwagenfahrer berichten, beide seien ihnen wohl vertraut aus Noteinsätzen. Sie würden beide Behandlungen jeweils kurzfristig abbrechen, so daß es vermutlich nicht sinnvoll sei, den Mann jetzt mitzunehmen.

Gerade bei chronifiziertem Suchtverlauf, aber auch bei ausgeprägten akuten Intoxikationen, ergibt sich immer wieder das Problem, daß über den Suchtmittelkonsum selbstschädigendes bzw. selbstgefährdendes Handeln deutlich wird, die Betroffenen aber selbst keine Behandlungs- oder Veränderungsbereitschaft zeigen. Gerade bei hoher Ambivalenz der Betroffenen und fehlender Ausdauer für längerfristige Behandlungen stellt sich die Frage, in welchem Umfang eigenverantwortliches Handeln hier überhaupt möglich ist und wann vormundschaftsgerichtlich genehmigte Behandlungen gegen den Willen der Betroffenen erforderlich sind.

Besteht aufgrund psychischer Erkrankungen – beispielsweise Abhängigkeitserkrankungen – eine akute Selbst- oder Fremdgefährdung, so kann der Kranke – beispielsweise der in hilflosem Zustand aufgefundene Süchtige – aufgrund ärztlichen Gutachtens auch gegen seinen eigenen Willen zum Zweck der Gefahrenabwehr auf der geschlossenen Abteilung eines psychiatrischen Krankenhauses untergebracht werden. Die Unterbringung erfolgt durch die Polizei oder Ordnungsbehörde, grundsätzlich aufgrund richterlichen Beschlusses, der im Eilfall jedoch noch unverzüglich nachgeholt werden kann. Insoweit handelt es sich jedoch nicht um eine Unterbringung zu Therapiezwecken, sondern lediglich um die Abwendung eines konkret bestehenden Gefahrenzustandes. Ist dieser (oberflächlich und vorübergehend durch Ausnüchterung oder Medikamentenabgabe) behoben, ist auch diese Unterbringung (Rechtsgrundlage: Unterbringungsgesetze) aufzuheben.

Ist aufgrund des chronifizierten Verlaufs krankheitsbedingt ein eigenverantwortliches Handeln des Betroffenen nicht mehr möglich, kann vom Gericht ein Betreuer bestellt werden. Im Rahmen der Überprüfung der Betreuung kann der Aufgabenbereich individuell spezifisch umschrieben werden (Heilmaßnahmen, Gesundheitsfürsorge, Aufenthaltsbestimmung, Finanzen etc.). Der Betreuer wird zunächst verstanden als Unterstützung für den Betroffenen, der sich selbst in bestimmten, umschriebenen Lebenssituationen nicht mehr helfen kann. Eine gemeinsame Willensbildung wird dabei zunächst vorausgesetzt. Ist krankheitsbedingt eine solche gemeinsame Abstimmung nicht möglich und ein Handeln auch gegen die Willensäußerungen des Betroffenen notwendig, kann ein Einwilligungsvorbehalt eingerichtet werden (Zimmermann 1999).

Wenn im Rahmen einer tragfähigen Beziehung Patienten eigene Grenzen und Möglichkeiten kennengelernt haben, ist häufig auch die Einrichtung einer Betreuung in Absprache mit den Betroffenen möglich. Diese können sich dann an der Auswahl des Betreuers aktiv beteiligen. Die Aufgabenfelder, in denen Unterstützung notwendig ist, können gemeinsam abgesprochen werden. Hilfreich kann es dabei sein, das Gutachten das für die Einrichtung einer Betreuung erstellt wird, mit dem Betroffenen durchzusprechen und unterschiedliche Einschätzungen und Meinungen offen zu diskutieren, damit insgesamt ein partnerschaftliches, eher fürsorgliches Verhältnis erkennbar bleibt, das nicht durch Bevormundung geprägt sein sollte.

In der Psychiatrischen Klinik der Krankenanstalten Gilead in Bielefeld/Bethel wurde in den letzten Jahren versucht, über Behandlungsvereinbarungen Krisen und Notfallsituationen zu reduzieren und dadurch Zwangsmaßnahmen vorzubeugen (Reker 1998). Dabei wird im trockenen Intervall mit dem Patienten die letzte krisenhafte Rückfallsituation durchgesprochen und überlegt, wie eine erneute Zuspitzung bei Rückfälligkeit vermieden werden kann. Die Vorwegnahme eines möglichen Rückfalls im Gespräch wirkt mitunter verunsichernd, ist letztlich aber enttabuisierend und erhält auch aus Sicht der Betroffenen nie den Anschein eines Aufforderungscharakters. In manchen Fällen ist es von Klinikseite her sinnvoll, Aufnahmeschwellen zu senken, wenn Patienten in Rückfallsituationen sehr schambesetzt sind oder durch Krampfanfälle und drohende Delirien gefährdet sind. In anderen Situationen ist es eher wichtig, zwischen dem Patienten, den Angehörigen, ggf. einem Betreuer, Suchtberatung, behandelndem Arzt und zuständiger Klinik klare Rollenteilungen abzusprechen, damit in der nächsten Krisensituation jeder seine persönliche Verantwortung kennt.

Suchtkranke Patienten und Fahrerlaubnis

FALLBEISPIEL

Situation. Ein suchtkranker Mann mittleren Alters hat wegen Suchtmittelkonsums seinen Führerschein verloren und leidet sehr darunter. Er möchte die Fahrerlaubnis auf jeden Fall so bald wie möglich wiederbekommen. Er bittet Sie nun darum, ihm Informationen zu geben, wie dies möglich sei, ihm Wohlverhalten zu bescheinigen und ihn umfangreich dabei zu unterstützen, möglichst bald den Führerschein wiederzubekommen.

Hat die Straßenverkehrsbehörde aus Tatsachen begründete Bedenken gegen die Eignung eines Fahrerlaubnisinhabers oder -bewerbers, so sind diese Eignungszweifel gemäß §§ 11 ff der Fahrerlaubnisverordnung zu klären. Zur Klärung dieser Zweifel kommen insbesondere ärztliche und medizinisch psychologische Gutachten in Betracht. Derartige Gutachten werden entweder von einem Facharzt mit verkehrsmedizinischer Qualifikation, einem Arzt des Gesundheitsamtes, einem Arzt der öffentlichen Verwaltung oder einem Arzt mit der Gebietsbezeichnung Arbeitsmedizin oder der Zusatzbezeichnung Betriebsmedizin erstattet. Dabei soll der behandelnde Arzt selbst nicht für seinen eigenen Patienten gutachterlich tätig werden (DuChesne 2000).

Die Eignung zum Führen von Kraftfahrzeugen wird bei alkoholabhängigen Patienten sowie beim aktiven Gebraucher illegaler Drogen verneint, ausgenommen nur die gelegentliche Einnahme von Cannabis. Diese wird dem sozial üblichen Alkoholgebrauch gleichgestellt. In beiden Fällen wird die Eignung (noch) bejaht, wenn Substanzgebrauch (Alkohol bzw. Cannabis) und Straßenverkehrsteilnahme hinreichend sicher getrennt werden (Gilg 1999).

Nach Entgiftung, Entwöhnung und einjähriger Abstinenz kann aufgrund entsprechender Gutachten die Eignung zum Führen von Kraftfahrzeugen wieder bejaht werden. Bei vorbestehendem Mißbrauch kann der Nachweis der wiedererlangten Fahreignung entweder durch gesicherte Abstinenz oder aber nach Erwerb einer hinreichend stabilen Sicherheit zum kontrollierten Trinken erreicht werden, auch mit Hilfe der Teilnahme an Kursen für alkoholauffällige Kraftfahrer oder therapeutische Maßnahmen. Im einzelnen kann auf die Anlage zur Fahrerlaubnisverordnung (Bundesgesetzblatt 1998, Seite 2258 Punkt 8-9) verwiesen werden.

Eine Substitutionstherapie mit Methadon schließt die Eignung zum Führen eines Kraftfahrzeuges zunächst ebenfalls aus, es sei denn, daß im Einzelfall Fahrtüchtigkeit und Fahreignung durch hinreichende Tatsachen belegt werden (Dittert et al. 1999). Voraussetzung ist in jedem Fall eine nachweisbare Freiheit vom Beigebrauch von einem Jahr und/oder eine positiv begutachtete medizinisch-psychologische Untersuchung (MPU), die die Fahrtüchtigkeit unter laufender Substitutionstherapie mit Methadon belegt.

Der Erhalt der Fahrerlaubnis oder deren Wiedererlangung hat für viele Patienten mit Suchtproblemen einen hohen Stellenwert. Bei Patienten, die ihren Führerschein wegen Suchtproblemen verloren haben, gibt es zur Wiedererlangung eindeutige Regelungen, die im Bundesgesetzblatt niedergeschrieben sind.

Schwieriger ist die Situation, wenn bei Behandlung suchtkranker Patienten deutlich wird, daß diese unter Suchtmitteleinfluß ein Kraftfahrzeug führen.

Der Arzt ist, insbesondere bei eigener Verordnung von Medikamenten (z. B. Methadon oder Benzodiazepinen im Rahmen von ambulanter Entgiftung), dazu verpflichtet, auf die fehlende Fahreignung unter Medikamenteneinfluß hinzuweisen. Wird dem Arzt bekannt, daß der Patient unter Suchtmitteleinfluß ein Fahrzeug führt, ist durch den Datenschutz eine Weitergabe dieser Information an die Straßenverkehrsbehörde oder die Polizei zunächst nicht möglich. Erst wenn der Eindruck entsteht, daß eine akute Gefährdung für die Öffentlichkeit besteht, die als Rechtsgut höher zu bewerten ist als der gegebene Datenschutz, ist im Einzelfall die Weitergabe dieser Information an Ordnungsbehörden vertretbar oder sogar als notwendig zu erachten.

Vor einer solchen Maßnahme sollte der Patient ultimativ dazu aufgefordert werden, bis zu einer stabilen Abstinenzphase kein Kraftfahrzeug zu führen. Bei Patienten mit problematischem Alkoholkonsum im Sinne von Alkoholmißbrauch dürfen die Betroffenen ein Fahrzeug führen, wenn sie das Führen eines Fahrzeugs und den Alkoholkonsum klar trennen.

Ein längerfristiger Patientenkontakt wird in der Regel ein für den Patienten absehbares Vorgehen ermöglichen, durch das der notwendige Vertrauensschutz nicht beeinträchtigt wird. Eine klare und konsequente Haltung ohne Bevormundungstendenzen wird von den meisten Patienten als eher hilfreich angesehen werden.

Suchtkranke Patienten und Infektionskrankheiten

FALLBEISPIEL

Situation. Eine junge Frau mit i.v.-Drogenkonsum wird während einer stationären Behandlung ausführlich untersucht. Dabei ergeben sich Hinweise für eine chronisch aktive Hepatitis C, ein HIV-Test wird von der Patientin verweigert. Die Patientin zeigt sich insgesamt wenig kooperativ, bricht relativ bald die Behandlung wieder ab. Wie sie von Kollegen aus der Drogenberatung erfahren, prostituiert sich die Patientin nach der Behandlung wieder und finanziert damit ihren fortgesetzten i.v.-Drogenkonsum.

Nach dem Bundesseuchengesetz sind die verschiedenen Virus-Hepatititiden bei Erkrankung und Tod meldepflichtig, HIV-Infektion und Aids aber nicht. Wenn Infektiösität eines intravenös- (i.v.-)konsumierenden Patienten vermutet oder gesichert ist, hat der Arzt selbstverständlich die Verpflichtung, den Patienten über Transmissionswege aufzuklären und darauf hinzuwirken, daß der Betroffene die Infektion nicht an Dritte weitergibt.

Im praktischen Alltag ergibt sich immer wieder die Problematik, daß infektiöse Patienten weiter gemeinschaftlichen i.v.-Drogenkonsum betreiben oder sich prostituieren, ohne daß sichergestellt erscheint, daß entsprechende Vorsichtsmaßnahmen (saubere Spritzenbestecke, Safer Sex etc.) eingehalten werden. Besondere Probleme entstehen auch, wenn eine intime Partnerschaft besteht und der betroffene Patient den Partner über seine potentielle Infektiösität nicht aufgeklärt hat (Deutsche Krankenhausgesellschaft 1988).

Im rechtlichen Raum ist diese Problematik bislang nur im Zusammenhang mit HIV-infizierten Patienten diskutiert worden. Die bisherige Rechtsprechung geht davon aus, daß der ungeschützte Geschlechtsverkehr eines HIV-infizierten Patienten mit einer dritten Person, die über diese Infektiösität nicht informiert ist, als versuchte Körperverletzung bzw. versuchte Tötung einzustufen ist. Der geschützte Geschlechtsverkehr bei bestehender Infektiösität ohne Aufklärung des Partners gilt nach herrschender Meinung als vertretbares Risiko.

Für den behandelnden Arzt, der von derartigem fremdgefährdendem Verhalten seiner infektiösen Patienten weiß oder dieses erahnt, ergibt sich daraus ein Konflikt: Entweder er bricht die Schweigepflicht oder aber toleriert wissend die genannten Straftatbestände.

Das Bundesseuchengesetz (BseuchG) sieht zunächst die Gesundheitsbehörde in der Verantwortung. Gemäß §§ 31, 32 BSeuchG sind Ansteckungsverdächtige verpflichtet, die für die Ermittlungen erforderlichen Untersuchungen zu dulden und Vorladungen des Gesundheitsamtes Folge zu leisten. Rechtlich umstritten, obwohl grundsätzlich verfassungsgemäß, sind Zwangstestungen auf HIV-Antikörper oder auch Hepatitis C, die aber nur als Ultima ratio infrage kommen sollten.

Die Gesundheitsbehörden haben nach dem BSeuchG bei nicht belehrbaren Personen noch weitergehende Möglichkeiten, z. B. die Anordnung einer Kondompflicht für Prostituierte, die regelmäßige Beobachtung durch regelmäßige Einbestellung und Untersuchung (§ 36 BSeuchG) sowie letztlich sogar Tätigkeitsverbote (§ 38 BSeuchG) und Absonderung (§ 37 BSeuchG). Eine praktische Bedeutung hat eine solche Zwangsunterbringung nach BSeuchG bislang nicht erlangt, zumal gleichzeitig der Tatbestand der versuchten Körperverletzung erfüllt wäre und damit ein strafrechtlicher Handlungsrahmen zur Verfügung stünde.

Bei allen meldepflichtigen Erkrankungen kann der behandelnde Arzt bei nichtkooperativen Patienten sein Vorgehen mit der Gesundheitsbehörde abstimmen. Bei der nicht meldepflichtigen HIV-Infektion muß der behandelnde Arzt letztlich eine Güterabwägung vornehmen. Zu berücksichtigen ist dabei ein Urteil aus jüngerer Vergangenheit. Ein niedergelassener Arzt war verurteilt worden, weil er der bei ihm in Behandlung befindlichen Partnerin eines ebenfalls in seiner Behandlung befindlichen infizierten Patienten nicht mitgeteilt hatte, daß sie durch Intimkontakte mit ihrem Partner infektionsgefährdet ist.

Die Infektion Dritter durch bekannte Drogenkonsumenten mit infektiösen Erkrankungen, insbesondere Hepatitis C und HIV, stellt ein erhebliches gesundheitspolitisches Problem dar, insbesondere solange eine Impfung gegen Hepatitis C und HIV nicht möglich ist. Im Alltag von Praxis und Krankenhaus wird es zunächst darauf ankommen, in diesem Zusammenhang andere Patienten zu schützen. Dabei ist deutlich zu machen, daß sowohl die Hepatitis C wie die HIV-Infektion im Alltag keine besonderen Hygienemaßnahmen erfordern. Die Patienten benötigen keine eigenen Toiletten und können sich am Küchendienst beteiligen. Probleme entstehen erst bei offenen Verletzungen, die angemessen versorgt und abgeheilt sein müssen, bevor eine Beteiligung am Alltag im o. g. Sinne möglich sein kann.

Darüber hinaus kommt es darauf an, Patienten angemessen über ihre Infektiösität und Übertragungswege aufzuklären. Wenn sich Patienten hinterher trotzdem durch „needle-sharing" oder ungeschützte Prostitution so verhalten, daß Dritte infiziert werden (könnten), erfüllen sie ggf. den Tatbestand der Körperverletzung. Neben strafrechtlichen Konsequenzen müssen die Betroffenen mit Schadenersatzansprüchen z. B. auch von Partnern rechnen. Eine Anzeige dieser Patienten durch den behandelnden Arzt wird in der Regel dennoch die Ausnahme bleiben.

Fazit

Bei der Behandlung suchtkranker Menschen kommt man mit den unterschiedlichsten Gesetzen, Verordnungen und weiteren Rechtsnormen in Berührung, wie die in diesem Beitrag beschriebenen Situationen, die sicherlich keine abschließende Darstellung bieten wollten und konnten, gezeigt haben. Aufgrund unserer praktischen Erfahrungen halten wir es für sinnvoll, sich gelegentlich auch mit rechtlichen Fragestellungen, die den Bereich Suchtmedizinische Versorgung berühren, zu befassen. Für spezielle Fragestellungen, die sich im Alltag immer wieder ergeben werden, sollte man auf kompetente Beratungsstellen und weitere spezialisierte Institutionen zurückgreifen.

Literatur

Conty M, Pöld-Krämer S (1997) Recht auf Teilhabe; Eingliederungshilfen für Menschen mit Behinderungen. Bethel-Beiträge 51, Bethel Verlag, Bielefeld

Deutsche Krankenhausgesellschaft (1998) Gemeinsame Hinweise und Empfehlungen der Bundesärztekammer (BÄK) und der deutschen Krankenhausgesellschaft (DKG) zur HIV-Infektion. Pressestelle der DKG, Düsseldorf

Dittert S, Naber D, Soyka M (1999) "Methadonsubstitution und Fahrtauglichkeit", Ergebnisse einer experimentellen Studie. Nervenarzt 5:457–462

DuChesne A (2000) Fahreignungsbeurteilung nach der neuen Fahrerlaubnisverordnung. Westfälisches Ärzteblatt 2:12–13

Eberth A, Fachverband Drogen und Rauschmittel (1996) Drogenrecht. Zusammenstellung wichtiger Gesetze und Entscheidungen in Auszügen. Neuland, Geesthacht

Follmann A (2000) Rahmenbedingungen der Substitutionsbehandlung Opiatabhängiger. In: Poehlke T et al. Suchtmedizinische Versorgung 2, Drogen. Springer, Berlin

Forster B, Joachim H (1997) Alkohol- und Schuldfähigkeit. Eine Orientierungshilfe für Mediziner und Juristen. Beck, München
Franke U, Wienroeder K (1999) BtMG, Kommentar, 2. Aufl. Müller-Verlag
Gilg T (1999) Rechtsmedizinische Aspekte von Alkohol und Alkoholismus. In: Singer MV, Teyssen S (Hrsg) Alkohol und Alkoholfolgekrankheiten. Springer, Berlin Heidelberg, S 526–551
Hörger B (1999) Erfahrungen mit möglichen Schwierigkeiten in der Betreuung drogenabhängiger, schwangerer Frauen und Voraussetzungen für Hilfeangebote. Sucht 5, 45:351–356
Hügel H, Junge W (1998) Deutsches Betäubungsmittelrecht, 7. Aufl. Apoth.-Vg
Knauer C (1998) AIDS und HIV – Immer noch eine Herausforderung für die Strafrechtsdogmatik. Goldammer's Archiv für Strafrecht 1998: 428–442
Laufs A, Uhlenbruck W (1999) Handbuch des Arztrechts, 2. Aufl. Beck, München
Mrozynski P (1999) Rechtssprechungsübersicht: Unterbringung bei Alkoholsucht. BGH-Urteil v. 8.1.1999, 2 StR 430/98 § 63 StGB. Recht und Psychiatrie 4:176–178
Müller D (1991) AIDS-Verhütung und -Bekämpfung: Handlungsmöglichkeiten der Gesundheitsbehörden nach dem Bundesseuchengesetz (BSeuchG). Deutsches Verwaltungsblatt 106:141–148
Platz WE (1996) Dissozialität oder Sucht. Die Prognose. Strafverteidiger 16:234–236
Rasch W (1991) Voraussetzungen der Unterbringung nach § 64 StGB aus psychiatrischer Sicht. Gründe für die Bestimmung der Vollstreckungsreihenfolge gemäß § 67 StGB; § 67d Abs. 5 StGB. Recht und Psychiatrie 9:109–114
Reker M (1998) Behandlungsvereinbarungen mit chronisch Suchtkranken. In: Dietz A, Pörksen N, Voelzke W (Hrsg) Behandlungsvereinbarungen. Vertrauensbildende Maßnahmen in der Akutpsychiatrie. Psychiatrie-Verlag, Bonn
Rüth U (1999) Das jugendpsychiatrische Gutachten zur geschlossenen Unterbringung Minderjähriger in der Jugendhilfe (§ 1631 b BGB) – Prozeßdiagnostik und Vermittlung von Hilfen. Spektrum 5:122–126
Seifert D, Leygraf N (1999) Drogenabhängige Straftäter im Maßregelvollzug. Ergebnisse einer Querschnittserhebung. Nervenarzt 5:450–456
Venzlaff U, Förster K (1999) Psychiatrische Begutachtung. Ein Handbuch für Ärzte und Juristen, 3. Aufl. Urban & Fischer, München Jena
Volckart B (1997) Maßregelvollzug. Das Recht des Vollzugs der Unterbringung nach §§ 63/64 StGB in einem psychiatrischen Krankenhaus und in einer Entziehungsanstalt. Hermann Luchterhand, Neuwied Darmstadt
Wagner H-J (1996) Betäubungsmittelstrafrecht, Einführung anhand von Fällen. Nomos Verlagsgesellschaft, Baden-Baden
Weber K (1999) Betäubungsmittelgesetz, Kommentar. Beck, München
Zimmermann W (1999) Betreuungsrecht. Beck, München

Part IV

Frühintervention und motivierende Gesprächsführung   IV

Kapitel 13
Die Arzt-Patient-Beziehung 169
G. Reymann

Kapitel 14
Grundlagen motivierender Gesprächsführung 179
G. Kremer

Die Arzt-Patient-Beziehung 13

G. Reymann

Grundlegende Implikationen der Arzt- und der Patientenrolle

Bei der Behandlung von Suchtmittelkonsumenten wird der Arzt umfassend in Anspruch genommen. Ihm obliegt die Prävention, Diagnostik und Therapie sowohl der Abhängigkeitserkrankung wie auch der Begleiterkrankungen, die Eingrenzung sozialer Suchtfolgeschäden und auch die Erstellung diverser gutachterlicher Stellungnahmen. Letztere können, wenn sie sich zum Beispiel auf die Notwendigkeit einer medizinischen Rehabilitation, einer ambulanten Krankenpflege, einer Behandlung gemäß PsychKG oder einer juristischen Betreuung im Rahmen des BGB beziehen, für den Patienten sehr weitreichende Konsequenzen haben (Eberth 1996).

Die umfassende Zuständigkeit kann vom Patienten als Machtposition des Arztes empfunden werden und die Angst hervorrufen, ihm ausgeliefert zu sein. Dies kann dazu führen, daß ein Arzt gar nicht erst aufgesucht wird oder daß besonders dem Arzt gegenüber Informationen zurückgehalten werden. Zumindest bei Alkoholikern ist beides selten der Fall. Es ist anzunehmen, daß etwa drei von vier Alkoholabhängigen mindestens einmal pro Jahr ihren Hausarzt aufsuchen (Wienberg 1995). Ihm gegenüber sind die Patienten eher bereit, ein gezieltes Gespräch über Alkoholprobleme zu führen als gegenüber Dritten (Kremer et al. 1999).

Andererseits ist die oben skizzierte umfassende Zuständigkeit des Arztes eine Chance zur integrativen Betrachtung der verschiedenen wesentlichen Problemfelder des Betroffenen. Die Mehrzahl der Patienten erwartet, sowohl gesundheitliche als auch soziale und etwaige rechtliche Probleme dem Arzt gegenüber eröffnen zu können.

Im Medizinstudium ist aber keine ausreichende Vorbereitung auf diese Herausforderung vorgesehen. Zwar werden in den somatischen Fachgebieten beim systematischen Durchgang durch die einzelnen Organsysteme viele Suchtfolgeerkrankungen vorgestellt. Bei der Vermittlung der Vielfalt der psychiatrischen und der psychotherapeutischen Krankheitsbilder erhalten aber die eigentlichen Abhängigkeitserkrankungen nur selten das Gewicht, das ihnen aufgrund ihrer hohen Prävalenz und ihrer speziellen Behandlungsprinzipien zukäme. Es unterbleibt eine Anleitung in der notwendigen Integration psychischer, somatischer und sozialer Faktoren der Patho- und auch der Salutogenese. Insofern ist die strikte Beschränkung auf die Diagnostik und die Therapie körperlicher Folgeerkrankungen nachvollziehbar, die sich manche Ärzte selbst auferlegen (Ziring u. Adler 1991). Bei einer Befragung von 312 Allgemeinärzten in England fühlten sich nur 44% zu einer effektiven Behandlung von Alkoholkranken imstande und nur jeder dritte (29%) war mit seiner Arbeit zufrieden (Anderson 1985). Ein ähnliches Bild ergab sich bei einer anonymisierten Untersuchung von 128 Ärzten einer deutschen Medizinischen Universitätsklinik (Herrlen-Pelzer et al. 1999). Zu 71% bezeichneten sie sich als zum Thema Alkohol nicht gut informiert.

Die besonderen Herausforderungen der Suchtmedizin an die Ärzte werden deutlich, wenn die Behandlung von Abhängigkeitskranken mit derjenigen von rein somatisch Erkrankten verglichen wird (Tabelle 13.1). Dies wird gleichermaßen bei den allgemeinen Behandlungsvoraussetzungen, in der Diagnostik und im Behandlungsverlauf deutlich.

Die *äußeren Behandlungsvoraussetzungen* haben bei der Behandlung von Suchtmittelkonsumenten wesentlichen Einfluß auf die Beziehung zwischen Patient und Arzt. In der Suchtmedizin gibt es keine im Sinne der Berufsordnung führbare Qualifikation, die dem Patienten gegenüber deutlich machen könnte, ob der einzelne Arzt in der Behandlung dieser Erkrankung eine spezielle Weiterbildung absolviert hat oder nicht. Die Suche nach einem Fachmann bleibt für den Suchtmittelkonsumenten dadurch mit größerer Unsicherheit behaftet.

Der Arzt andererseits muß in der Suchtmedizin vor Beginn von allgemein anerkannten und für die Behandlung wesentlichen Maßnahmen zunächst Anträge stellen und warten. Dies gilt bei der Substitution Opiatabhängiger und für alle Formen der medizinischen Rehabilitation. Auch die Tatsache, daß die medizinische Rehabilitation grundsätzlich nicht von den für den Krankheitsfall eigentlich zuständigen Krankenversicherungen, sondern von den Rentenversicherungsträgern vergütet wird, kann die Arbeit des Arztes behindern. Dieser bürokratische Aufwand und besonders die dadurch bedingten Verzögerungen können das Verhältnis zwischen Arzt und Abhängigem belasten. Denn wenn der abhängigkeitskranke Patient zum Beispiel eine raschere Vermittlung in Therapie fordert, wird oft nicht beachtet, daß er aufgrund der Bedingungen des Antragsverfahrens gegenüber anderen Kranken objektiv benachteiligt ist. Seine fordernde Haltung wird statt dessen oft auch in diesen Fällen als Symptom seiner Erkrankung oder seiner Persönlichkeit aufgefaßt.

Auch bei der Durchführung der *Diagnostik* bestehen besondere Herausforderungen, die sich auf die Beziehung zwischen Arzt und Patient auswirken. Häufig dissimulieren die Patienten anfänglich erheblich. Auf direkte Fragen antworten sie oft zunächst ausweichend oder unvollständig. Dies legt dem Arzt nahe, Abhängigkeitskranken Unaufrichtigkeit zu unterstellen.

Die Dissimulation ist aber meist nicht Ausdruck einer Persönlichkeitseigenschaft, sondern die Folge von konkreten, aus der aktuellen Situation verstehbaren Schuldgefühlen und Ängsten. Dem Patienten ist bewußt, daß er selbst durch fortgesetzten Konsum des Suchtmittels ganz wesentlich zur Entstehung und zum Ausmaß seiner Erkrankung beigetragen hat und weiter beiträgt. Es fällt nicht leicht, über selbstschädigende Handlungen zu sprechen.

Der Konsum des Suchtmittels hat zumindest in frühen Stadien der Suchtentwicklung immer auch deutliche Vorteile gegenüber einer Abstinenz. Meist stellt er für den Patienten eine wesentliche Form einer Entlastung dar. Es fällt nicht leicht,

Tabelle 13.1. Gegenüberstellung einzelner Aspekte von Abhängigkeitserkrankungen und rein somatischen Krankheiten

	Suchterkrankungen	Körperliche Erkrankungen
Äußere Behandlungsvoraussetzungen		
Eine spezielle Weiterbildung des einzelnen Arztes ist für den Patienten ...	nicht ersichtlich	deutlich
Die Übernahme der Behandlungskosten erfolgt ...	durch die Kranken- und/oder die Rentenversicherung	durch die Krankenversicherung
Die Finanzierung dringender Behandlung ist ...	oft durch Antragstellung verzögert (z. B. Methadonsubstitution)	unmittelbar vorhanden
Wesentliche Behandlungsformen sind für den einzelnen Patienten ...	kontingentiert (z. B. Rehabilitation)	unbefristet verfügbar
Diagnostik		
Der Patient eröffnet wesentliche Beschwerden und Sorgen ...	meist verzögert und indirekt, oft zunächst unvollständig	meist spontan und vollständig
Die Pathogenese erfolgt ...	nie ohne Handlungen des Patienten (Konsumverhalten)	meist ohne offensichtliches Zutun des Patienten
Eine Betroffenheit des Arztes im privaten Bereich ist ...	häufig	selten
Ein pathognomonischer Befund ...	fehlt meist	ist oft vorhanden
Die Diagnosestellung erfolgt ...	aufgrund von Indikatoren und Symptomen	aufgrund von Symptomen
Die Unsicherheit in der Hierarchisierung von Diagnosen ist ...	groß	gering
Behandlung		
Die Symptomatik der Erkrankung stellt für den Patienten primär ...	eine Entlastung dar	eine Belastung dar
Die Anforderungen an die Compliance erstrecken sich auf ...	eine beständige Impulskontrolle bezüglich des Suchtmittelkonsums	meist lediglich auf das Einhalten einzelner Termine und die Einnahme einer Medikation
Im Behandlungsverlauf wird ...	dem Patienten das Suchtmittel reduziert oder genommen	oft kein einschneidender Verzicht verlangt
Rezidive werden dem Betroffenen von seinem sozialen Umfeld meist ...	zum Vorwurf gemacht	bedauernd eingeräumt

auf eine kurzfristige und zuverlässig wirksame Möglichkeit der Entlastung zu verzichten. Der Patient befürchtet, vom Arzt beschuldigt zu werden, seine Erkrankung herbeigeführt zu haben und sie selbst aufrecht zu erhalten. Nicht selten unterstellt er, daß der Arzt ihn im Entzug leiden lassen wird. Und schließlich gehen die meisten Patienten davon aus, daß der Arzt von ihnen apodiktisch das verlangt, was sie nach ihrer bisherigen Erfahrung nicht leisten können – die dauerhafte absolute Abstinenz vom Suchtmittel. Wenn er das ganze Ausmaß seines Suchtmittelkonsums und der daraus sich ergebenden Probleme dem Arzt gegenüber eröffnet, erwartet der Patient, daß der Arzt auf ihn noch mehr Druck in Richtung Abstinenzeinhaltung machen wird.

So gibt es für die Schwierigkeiten des Patienten, dem Arzt das Ausmaß seiner Abhängigkeitsentwicklung offen darzulegen, gut nachvollziehbare Ursachen.

Im Vergleich dazu ist das Arzt-Patient-Verhältnis bei rein somatischen Erkrankungen übersichtlich. Meist ereilen diese Krankheiten den Patienten ohne dessen offensichtliches oder gar willkürliches Zutun. Vom Beginn der Erkrankung an ist ihre gesamte Symptomatik zumindest belastend. Der Patient erwartet vom Arzt ihre rasche Behandlung. Seine Erfahrung lehrt ihn, daß der Arzt über Methoden verfügt, die ihn bei dieser Erkrankung vor einem Wiederauftreten weitgehend bewahren werden. Dabei kann er davon ausgehen, daß die erwartete Mitarbeit sich in der Regel mit dem Einhalten einzelner Termine und der Einnahme einer Medikation auf ein vertretbares Maß beschränkt. Falls dauerhafte weitergehende Compliance gefordert ist, wie zum Beispiel bei der diätetischen Einstellung eines Diabetes mellitus, wird bei rein körperlichen Erkrankungen vom sozialen Umfeld ein vorübergehender Lapsus meist gern eingeräumt.

Bei Abhängigkeitsentwicklungen ist der Arzt darauf angewiesen, die Diagnose mehr anhand von Indikatoren als aufgrund eindeutiger Symptome zu stellen. Ein pathognomonischer Befund fehlt hier zumeist. Bei der Frage, ob er die Abhängigkeit vor anderen Diagnosen des Patienten an die erste Stelle setzen soll, kommt er möglicherweise zu unterschiedlichen Ergebnissen, je nachdem, ob ihm eine Beschwichtigung des Patienten und die Kostenübernahme durch die Krankenversicherung oder medizinisch-fachliche Kriterien wichtig sind.

Probleme bereitet ferner die in der Regel große persönliche Betroffenheit des Arztes bei Abhängigkeitsentwicklungen. Aufgrund der hohen Prävalenz der Abhängigkeitserkrankungen hat nahezu jeder Arzt durch Erkrankungsfälle in der eigenen Familie, im Bekanntenkreis oder im Wohnumfeld im Privatleben Erfahrungen mit den destruktiven Auswirkungen von Sucht. Ein wesentlicher Anteil der Ärzte gehört zu den Rauchern. Auch anderen Abhängigkeitsentwicklungen gegenüber stellt der Arztberuf keinen Schutz dar.

Die Erfahrungen, die als Privatperson mit dem Wechsel zwischen Abstinenzvornahme und Rückfall gemacht werden, wirken sich auf die Beziehung zu abhängigen Patienten aus. Diese Auswirkungen sind um so wirksamer, je weniger sie vom Arzt anerkannt und reflektiert werden.

Dies bedingt bereits in der Phase der Diagnostik eine höhere Subjektivität als bei rein somatischen Erkrankungen. Im Extremfall wird nur mit der privaten Erfahrung verglichen, statt die ICD 10 anzuwenden. Dann ist genau der Patient ein Problemtrinker, der mehr trinkt, als sein Arzt.

Auch im *Behandlungsverlauf* wirken sich die aus dem Privatleben herrührenden Befürchtungen aus. Wenn sie nicht ausreichend reflektiert werden, hindern sie den Arzt daran, Nähe und Distanz zum Patienten in dessen Interesse zu regulieren.

Er versucht dann nicht selten, durch ein Andeuten oder sogar ein Aussprechen der eigenen privaten Betroffenheit sich mit dem Patienten zu verbrüdern. Diese

Verbrüderung stellt eine kurzfristige Entlastung dar. Im Grunde genommen wird aber der Patient enttäuscht, denn er darf von ärztlicher Behandlung eine auf seine eigene Situation ausgerichtete Fachlichkeit erwarten. Zum gegenseitigen Austausch über eigene Erfahrungen mit Abhängigkeit könnte sich der Arzt mit ihm in einer Selbsthilfegruppe verabreden. Er sollte dann aber sehr kritisch prüfen, ob er für die ärztliche Behandlung in diesem Fall die richtige Person ist.

Die Arzt-Patient-Beziehung droht ihr therapeutisches Potential vollends zu verlieren, wenn der Patient zum Beispiel mit Anspielung auf eine solche Verbrüderung vom Arzt Gefälligkeiten erwartet, die fachlich nicht zu rechtfertigen sind. Gibt der Arzt diesem Druck beispielsweise beim Ausstellen von nachträglichen Arbeitsunfähigkeitsbescheinigungen oder von Benzodiazepinrezepten nach, nimmt die Verstrickung erheblich zu. Was einmal großzügig gewährt wurde, kann ein nächstes Mal kaum mehr versagt werden. Andere Abhängigkeitskranke werden diesen Arzt gezielt aufsuchen und das gleiche verlangen. Schwere Formen der Ko-Abhängigkeit finden wir bei der Abhängigkeit von Sedativa. Im direkten Widerspruch zu seiner ärztlichen Rolle ist der Rezeptierende hier Wegbereiter der Erkrankung. Vor dem Hintergrund des fortgesetzten ärztlichen Fehlverhaltens ist er zunehmend auf die Verschwiegenheit des Patienten angewiesen. Zwischen Arzt und Patient entsteht eine symbiotische Beziehung, in der beide existentiell aufeinander angewiesen sind. Der Patient benötigt das Rezept und der Arzt das Stillschweigen des Patienten. Diese Patienten nennen bei Aufnahme zur Entzugsbehandlung meist nicht die Namen der Ärzte, die ihnen größere Benzodiazepindosen rezeptiert haben. Ob die Patienten mehr aus persönlicher Verbundenheit oder im Hinblick auf einen etwaigen Rückfall schweigen, bleibt meist offen.

Aus Sorge vor einer solchen Dynamik – oder ebenfalls aufgrund einer nicht ausreichend reflektierten privaten Betroffenheit – distanziert sich die Mehrheit der Ärzte übermäßig von Suchtmittelkonsumenten.

Häufige von Patienten mit problematischem Suchtmittelkonsum ihrem Arzt zugeschriebene Rollen

Die Suche nach einer spezifischen Suchtpersönlichkeit ist bis heute ohne Erfolg geblieben. Primär verteilen sich die verschiedenen Persönlichkeitseigenschaften bei Suchtmittelkonsumenten wie in der Gesamtbevölkerung. Rollen, die Suchtmittelkonsumenten häufig ihrem Gegenüber zuweisen, sind daher eher durch Erfahrungen bedingt, die im Erkrankungsverlauf typischerweise häufig gemacht werden.

Rollenzuweisung aufgrund von Vorerfahrung

Typische Rollenzuschreibungen entwickeln sich, wenn die untersuchte Gruppe in der Vergangenheit überzufällig häufig bestimmte Erfahrungen mit dem Verhalten anderer gemacht hat. Das daraus entwickelte Beziehungsmuster kann sich bis in die Gegenwart hinein fortsetzen.

Mit 22 Alkoholabhängigen wurden nach einer mindestens 14tägigen Abstinenz semistrukurierte diagnostische Interviews geführt und anhand von Videoaufzeichnungen von fünf Ratern unabhängig voneinander gemäß den OPD-Richtlinien ausgewertet (Arbeitskreis OPD 1996). Dabei wurde die Rolle des Interviewers und vorangegangener Kontaktpersonen eingehender untersucht.

Der Patient erlebte sein Gegenüber häufig so, daß er besonders hilft, versorgt und beschützt (12,6%), ausbeutet und manipuliert (12,6%), ihn im Stich läßt (10,7%), Ansprüche und Forderungen stellt (10,1%), ihn zurückweist (10,1%) oder ihn bestimmt und beherrscht (9,4%). Der Untersucher erlebte sich selbst dabei gegenüber dem Alkoholabhängigen überwiegend so, daß er diesen einfach machen ließ (18,1%), an ihn Ansprüche und Forderungen stellte (11,3%) oder resigniert aufgab (11,3%; Reymann et al. 2000). Trotz der geringen untersuchten Fallzahl zeichnen sich hier im Erleben der Untersucher Elemente nebeneinander ab, die Grampp anhand einer Novelle von Kafka für das Verhalten von Therapeuten gegenüber Abhängigkeitskranken in zeitlicher Aufeinanderfolge beschrieben hat: Mit einem Anliegen angesprochen wendet sich der Therapeut dem Hilfesuchenden zu, fordert vergeblich eine genauere Erklärung des Anliegens, wendet sich dann resignativ ab und geht (Grampp 1995). Dahinter mag die häufige Erfahrung stehen, daß Ärzte, die die Anliegen des Patienten nicht ausreichend aufnehmen und das medizinisch begründete Ziel der dauerhaften Abstinenz zu unvermittelt einfordern, in Rückfallsituationen nicht selten die Behandlung resignativ aufgeben.

Rollenzuweisung aufgrund aktueller Erfahrung

Wesentlicher als durch Vorerfahrung wird die Beziehung des Suchtmittelkonsumenten zu seinem Gegenüber von der aktuellen Situation bestimmt. Die aktuelle körperliche Verfassung mit Intoxikation, Entzugssyndrom oder Restitution, das Verhalten des Gegenübers und das Setting der Behandlung haben großen Einfluß.

Wie bedeutend der Einfluß des Settings auf die dem Arzt zugeschriebene Rolle ist, wird deutlich, wenn auf einer Entzugsstation bei unverändertem Patientengut und weitgehend konstanter Zusammensetzung des Teams das Behandlungskonzept geändert wird.

Wird zum Beispiel die letzte Woche einer zumeist dreiwöchigen qualifizierten Entzugsbehandlung ausschließlich vollstationär durchgeführt, kommt dies den unselbständigeren Patienten mit Hospitalisierungsneigung entgegen. Dem Arzt wird dann oft die Verantwortung dafür übertragen, daß nach Entlassung Abstinenz aufrecht erhalten werden kann. Patienten mit stärker ausgeprägten dependenten Anteilen schreiben ihrem Arzt dabei besondere Fachkompetenz oder sogar magische Fähigkeiten zu. Den selbständigeren Patienten fällt es oft schwer, für eine weitere Woche auf ihre Unabhängigkeit und die Entfaltungsmöglichkeiten daheim zu verzichten. Als Gegenleistung für diesen Verzicht erwarten auch sie vom Arzt ihre zukünftige Abstinenzfähigkeit. Je stärker der vollstationäre Rahmen nach außen abgeschlossen ist, desto weniger können die Patienten konkrete Probleme aus ihren privaten Lebenszusammenhängen in die Behandlung einbringen. Je weniger eine konkrete Vorbereitung auf die Zeit nach Entlassung möglich ist, desto entfernter und großartiger muß der Arzt sein, um trotzdem für die Zeit nach der Entlassung Abstinenzfähigkeit in Aussicht stellen zu können.

Wird die dritte Behandlungswoche bei der Mehrzahl der Patienten im Rahmen der gleichen Aufnahmestation tagesklinisch durchgeführt, ändern sich die Handlungsabläufe und dadurch auch die Rollenzuschreibungen.

Im tagesklinischen Setting ist der Patient vom Abend an bis zum nächsten Morgen und das ganze Wochenende auf sich selbst gestellt. Er ist gezwungen, eigene Kompetenzen im Umgang mit Abstinenz und mit ihrer Aufrechterhaltung zu erwerben. Die eigenständig gemachten Erfahrungen kann er mit dem Arzt reflektieren. Der Arzt wird mehr als Gegenüber und zur nachträglichen Bestätigung eigener Entscheidungen in Anspruch genommen. Dem Patienten ist deutlich, daß er die Verantwortung für sein Verhalten nicht dem Arzt übertragen kann.

Ähnliches wird bei den Gesprächen zur Behandlungsdauer deutlich: Bei einem rein vollstationären Setting ist es öfter nötig, einzelne Patienten zum Bleiben zu motivieren. Dies geschieht oft, indem auf die Rückfallgefahren außerhalb der Station und auf eine noch zu geringe eigene Steuerungsfähigkeit hingewiesen wird. Bei einer überwiegend tagesklinischen Durchführung der dritten Woche sind statt dessen vorwiegend Gespräche zu führen, in denen Patienten zum Wechsel in die Tagesklinik ermutigt werden. Dabei werden sie oft auf ihre im Stationsalltag sichtbaren Kompetenzen aufmerksam gemacht. Diese Gespräche werden möglichst in der Gruppe geführt. Sie prägen stark das Bild der Patientenschaft vom Arzt und damit auch die ihm allgemein zugeschriebene Rolle. Im ersten Setting hält er Patienten unter Hinweis auf deren Einschränkungen in dem von ihm selbst geschützten Rahmen zurück. Bei der Umstellung in tagesklinische Behandlung dagegen ermutigt er Patienten unter Hinweis auf ihre konkreten Kompetenzen, Schritte in die Eigenständigkeit zu wagen.

Dieses Beispiel zeigt, wie stark die Beziehung zwischen Patient und Arzt davon abhängig ist, ob der Arzt mehr die Pathologie oder die Ressourcen des Patienten berücksichtigt. Der Allgemeinarzt, der seine abhängigkeitskranken Patienten stets direkt mit ihrer Diagnose und der düsteren Prognose konfrontierte, um totale Abstinenz zu erreichen, kommt in eine ganz andere Position, wenn er mit den Betroffenen an deren persönliche Kompetenzen und frühere Abstinenzzeiten anknüpfend gestufte Behandlungsschritte verabredet.

Einstellungen von Ärzten gegenüber Patienten mit problematischem Suchtmittelkonsum

Die Mehrheit der Ärzte hat eine distanzierte Einstellung gegenüber Suchtmittelkonsumenten. Dabei werden die sich aus dem Suchtmittelkonsum ergebenden Probleme durchaus wahrgenommen. Es unterbleibt jedoch oft ein konkretes Aufgreifen (Benzer u. Winslow 1994).

In der Befragung von Herrlen-Pelzer et al. wurde der Prozentsatz der Patienten mit Alkoholproblemen von Krankenhausärzten mit einer Schwankungsbreite zwischen 0,5 und 50% divergent geschätzt. Dies ist als Ausdruck von Unsicherheit oder von hoher Subjektivität beim Diagnostizieren zu werten. Mittelwert und

Median entsprachen mit 15,4 beziehungsweise 15% aber recht genau den Ergebnissen einer an der gleichen Klinik durchgeführten Patientenuntersuchung, die in 15,7% aller stationären Behandlungen Alkohol als einzige Ursache oder als wesentliche Teilursache fand. 38,9% der Ärzte gaben an, die Alkoholproblematik immer im Arztbrief zu erwähnen, 45% meinten sie häufig zu erwähnen. Bei einer systematischen Aufarbeitung der Arztbriefe dieser Klinik fand sich jedoch lediglich in 4,1% die Diagnose einer Abhängigkeit oder eines Mißbrauchs von Alkohol. Die Abhängigkeits- bzw. Mißbrauchsdiagnose wurde demnach in ca. zwei Drittel aller Fälle im Arztbrief verschwiegen, obwohl sie für die Behandlung entscheidend war (Herrlen-Pelzer et al. 1999).

Manche Ärzte vergrößern die Distanz zu ihren abhängigen Patienten, indem sie ihnen den Konsum zum persönlichen Vorwurf machen. Andere Ärzte stellen überzogene Anforderungen. So wird im ambulanten Bereich nicht selten das Behandlungsziel der dauerhaften Abstinenz als Vorleistung für die Behandlung erwartet, anstatt zunächst z. B. eine abstinente Woche vorzuschlagen.

Sowohl bei den Vorwürfen als auch bei den überzogenen Anforderungen wird der Patient seinen Suchtmittelkonsum in Zukunft weniger zum Thema machen oder den Arzt wechseln. Reimer u. Freisfeld (1984) fanden bei einer Befragung von 117 Allgemeinmedizinern, daß 56% der Ärzte Patienten mit Alkoholproblemen weniger gern behandelten als andere. 63% sahen die Alkoholerkrankung als Folge einer „moralischen Schwäche" an. Die Ursachen für Schwierigkeiten im Behandlungsverlauf wurden von den Ärzten ganz überwiegend auf der Seite der Patienten gesehen und als „fehlende Krankheitseinsicht" (81%), „mangelnde Kooperationsbereitschaft" (81%) und als „Willensschwäche" (93%) bezeichnet.

Grundlagen einer motivierenden Arzt-Patient-Beziehung

Umfassende offene Kommunikation

Zu Beginn der Behandlung benötigt der Arzt Informationen über den Suchtmittelkonsum und etwaige gravierende Suchtfolgen. Falsch ist es, diese Fragen unter der Annahme einer Verschämtheit des Patienten oder aus Furcht vor dessen etwaiger heftiger Reaktion zu unterlassen.

Der in Schuldgefühle verstrickte Patient erhält durch die ohne Vorwurf vorgebrachte Frage die Möglichkeit, sich dem Arzt auch in diesem Bereich mitzuteilen und anzuvertrauen. Und nicht selten ist der Patient weniger verschämt als der Arzt. Dann schweigt der Patient zunächst womöglich aus Rücksicht auf seinen Arzt. Diese überraschende Erfahrung wird der Arzt nur machen, wenn er es wagt, den Suchtmittelkonsum zu thematisieren.

Die Furcht vor einer heftigen Reaktion des Patienten sollte nicht dazu führen, dieses Thema zu vermeiden. Dies würde den Aufbau einer durch Drohungen belasteten Arzt-Patient-Beziehung begünstigen.

Zum Einstieg in eine vertrauensvolle Arzt-Patient-Beziehung gehören offene Fragen nach etwaigen Risiken durch den Konsum von Suchtmitteln. Ergeben sich hierfür Anhaltspunkte, ist der Patient darin zu unterstützen, konkrete Probleme und für ihn wichtige Ziele zu benennen. Wie oben ausgeführt, steht danach eine

Rückmeldung durch den Arzt an. Abgesehen von Situationen mit akut vital bedrohlichen Körperzuständen, die sofortiges ärztliches Handeln erfordern, sollte hierauf immer etwas Zeit verwendet werden. Oft schweift der Patient bei der Frage nach seinen Zielen vom Thema ab. Er sollte dann direkt zur Frage der Zielsetzung zurückgeführt werden, wenn dies nicht eine Belehrung, sondern Ausdruck echten Interesses ist.

Verzicht auf Drohungen und Gewalt

Innerhalb des Suchthilfesystems ist die unvermittelte Anwendung von körperlicher Gewalt durch Abhängige eine Seltenheit (Richter 1999). Sie tritt fast ausschließlich im Rahmen einer gleichzeitig bestehenden Persönlichkeitsstörung auf. Anders als bei Psychosekranken kündigt sie sich in der Regel durch eine eskalierende Folge von Drohungen an.

Hieraus folgt, daß nach Möglichkeit bereits indirekte Gewaltandrohungen erkannt, angesprochen und ausgeräumt werden sollten. Kann eine Gewaltandrohung auch unter Hinzuziehung von Dritten nicht ausgeräumt werden, ist eine Unterbrechung der Behandlung zu erwägen.

Einbeziehung des Suchthilfesystems

Die Arzt-Patient-Beziehung kann oft dadurch entlastet werden, daß eine Suchtberatungsstelle, ein niedergelassener Psychotherapeut oder eine Fachabteilung in die Behandlung mit einbezogen wird. Dies sollte nicht mit der Diagnose, sondern mit den zuvor ausreichend besprochenen Problemen des Patienten begründet werden. Wird eine Diagnose in den Vordergrund gestellt, fühlt der Patient sich eher abgestempelt und weggeschickt. Wird ihm hingegen in bezug auf seine Probleme eine speziell qualifizierte Hilfe angeboten und zeigt der Arzt Interesse an den Auswirkungen seiner Empfehlung, ist die Arzt-Patient-Beziehung um ein konstruktives Element bereichert.

Selbstreflexion des Arztes

Immer wieder bedarf eine motivierende Arzt-Patient-Beziehung der ärztlichen Selbstreflexion. Dabei reicht die oben skizzierte Berücksichtigung der persönlichen Erfahrungen mit Abhängigkeitsentwicklungen nicht aus. Die Behandlung von Suchtkranken stellt widersprüchliche Anforderungen. Sie fordert erhöhtes Engagement und zugleich besondere Frustrationstoleranz. Sie erfordert die gleichzeitige Wahrung professioneller Distanz und die Aufrechterhaltung empathischer Zuwendung. Zum besseren Umgang mit diesen Herausforderungen können regionale Qualitätszirkel oder Balint-Gruppen in Anspruch genommen werden. Besonders verdichtete Arbeitssituationen, wie sie zum Beispiel auf Krankenhausstationen zur Akutbehandlung Abhängigkeitskranker auftreten, erfordern immer wieder Phasen der Unterstützung durch externe Supervision.

So kann die Behandlung von Sucht auf beiden Seiten der Arzt-Patient-Beziehung persönliche Entwicklungen anstoßen, die sich gegenseitig verstärken.

Literatur

Anderson P (1985) Managing alkohol problems in general practice. Brit Med J 290:1873–1875
Arbeitskreis OPD (1996) Operationalisierte psychodynamische Diagnostik – Grundlagen und Manual. Hans Huber Verlag, Bern Göttingen Toronto
Benzer DG, Winslow BS (1994) Formal interventions. Development of intervention, types, principals and techniques of interventions. In: Miller NS (ed) Principles of addiction medicine o.0. (ISBN: 1-880425-02-5) 4:1–4
Eberth A (1996) Drogenrecht: Zusammenstellung wichtiger Gesetze und Entscheidungen in Auszügen. Neuland Verlag, Geesthacht
Grampp P (1995) Motivation in der Suchttherapie. In: Fleischmann H und Klein HE (Hrsg) Behandlungsmotivation/Motivationsbehandlung. Suchtkranke im Psychiatrischen Krankenhaus. Lambertus, Freiburg
Herrlen-Pelzer S, Krischker-Kabus U, Heimpel H, Wolfersdorf M (1999) Wie sehen Klinikärzte die Alkoholprobleme ihrer Patienten? Klinikarzt 6[28]:183–187
Kremer G, Wienberg G, Pörksen N (1999) Patienten mit Alkoholproblemen beim Hausarzt – Möglichkeiten und Grenzen der Früherkennung und Behandlung. Münch Med Wschr 141:133–136
Reimer C, Freisfeld A (1984) Einstellungen und emotionale Reaktionen von Ärzten gegenüber Alkoholikern. Ther W 34:3514–3520
Reymann G, Zbikowski A, Martin K, Tetzlaff M, Janssen PL (2000) Erfahrungen mit der Anwendung von operationalisierter psychodynamischer Diagnostik bei Alkoholkranken. In: Arbeitskreis OPD (ed) Was leistet die Operationalisierte Psychodynamische Diagnostik? Hans Huber Verlag, Bern Göttingen Toronto (in Press)
Richter D (1999) Patientenübergriffe auf Mitarbeiter psychiatrischer Kliniken. Lambertus Verlag, Freiburg
Wienberg G (1995) Das Alkoholproblem in der medizinischen Primärversorgung. In: Mann K, Buchkremer G (Hrsg) Suchtforschung und Suchttherapie in Deutschland. SUCHT [Sonderband]:13–17
Ziring D J, Adler A G (1991) Alcoholism – Are you missing the diagnosis? Alcoholism 89:139–145

Grundlagen motivierender Gesprächsführung

G. Kremer

Im folgenden wird ein Gesprächsführungskonzept vorgestellt, das geeignet erscheint, die Veränderungsmotivation von suchtgefährdeten oder suchtmittelabhängigen Patienten positiv zu beeinflussen. Es basiert im wesentlichen auf dem Konzept „Motivierende Gesprächsführung" (Miller u. Rollnick 1999) und den konkreten Erfahrungen mit der Umsetzung des Konzepts im Rahmen zweier Modellprojekte des Bundesministeriums für Gesundheit (John et al. 1996; Kremer et al. 1999). Im Konzept der „Motivierenden Gesprächsführung" finden sich viele Prinzipien und Strategien wieder, die für die allgemeine ärztliche Gesprächsführung als notwendig und sinnvoll angesehen werden (vgl. Reimer 1994). Das besondere dieses Konzepts ist allerdings, daß es konsequent auf den Umgang mit Menschen mit Suchtmittelproblemen zugeschnitten ist.

Suchtmittelspezifische Aspekte ärztlicher Gesprächsführung können nach Miller u. Rollnick (1999) so gestaltet werden, daß die betroffenen Patientinnen und Patienten möglichst wenig Widerstand aufbauen, sich mit ihrem problematischen Suchtmittelkonsum auseinandersetzen und ein Höchstmaß an Veränderungsbereitschaft entwickeln.

Primärer Fokus der Ausführungen ist der Gesprächskontakt zwischen Arzt und Patient bzw. Arzt und Angehörigen. Wie wir im vorherigen Kapitel gesehen haben, ist die Vertrauensbeziehung zwischen Arzt und Patient, die Autorität, mit der viele Patienten ihre Ärztinnen und Ärzte ausstatten, ein hohes Gut; sie kann im Hinblick auf die Veränderungsbereitschaft der Patienten sehr effektiv genutzt werden.

Dabei ist allerdings zu berücksichtigen, daß die Veränderungsbereitschaft eines Patienten nicht nur durch den direkten Gesprächskontakt mit einem Professionellen (in diesem Falle Arzt), sondern darüber hinaus auch durch eine Reihe anderer Faktoren beeinflußt wird: durch das Ausmaß körperlicher, seelischer oder sozialer Folgeprobleme, durch das Ausmaß suchtmittelspezifischer Probleme im Freundes- und Bekanntenkreis oder z. B. durch Abstinenzerfahrungen der Patienten. Aufgabe ärztlicher Gesprächsführung ist es deshalb, neben der Vermittlung der selbst erhobenen Befunde und der eigenen Eindrücke die im Hinblick auf eine Veränderung des Suchtmittelkonsums „motivationalen" Aspekte des Lebensalltags der Patienten bewußt zu machen und ins rechte Licht zu rücken.

Das vorliegende Kapitel liefert dazu einige grundlegende Informationen. In einem ersten Schritt wird die Bedeutung ambivalenten Erlebens und Verhaltens mit besonderer Berücksichtigung süchtiger Verhaltensweisen diskutiert. Daran schließt sich ein Überblick über die Ergebnisse nationaler und internationaler Untersuchungen zur Effektivität der kurzen motivierenden Gesprächsführung in medizinischen Settings an. Die nächsten drei Kapitel dienen der Darstellung der wesentlichen Grundlagen des Gesprächsführungskonzepts. (Der Folgeband „Suchtmedizinische Versorgung 3: Alkohol – Tabak – Medikamente" wird sich am Beispiel des Umgangs mit Alkoholproblemen mit der konkreten Umsetzung des Gesprächsführungskonzepts beschäftigen.) Einige Ausführungen zum Einbezug wichtiger Bezugspersonen (wie etwa Angehöriger) bilden den Abschluß dieses Kapitels.

Das Phänomen der Ambivalenz

- „Dies ist meine letzte Zigarette!"
- „Ich werde in Zukunft nur noch Methadon nehmen!"
- „Ich brauche den Alkohol nicht mehr!"

Drei Vorsätze, die – viele Leserinnen und Leser werden dies bestätigen – in der Regel nicht eingehalten werden. Im Moment der Aussprache mit vollem Ernst und im Brustton der Überzeugung vertreten, verlieren sie oft schon kurze Zeit später an Kraft: Es wird weiter geraucht, gekokst und getrunken.

Das Phänomen, das hier angesprochen wird, heißt „Ambivalenz". Der Begriff setzt sich zusammen aus den lateinischen Wörtern *ambi* (beide, doppelt) und *valere* (stark sein). Wenn wir von Ambivalenz sprechen, sprechen wir von Gedanken, Gefühlen, Empfindungen oder Verhaltensweisen, die einander widersprechen, aber gleichzeitig vorhanden sind. „Zwei Seelen wohnen, ach! in meiner Brust!" klagt Faust. Ambivalenz ist ein Begleiter aller wichtigen Lebensentscheidungen und häufige Begleiterscheinung psychologischer Probleme bzw. Störungen: „Ein Agoraphobiker könnte sagen: ‚Ich möchte gern ausgehen, habe aber Angst, daß ich die Kontrolle verlieren könnte.' Ein depressiver und sozial isolierter Patient: ‚Ich wäre gern mit Leuten zusammen, aber ich fühle mich unattraktiv.' Ein Patient mit Waschzwang oder Kontrollzwängen versucht immer wieder verzweifelt, Rituale zu vermeiden und fühlt sich gleichzeitig angstvoll dazu getrieben, diese auszuführen" (Miller u. Rollnick 1999). Bleuler (1983) schreibt in seinem Lehrbuch der Psychiatrie: „Schon der Gesunde spürt oft ‚zwei Seelen in seiner Brust', er kann die Übernahme einer neuen Arbeit fürchten und doch herbeiwünschen, ... Ambivalente Gefühlsbetonungen können vom Gesunden bewältigt werden; aus widersprechenden Wertungen kann er ein Fazit ziehen. Er kann auch lieben, wenn er die Schattenseiten einer Geliebten berücksichtigt. ... In der Genese von Neurosen spielt Ambivalenz eine entscheidende Rolle. Vor dem Bewußtsein des Neurotikers mag sich die eine Tendenz durchsetzen, die andere wird ins Unbewußte verdrängt, macht sich aber aus dem Unbewußten heraus störend geltend."

Im Zusammenhang mit süchtigen Verhaltensweisen ist Ambivalenz ein zentrales Phänomen. Petry (1998) stellt fest, daß „... die Kernproblematik der Behandlungs- und Veränderungsmotivation in einer konflikthaften Ambivalenz gegenüber der Anforderung zur Loslösung von dem Suchtmittel und der damit verbundenen alternativen Lebensweise zu suchen ist." Die Ursache der Ambivalenz ist dabei nach Miller u. Rollnick (1999) weder in einer klar umrissenen pathologischen („süchtigen") Persönlichkeit zu finden noch in charakterlich fehlgeleiteten Abwehrmechanismen (wie z. B. Verleugnen, Rationalisieren, Projizieren). Viel eher müsse für den im Hinblick auf den Suchtmittelkonsum bzw. seine Beendigung ambivalenten Menschen das Gefangensein in einem sog. „Annäherungs-Vermeidungs-Konflikt" angenommen werden: Er fühle sich hin- und hergerissen zwischen den angenehmen und unangenehmen Folgen des Konsums, zwischen Attraktion und Destruktion, zwischen Weitermachen und Aufhören.

Um diesen Konflikt näher zu beschreiben, führen Miller u. Rollnick (1999) das Bild einer Waage an, die aus zwei Waagschalen besteht: Auf jeder Waagschale befinden sich zwei Arten von Gewichten. In die eine werden die erlebten Vorteile des Konsums und die erwarteten Nachteile einer Änderung geworfen, in die andere die erlebten Nachteile des Konsums und die erwarteten Vorteile einer Änderung. Abbildung 14.1 zeigt dieses Muster am Beispiel des Trinkverhaltens eines alkoholabhängigen Mannes.

Das Erstellen einer solchen Waage – begleitet vom Respekt des Arztes gegenüber allen vom Patienten geäußerten Aspekten – führt in der Regel zu einer differenzierteren Sichtweise gegenüber dem Suchtmittelkonsum. Diese stellt wiederum die Basis einer stabilen Veränderungsmotivation und einer individuell abgestimmten differenzierten Zielfindung dar. Erster Schritt also im „motivierenden" Umgang mit Suchtmittelproblemen ist die Anerkennung von Ambivalenzen gegenüber einer Änderung des Suchtverhaltens.

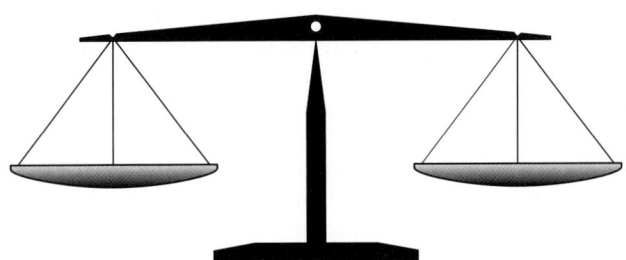

Vorteile des Konsums:
Alkohol hilft mir, zu entspannen
Habe angenehme Rauscherlebnisse

Nachteile des Konsums:
Gefährde meine Ehe
Bin schlechtes Vorbild für die Kinder
Ruiniere meine Gesundheit
Verschwende Zeit und Geld

Nachteile einer Änderung:
Weniger Entspannung
Keinen Rausch mehr
Was soll ich den Freunden sagen?

Vorteile einer Änderung:
Führe glückliche Ehe
Habe mehr Zeit für die Familie
Habe weniger finanzielle Probleme

Abb. 14.1. Vorteil-Nachteil-Waage

Es ist häufig beobachtet worden, daß Menschen, die sich in einem Annäherungs-Vermeidungs-Konflikt befinden, ihre Aufmerksamkeit auf die gegenüberliegende Seite verlagern, sobald sich die Waage zu einer Seite neigt. Bezogen auf Menschen mit Suchtmittelproblemen heißt das, daß sie bei einer Überbetonung einer Seite der Ambivalenz oftmals die andere ins Spiel bringen. Eine Gesprächsführung, die ausschließlich die negativen Folgen des Suchtmittelkonsums in den Mittelpunkt stellt (z. B. die körperlichen Folgeprobleme) und dabei die subjektiven Vorteile des Konsums vernachlässigt, wird beinahe zwangsläufig den „Widerstand" des Patienten hervorrufen, etwa in der Form: „Ja, Herr Doktor, Sie haben ja recht, aber ..." Miller u. Rollnick (1999) halten es für nicht hilfreich, einem solchen Patienten eine mangelnde Motivation zu unterstellen, sondern viel eher eine schwankende. Führt man sich einmal vor Augen, wie sensibel und flexibel reale Waagen wie diejenige in Abb. 14.1 auf kleinste Gewichtsveränderungen reagieren, dann kann man verstehen, daß Motivation kein statischer Zustand ist, sondern einem ständigem Wechsel unterliegt.

Eine Gesprächsführung, die diese Sichtweise beherzigt, führt zu weniger Kommunikationsproblemen und Machtkämpfen mit den Patienten. Miller u. Rollnick (1999) sprechen vom „Ambivalenzmanagement" und vergleichen motivierende Gesprächsführung eher mit einer freundlichen Schachpartie als einem „Frontalangriff auf eine Festung".

Beck et al. (1997) führen ein Beispiel einer solchen freundlichen Partie an: „Ein Patient könnte z. B. sagen: 'Ich weiß, ich muß immer auf der Hut sein, ich darf die Kontrolle nicht aufgeben, auch wenn die Dinge sich ganz gut entwickeln, denn immer dann werde ich übermütig und denke, ich könnte wieder anfangen, Drogen zu nehmen.' Später bittet derselbe Patient um eine Beendigung der Beratungsgespräche und sagt: 'Alles ist jetzt okay in meinem Leben.' – eine Äußerung, die der Berater als kognitive Vereinfachung und Verzerrung bewertet. Aber anstatt dem Patienten zu sagen, daß er sich selbst belügt, und ihn dann zu drängen, die Therapie weiterzuführen, reagiert er folgendermaßen: 'Ich bin jetzt etwas verwirrt. Sie erzählen mir, daß im Moment alles okay ist und daß Sie die Therapie beenden können. Aber vor einiger Zeit haben Sie mir erzählt – und ich habe das sogar hier aufgeschrieben, weil es mich so beeindruckt hat –, daß Sie gerade in Zeiten wie diesen ganz besonders auf der Hut sein müßten, weil Sie wissen, daß Sie aus Übermut wieder anfangen könnten, Drogen zu nehmen. Das habe ich damals sehr ernst genommen, und ich dachte, daß Sie sich selbst sehr gut kennen. Es sieht so aus, als ob das, was Sie gerade erleben, genau eine solche Situation ist. Wie denken Sie darüber?'"

Wedler (1998) berichtet in seiner „Anleitung zur Kommunikation in der psychosomatischen Grundversorgung" über eine 54jährige Patientin, die auf einer medizinischen Station entgiftet wurde und darüber nachdachte, ob sie auf eine spezielle Station für Suchtkranke verlegt werden wolle: „Bei der wöchentlichen Chefvisite erwähne ich ..., daß es doch gut sei, daß sie nun etwas gegen ihre langjährige Krankheit unternehmen wolle. Mit einem prüfenden Blick antwortet die Patientin nach einer kleinen Pause: 'Ich bin noch gespalten.' Daraufhin versichere ich der Patientin, daß ich ihre Ambivalenz sehr wohl wahrgenommen habe, ob sie nun eine Therapie eingehen soll oder nicht, und daß ich das auch ganz gut verstehen könne. Vielleicht fürchte sie sich davor, in der Therapie etwas ungewollt von sich preisgeben zu müssen. Die Patientin bestätigt das sehr lebhaft. Ich bemerke nun noch, daß ihre Befürchtungen vielleicht doch nicht so sehr berechtigt seien, da niemand mehr aus ihr herausquetschen könne, als sie wirklich mitteilen wolle, und verabschiede mich. Gegen Abend des gleichen Tages begegne ich der Patientin zufällig im Treppenhaus. Sie spricht mich an: 'Ich habe mich nun doch entschieden, etwas zu unternehmen, und mich auf der Suchtstation angemeldet ...' Beim Weitergehen überlege ich, ob die Patientin sich auch so rasch entschieden hätte, wenn ich ihr bei der Visite – statt sie wahrzunehmen und ihre Ambivalenz zu spiegeln – die Therapienotwendigkeit ... mit pädagogischem Nachdruck vor Augen gehalten hätte."

Zur Effektivität kurzer motivierender Gespräche in Praxis und Krankenhaus

Im Jahre 1977 veröffentlichten Edwards et al. die erste wissenschaftliche Studie, die sich mit den therapeutischen Effekten kurzer Interventionen (in diesem Fall „advice": Ratschlag) bei Patienten mit Alkoholproblemen befaßte. Die Autoren kamen damals zu dem Schluß, daß kurze Interventionen unter bestimmten Voraussetzungen ähnlich effektiv sein können wie wochen- bzw. monatelange Behandlungen.

Miller u. Rollnick (1999) führen eine Vielzahl weiterer Untersuchungen zum Alkoholkonsum aus Kanada, England, Schottland, Neuseeland, Schweden, Norwegen, den USA sowie eine Multicenter-Studie der WHO an, die übereinstimmend zu dem Ergebnis kamen, daß relativ kurze Interventionen von einer bis zu drei Sitzungen im Hinblick auf eine Veränderung von Trinkgewohnheiten eine mit längeren Behandlungen vergleichbare Wirkung bzw. eine gegenüber keiner Behandlung überlegene Wirkung erzielten.

Mitte der 80er Jahre etablierte sich im angelsächsischen Raum der Begriff „brief interventions" (Kurzinterventionen). Kurzinterventionen für die Beratung von Patienten mit Alkoholproblemen schienen insbesondere für den Einsatz in Arztpraxen und Allgemeinkrankenhäusern geeignet. Dies konnte in weiteren Studien (alle im Bereich des Alkoholkonsums) eindrucksvoll belegt werden. Die Effektivität von Kurzinterventionen wurde v. a. am Kriterium „Reduktion der Alkoholmenge" belegt. Aber auch andere Meßwerte wie z. B. „Verbesserung der Blutwerte", „Inanspruchnahme weiterführender Hilfen" oder „Krankschreibungstage im Katamnesezeitraum" zeigten nach Kurzinterventionen z. T. deutliche Veränderungen. Eine ausführliche Zusammenfassung der wichtigsten Kurzinterventionsstudien, ihrer methodischen Designs, der Zielgruppen, Meßwerte und Ergebnisse haben Bien et al. (1993) vorgelegt. Tabelle 14.1 enthält diejenigen Studien dieser Untersuchung, die im Rahmen der Gesundheitsversorgung durchgeführt wurden.

Aktuelle Untersuchungen bestätigen die in Tabelle 14.1 dargestellten Ergebnisse: Richmond et al. (1995) konnten in einer vergleichenden Therapiestudie in Arztpraxen zeigen, daß ein strukturiertes verhaltensorientiertes Beratungsprogramm über fünf kurze Sitzungen mit dem niedergelassenen Arzt nach zwölf Monaten insbesondere bei männlichen Patienten zu einer gegenüber

Tabelle 14.1. Studien zu Kurzinterventionen. (Nach Bien et al. 1993)

Autoren	Ergebnis	AnSi	Intervention	n	FUZ	%male
Kristenson et al. 1983[b]	KI > kB	?	Rü, I, Ra	585	60	100
Chick et al. 1985[a]	KI > kB	1	Rü, I, Ra	156	12	100
Heather et al. 1987[a]	KI > kB	1	Rü, I, Ra	104	6	75
Elvy et al. 1988[a]	KI > kB	1	Rü, I, Ra	263	18	84
Wallace et al. 1988[b]	KI > kB	≤ 4	Rü, I, Ra	909	12	71
Romelsjö et al. 1989[b]	KI = WKI	1	Rü, I, Ra	83	12	84
Kuchipudi et al. 1990[b]	KI = kB	4	Rü, I, Ra	114	4	NB
Scott u. Anderson 1990[b]	KI = kB	1	Rü, I, Ra	72	12	0
Anderson u. Scott 1992[b]	KI > kB	1	Rü, I, Ra	154	12	100
Babor u. Grant 1992[b]	KI > kB	1	Rü, I, Ra, SHM	1661	12	82
Daniels et al. 1992[a]	KI = kB	1	Cora, SHM	233	6	61
Maheswaran et al. 1992[a]	KI > kB	5	Rü, I, Ra	45	2	100

Abkürzungen. *Ergebnis: KI* Kurzintervention, *kB* keine Behandlung, *WKI* 3mal wiederholte Kurzintervention, *AnSI* Anzahl der Sitzungen, *Intervention: Rü* Rückmeldung, *I* Information, *Ra* Ratschlag, *SHM* Selbsthilfemanual, *CoRa* Computer-Ratschlag, *n* Gesamtzahl aller randomisierten TeilnehmerInnen in der Studie, *FUZ* Follow-Up-Zeitraum, *%male* Prozentsatz männlicher Teilnehmer;
[a] Studien in Allgemeinkrankenhäusern;
[b] Studien in Arztpraxen.

einer Kontrollgruppe signifikanten Reduktion des Alkoholkonsums führte. Heather et al. (1996) verglichen zwei Beratungsansätze bei Patienten eines Allgemeinkrankenhauses miteinander: Fertigkeitentraining („skills-based training") und kurze motivierende Beratung („brief motivational interviewing"), durchgeführt im Rahmen einer Beratungseinheit von jeweils etwa 30–40 Minuten. Sie kamen zu dem Ergebnis, daß gegenüber einer Kontrollgruppe beide Beratungsansätze zu signifikant höheren Reduktionen des Alkoholkonsums nach sechs Monaten führten, mit mäßigen (nicht signifikanten) Vorteilen für die kurze motivierende Beratung. Fleming et al. (1997) schließlich zeigten, daß zwei 10–15minütige Beratungseinheiten durch den niedergelassenen Arzt nach zwölf Monaten zu einer signifikanten Reduktion des Alkoholkonsums geführt hatten.

Bien et al. (1993) fassen die Ergebnisse der Studien zu Kurzinterventionen in der medizinischen Versorgung zusammen: „Kurzinterventionen in Settings der medizinischen Versorgung wurden in 14 Ländern im Vergleich mit unbehandelten Kontrollpatienten getestet. Unter etwa einem Dutzend Studien, die eine Überweisung bzw. Vermittlung in spezialisierte Behandlungseinheiten zum Ziel hatten, zeigten Kurzinterventionen mit einer Ausnahme signifikante Effekte. Sieben von acht Studien, die vor allem die Reduktion des Alkoholkonsums oder alkoholassoziierter Probleme zum Ziel hatten, zeigten signifikant positive Ergebnisse. Die kurze Beratung muß als eine der potentesten Interventionsformen angesehen werden, die kosteneffektivste ist sie sicherlich ...".

In einer eigenen Untersuchung (Kremer et al. 1999) wurden 1221 Patienten zweier Allgemeinkrankenhäuser bezüglich einer Alkoholproblematik befragt; 207 Patienten wiesen einen riskanten oder schädlichen Gebrauch oder eine Alkoholabhängigkeit auf und erhielten eine alkoholspezifische Kurzintervention, basierend auf dem Ansatz von Miller u. Rollnick (1999); 161 Patienten gaben ihr Einverständnis zu einer Nachbefragung. Nach 12 Monaten konnten 114 Patienten (70,8%) bezüglich ihrer Trinkgewohnheiten nachbefragt werden. Es zeigte sich eine signifikante Reduktion der Alkohol-Trinkmenge um 46%. Die Rate der Inanspruchnahme von weiterführenden Hilfen für Abhängigkeitskranke stieg von 19% auf 33% an. Die Häufigkeit alkoholbezogener Diagnosen verringerte sich signifikant. Der Zeitaufwand für die Interventionen betrug hier pro Patient durchschnittlich 36 Minuten. In einer vergleichbaren Studie von John et al. (1996) stieg im selben Katamnesezeitraum die Rate der Inanspruchnahmen weiterführender Hilfen von 29% auf 56%.

Kurzinterventionen verfolgen eine begrenzte Zielsetzung: *Veränderungsmotivation ermitteln*, nach Möglichkeit *stärken* und evtl. einen ersten *Veränderungsschritt vereinbaren*. Angestrebt wird ein auf den einzelnen Patienten abgestimmter *gesünderer Umgang mit Suchtmitteln*. Das Interventionsziel ist jeweils im Einzelfall zu bestimmen. Für alle Patienten gilt dabei das allgemeine Interventionsziel „Verringerung des Suchtmittelkonsums". Dieses Interventionsziel kann sich äußerst vielfältig operationalisieren: z. B. Verringerung der täglichen Konsummenge, Verringerung der wöchentlichen Konsummenge, Verringerung der Konsumtage, Umsteigen auf andere (weniger schädliche) Substanzen u. v. m. In Einzelfällen kann die „Vermittlung zu weiterführenden Hilfen" (z. B. stationäre Entgiftung, Fachberatungsstelle, Psychotherapeut) ein Interventionsziel sein. Letzteres gilt insbesondere für Patienten, die alkoholabhängig oder abhängig von illegalen Drogen sind. Doch auch für medikamenten- und nikotinabhängige Patienten kann eine Vermittlung zu einer fachspezifischen Hilfe angeraten und sinnvoll sein.

Kurze Interventionen, die auf einer motivierenden Grundhaltung beruhen und einige wenige Basisprinzipien der Gesprächsführung beachten, haben sich somit als ein probates und für den niedergelassenen oder im Krankenhaus tätigen Arzt lohnendes Mittel erwiesen, um den Suchtmittelproblemen der Patientinnen und Patienten zu begegnen.

Grundprinzipien motivierender Gesprächsführung

Das Herzstück der motivierenden Gesprächsführung bilden die fünf Grundprinzipien. Eine Anwendung der weiter unten beschriebenen Strategien und „Techniken" motivierender Gesprächsführung ist ohne eine Beachtung der Grundprinzipien nicht denkbar.

Prinzip 1: Empathie ausdrücken

Empathie, d. h. die Bereitschaft und Fähigkeit, sich in die Einstellungen anderer Menschen einzufühlen, kann als *das* wesentliche Charakteristikum motivierender Gesprächsführung angesehen werden. Empathie meint, die Gefühle, Sichtweisen und Standpunkte der Patienten zu verstehen – ohne sie zu bewerten, zu kritisieren oder gar ins Lächerliche zu ziehen. „Verstehen" heißt dabei nicht dasselbe wie „einverstanden sein" oder „billigen". Empathisch sein heißt zu versuchen, die Standpunkte der Klienten so umfassend wie möglich zu begreifen, d.h. insbesondere ambivalente Einstellungen zuzulassen.

Empathisch sein heißt *nicht*, in der manchmal unstrukturierten und chaotischen Erlebnis- und Gefühlswelt der Patienten mitzuschwimmen. Eine professionelle Empathie verlangt Distanz bei gleichzeitigem Respekt vor der Würde des Gegenübers oder, wie es Luban-Plozza et al. (1998) ausdrückten, „Mitfühlen ja – Mitleiden nein." Empathie muß ernst gemeint sein, sonst verkommt sie zur Karikatur. Empathie als „Technik des Widerspiegelns" ist falsch verstandene Empathie.

Verschiedene Untersuchungen im Bereich von Suchterkrankungen haben gezeigt, daß ein Beratungsstil i. S. dessen, was Rogers in seiner Gesprächspsychotherapie als Empathie vertritt, mehr Erfolg bringt als etwa ein konfrontativ-aggressiver Stil oder ein reines Verhaltenstraining. Empathie und Respekt sind wesentliche Grundlagen eines Arbeitsbündnisses, sie stärken die Selbstachtung des Patienten und ermöglichen es ihnen, in einer autonomen Atmosphäre über Veränderungen ihrer Konsumgewohnheiten nachzudenken.

Prinzip 2: Diskrepanzen entwickeln

Es ist sicherlich nicht das oberste Ziel motivierender Gesprächsführung, den Patienten zu helfen, sich selbst zu akzeptieren und dann alles beim alten zu lassen. Motivierende Gesprächsführung verfolgt das Ziel, die Veränderungsmotivation der Patienten zu stärken und Wege der Veränderung zu finden. Deshalb ist es nicht sinnvoll, den Patienten allein die Wahl von Inhalt, Richtung und Tempo des Gesprächs zu überlassen. Vielmehr ist es zum gegebenen Zeitpunkt wichtig, Expertenwissen und (möglicherweise ungemütliche) Realitäten zu vermitteln.

„Diskrepanzen entwickeln" bedeutet, dazu beizutragen, daß Patienten in ihrer Selbstwahrnehmung Widersprüche oder „Dissonanzen" entdecken: Sie stellen etwa fest, daß ein Unterschied besteht zwischen der gegenwärtigen Situation und dem, was sie früher einmal für sich gehofft hatten oder sich heute für die Zukunft wünschen würden. Sie genießen den Nutzen des Substanzkonsums, leiden aber gleichzeitig unter den negativen Konsequenzen. Diskrepanzen können grundsätzlich in allen Lebensbereichen sichtbar werden: Gesundheit, Familie/Partnerschaft/Freunde, Arbeitsplatz, Selbstachtung, persönliche Ziele usw.

Wenn Menschen Hilfe suchen, haben sie in aller Regel eine Diskrepanz wahrgenommen. Aufgabe des Experten ist es, diese Diskrepanz, die der Patient in sich trägt, bewußt zu machen und wenn nötig (und möglich) zu verstärken. Menschen mit Suchtmittelproblemen, die in Arztpraxen und Allgemeinkrankenhäusern behandelt werden, haben häufig keine suchtspezifische Hilfe gesucht. Diagnostische Befunde allerdings, die oftmals in einer sehr aussagekräftigen Form vorliegen, eignen sich in hervorragender Weise, Informationen zu vermitteln, die die Wahrnehmung von Diskrepanzen fördern können. Wenn dies gelingt, ohne die Abwehrstrategien der Patienten übermäßig zu aktivieren (indem nämlich mit Distanz und Respekt sachlich informiert wird), dann bestehen gute Chancen, daß die Patienten die Gründe für eine Veränderung selbst finden.

Prinzip 3: Beweisführungen vermeiden

Das dritte Grundprinzip basiert auf der Erfahrung, daß Debatten und Streitigkeiten zwischen Behandlern und Patienten, die eher an Gerichtsverhandlungen erinnern denn an Krankenbehandlung, im Hinblick auf die Förderung von Veränderungsmotivation uneffektiv sind: Die Wahrscheinlichkeit, daß jemand *nicht* in eine bestimmte Richtung geht, steigt, je mehr man von außen versucht, ihn dahin zu bringen.

In der Behandlung von Suchtkranken hat sich über viele Jahre die Überzeugung gehalten, daß nur eine stichhaltige, unerschütterliche und aggressiv vorgetragene Konfrontation geeignet ist, den Patienten zu erreichen und ihn zum Umkehren zu bewegen. Heute weiß man, daß das Bedürfnis vieler Therapeuten, ihren Patienten etwas auf den Kopf zuzusagen oder ihnen „mal so richtig den Kopf zu waschen", zum einen aus einer unangemessenen Zieldefinition resultiert und zum andern oftmals ein unreflektiertes emotionales Agieren des Arztes nach negativen Übertragungsreaktionen des Patienten darstellt. Dazu Wedler (1998): „Da der Arzt sich in aller Regel zu kontrollieren bemüht ist, erfolgt das Ausagieren von Emotionen häufig in verdeckter Form. 'Solche Probleme haben viele, da ist doch nichts Besonderes dran' oder gar 'Solche Probleme habe ich auch!' sind typische Beispiele für verdeckte Aggressionen, mit denen der Arzt in seiner Gegenübertragung den Patienten brüsk in dessen Schranken verweist."

Aggressive Konfrontationen im Zusammenhang mit Substanzkonsum erzeugen in aller Regel Widerstand, oder anders ausgedrückt: Aufkommender Widerstand beim Patienten sollte den Behandlern immer ein Zeichen sein, den bisherigen Gesprächsverlauf, konkrete Beratungsstrategien und (offene oder verdeckte) Beratungsziele zu überprüfen. Widerstand ist das Problem des Behandlers – nicht das des Patienten. Dem Patienten dient er in aller Regel als Schutz, oftmals als Schutz vor respektloser Behandlung.

Beweisführungen entwickeln sich häufig, wenn Behandler glauben, nachweisen zu können, daß ein „Problem" (mit Suchtmitteln) bzw. ein bestimmtes Ausmaß eines Problems (Abhängigkeit) einwandfrei vorliegt, Patienten allerdings noch nicht so weit sind, diese Festschreibung zu akzeptieren. Für viele Menschen bedeutet es eine schmerzhafte Selbsteinsicht und soziale Stigmatisierung, ein Problem mit Suchtmitteln zu haben oder gar abhängig zu sein. Hier ist es Aufgabe der Behandler, Empathie und Geduld aufzubringen und kleine Schritte auf dem Weg zur „Einsicht" zu respektieren. Wilke (1994) schreibt: „Zu frühe diagnostische Einordnungen und therapeutische Maßnahmen verhindern, daß der

Kranke sich verstanden fühlt". Zahlreiche Untersuchungen im Bereich der Behandlung von Menschen mit Alkoholproblemen z. B. haben belegt, daß es im Hinblick auf eine Veränderung von Konsumgewohnheiten nicht notwendig ist, daß jemand sich selbst als „alkoholabhängig" bezeichnet. Dies muß in manchen Fällen Ziel der Behandlung sein, kann aber nicht zur Voraussetzung erhoben werden.

Prinzip 4: Den Widerstand aufnehmen

Wenn man nicht streitet und Beweise anführt, was soll man dann tun? Miller u. Rollnick (1999) führen hier ein Prinzip asiatischer Kampfsportarten (z.B. Aikido) ein: Einem mit einer bestimmten Kraft vorgetragenen Angriff wird nicht dieselbe oder eine noch größere Kraft entgegengesetzt (wie z. B. beim Boxen), sondern die Kraft des Gegners wird aufgenommen und in eine andere Richtung gelenkt. Man fügt dem Schwung eine leichte Drehung bei, geht einen kleinen Schritt zur Seite und bringt den Gegner so zu Fall. Man läßt ihn dabei nicht ins Leere laufen, sondern bleibt ständig mit ihm in Kontakt. Der Vergleich sollte nicht überstrapaziert werden, es geht nicht um einen Kampf mit Sieger und Verlierer. Allenfalls muß die eine oder andere – möglicherweise verzerrte – Wahrnehmung des Patienten in Frage gestellt und verändert werden.

Was aber den Umgang mit Widerstand angeht, so lassen sich aus dem Bild verschiedene Leitlinien ableiten:
- Widerstand ist ein Interaktionsphänomen: Er verlangt vom Behandler eine Überprüfung eigener Strategien.
- Die Kraft des Widerstands kann positiv genutzt werden: Behandler sind weder passiv und erduldend noch aggressiv oder gekränkt, sondern greifen das Widerstandsthema aktiv steuernd auf.
- Behandler bleiben mit den Patienten im Kontakt.

Widerstand als Ausdruck nicht oder nicht genügend gewürdigter Ambivalenzen ist im Zusammenhang mit Suchtmittelproblemen (jedoch nicht nur dort) ein Dauerthema. Häufig entsteht Widerstand, wenn Behandler den Patienten eine bestimmte Lösung ihrer Probleme präsentieren („Ich denke, Sie sollten sich mit ihrer Sucht für drei bis vier Monate in einer Fachklinik auseinandersetzen. Lassen Sie sich mal einen Termin in einer Suchtberatungsstelle geben!"), im guten Glauben, daß das doch der beste Weg sei. An dieser Stelle beginnen die Patienten oft, Gründe und Indizien zu präsentieren, warum ihr Suchtproblem vielleicht doch nicht so gravierend ist, warum sie gerade jetzt ihren Arbeitsplatz oder ihre Familie für so lange Zeit nicht verlassen können oder warum eine „Kur" gerade bei ihnen nichts hilft usw. Dies nicht von vornherein als mangelnde Motivation, sondern als Hinweis auf unberücksichtigte ambivalente Einstellungen aufzufassen, ist die grundlegende Aufgabe der Behandler. Vielleicht ist der vorgeschlagene Veränderungsschritt zu groß oder – obwohl in beider Augen der richtige – zu früh gesetzt. In der motivierenden Gesprächsführung ist es nicht die Aufgabe des Behandlers, Lösungen zu finden und zu verschreiben, sondern dem Patienten dazu zu verhelfen, seine eigenen Lösungen, seine eigenen Antworten zu finden.

Ärztinnen und Ärzte sollten sich hier bemühen, den Patienten nicht ihre Sichtweisen aufzudrängen und ihnen ihre eigenen Ziele zu verordnen. Statt dessen sollten sie den Patienten in Anerkennung ihrer Eigenverantwortung sachliche Informationen und neue Perspektiven anbieten.

Miller u. Rollnick (1999): „Widerstand ist kein Grund zur Sorge. Er wird erst dann zu einem Problem, wenn er über mehrere Therapiesitzungen als stabiles Reaktionsmuster des Klienten bestehen bleibt oder gar eskaliert. Darauf aber haben Sie als Berater oder Therapeut einen entscheidenden Einfluß. Wie Sie auf den Widerstand reagieren, das unterscheidet motivierende Gesprächsführung von anderen Konzepten." In einem späteren Abschnitt sind einige konkrete Strategien beschrieben, wie Ärztinnen und Ärzte mit aufkommendem Widerstand der Patienten konstruktiv umgehen können.

Prinzip 5: Selbstwirksamkeit fördern

„Selbstwirksamkeit meint das Vertrauen einer Person in die Fähigkeit, eine spezifische Aufgabe erfolgreich lösen zu können" (Miller u. Rollnick 1999). Der Glaube an die eigenen Fähigkeiten ist ein zentrales Charakteristikum erfolgreicher Veränderungsversuche in zahlreichen Effektivitätsuntersuchungen von Suchtbehandlungen. Man kann alle Prinzipien berücksichtigt haben: Man war empathisch, hat Diskrepanzen entwickelt, nicht gestritten, man hat den Widerstand aufgenommen – wenn aber der Patient keine Hoffnung auf Erfolg sieht, wenn er auf sich selbst keinen Pfifferling setzt, dann wird eine Veränderung von Konsumgewohnheiten unwahrscheinlich.

Ein grundsätzliches Ziel motivierender Gesprächsführung ist es also, den Glauben des Patienten an sich selbst, sein Selbstvertrauen zu stärken und sich selbst als jemand wahrzunehmen, der mit einer bestimmten Aufgabe und dabei möglicherweise auftretenden Hindernissen fertig wird. Aufgabe von Ärzten ist es hier, sich weniger auf Defizite, Schwächen und negative Konsequenzen zu konzentrieren, sondern die Fähigkeiten, Stärken und (sozialen) Ressourcen der Patienten in den Mittelpunkt zu stellen. Dabei ist es von zentraler Bedeutung, daß eine allgemeine Stärkung des Selbstvertrauens – die durch eine empathische Grundhaltung gefördert wird – „heruntergebrochen" wird auf konkrete zu lösende Aufgaben. Die Anonymen Alkoholiker setzen sich zum Ziel, „heute" auf den Alkohol zu verzichten, nicht für den Rest des Lebens. Die Forderung der lebenslangen Suchtmittelfreiheit ist für viele abhängige Menschen eine *Über*forderung. Dies führt häufig zu Resignation („Es hat doch sowieso alles keinen Sinn!"). Es gilt statt dessen, gemeinsam mit dem Patienten den nächsten realistischen – d. h. auf seine spezifischen Kompetenzen zugeschnittenen – Schritt in Richtung einer Veränderung von Konsum- und/oder Lebensgewohnheiten zu finden. So kann es selbst bei grundsätzlich eher resignativ und passiv eingestellten Menschen gelingen, konkrete aktive Schritte in Gang zu setzen.

Es kann für viele Patienten ermutigend sein zu sehen, daß es viele mögliche Wege der Veränderung gibt, nicht mehr nur den Königsweg (Beratungsstelle – Entgiftungsstation – Entwöhnungsklinik – Selbsthilfegruppe). War jemand auf einem bestimmten Weg nicht erfolgreich (z. B. hält ein Patient eine ambulante

Entgiftung nicht durch oder hat zunehmenden Beigebrauch bei Methadonsubstitution), dann war es möglicherweise nicht der richtige und es gilt – ein nach wie vor bestehendes Veränderungsinteresse vorausgesetzt –, einen für die jetzige Lebenssituation angemesseneren Veränderungsweg zu finden. So könnte im ersten Fall eine teilstationäre oder stationäre Entgiftung angezeigt sein, im zweiten Fall eine kurze stationäre Intervention mit dem Ziel des Aufbaus einer Tagesstruktur. Die Zielfindung ist somit ein zentraler Baustein der Selbstwirksamkeitsüberzeugung.

Strategien zur Förderung der Veränderungsmotivation

Nachdem nun die Grundprinzipien motivierender Gesprächsführung vorgestellt wurden, sollen in den nächsten beiden Abschnitten einige Strategien zur Umsetzung erläutert werden. In diesem Abschnitt geht es um Strategien, die geeignet sind, die Bereitschaft des Patienten zu konkreten Veränderungsschritten zu stärken. Viele Patienten sind im Hinblick auf eine Veränderung ihrer Konsum- bzw. Lebensgewohnheiten sehr ambivalent. Bei diesen Patienten macht es wenig Sinn, über konkrete Veränderungsschritte und Problemlösungen nachzudenken. Es sollte statt dessen zunächst darum gehen, Umstände und Funktionen des Konsums kennenzulernen, Ambivalenzen herauszuarbeiten und subjektive Gründe für eine Veränderung zu identifizieren und gegebenenfalls zu verstärken. Dazu sind die im folgenden dargestellten Strategien hilfreich.

Offene Fragen stellen

Zu Beginn einer Auseinandersetzung mit einer möglichen Suchtproblematik ist es wichtig, eine Atmosphäre von Akzeptanz und Vertrauen herzustellen, die es dem Patienten ermöglicht, sich gegenüber dem Arzt zu öffnen. In dieser Phase sollte der Patient die meiste Zeit reden, während der Arzt sorgfältig zuhören und dabei eine ermutigende Haltung einnehmen sollte. Er sollte möglichst früh Fragen stellen, die den Patienten anregen, sich ausführlich zu äußern:
- „Sie wollten mit mir über Ihre Leberwerte sprechen. Was interessiert Sie daran?"
- „Sie hatten sich einverstanden erklärt, mit mir einmal über Ihren Alkoholkonsum zu sprechen. Erzählen Sie doch mal. Wie sieht denn ein normaler Tag bei Ihnen aus? Und welche Rolle spielt der Alkohol darin?"
- „Sie haben gesagt, daß Sie nicht zufrieden sind mit Ihrem Beigebrauch. An welcher Stelle stört er Sie?"
- „Sie hatten erzählt, daß Sie sich Sorgen wegen Ihres chronischen Hustens machen. Wie sehen diese Sorgen aus?"

Geschlossene Fragen (auf die der Patient im wesentlichen nur mit „Ja" oder „Nein" antworten kann) sind zwar gut geeignet, um in aller Kürze viele Informationen einzuholen, sollten aber in der Anfangsphase möglichst vermieden werden. Sie fördern die Asymmetrie der Arzt-Patient-Beziehung und drängen den

Patienten zu sehr in eine passiv-regressive Rolle. Diese aber ist im Hinblick auf die Zielsetzung der therapeutischen Gespräche, nämlich eine eigenverantwortliche Veränderung von Konsumgewohnheiten, kontraproduktiv. Bei vielen Klienten genügt ein kurzer Anstoß, um sie zum Sprechen zu bringen, andere sind zurückhaltender und benötigen mehr Ermutigung.

Hat man mit Patienten zu tun, die nur wenig offene Bereitschaft zeigen, ihren Suchtmittelkonsum zu thematisieren, muß man sehr behutsam und kleinschrittig vorgehen. Es kann sinnvoll sein, beide Seiten der Ambivalenz aktiv anzusprechen oder eine Reihe „neutraler" Fragen zu stellen, die miteinander in Beziehung stehen. Dazu zwei Beispiele:
- „Erzählen Sie mal von Ihrem Kokainkonsum. Was gefällt Ihnen daran? Und was macht Ihnen Sorgen?"
- „Wenn Sie einmal Ihr Trinkverhalten über die Jahre hinweg anschauen, können Sie daran irgend eine Veränderung feststellen? Gibt es etwas, das Sie oder andere Menschen beunruhigen könnte?"

Offene Fragen sind nicht nur in der Anfangsphase der Auseinandersetzung mit dem Suchtmittelkonsum, sondern immer dann angezeigt, wenn ein bislang nicht angesprochener Themenkomplex in den Mittelpunkt rückt (z. B. ein Wechsel vom Thema „Partnerschaft" hin zum Thema „Arbeit, Freizeit" oder ein Wechsel vom Motivationsaufbau hin zum Nachdenken über konkrete Veränderungsschritte). Sie ermöglichen dem Patienten, die Richtung und das Tempo der Gespräche zu bestimmen; sie geben dem Arzt eine Fülle von (manchmal ungeordneten) wichtigen Informationen über den Stellenwert des Suchtmittelkonsums, die in späteren Gesprächssequenzen aufgegriffen werden können; sie tragen dazu bei, daß Patienten sich ernst genommen fühlen mit ihrer Sicht der Dinge und stärken so das Arbeitsbündnis zwischen Arzt und Patient.

Aktiv Zuhören

Aktiv Zuhören bedeutet, eine Einschätzung darüber abzugeben, was der Gesprächspartner vermutlich mitteilen wollte. Dabei geht es allerdings nicht darum, das Gesagte noch einmal zu wiederholen, sondern es im Hinblick auf die Zielsetzung des Gesprächs (z. B. Förderung der Veränderungsmotivation) zu filtern und ausgewählte Aspekte mit neuen Worten widerzuspiegeln.

Reflexionen vermitteln dem Patienten Verständnis und stärken das Arbeitsbündnis. Aktiv Zuhören ist kein passiver Vorgang. Ganz im Gegenteil: Der Arzt wählt aus der Fülle der angebotenen Informationen das für ihn Sinnvollste aus und kleidet es in neue Worte. Reflexionen sind somit aktive Elemente, um Tempo und Richtung des Gesprächsverlaufs zu beeinflussen.

Dies klingt einfacher, als es in der Realität ist. Ein Gespräch zwischen zwei Menschen gestaltet sich für gewöhnlich sehr komplex. Es setzt sich aus mindestens drei Aspekten zusammen:
- verbal vermittelten Inhalten,
- nonverbal vermittelten Inhalten,
- Beziehungserfahrungen/Vorinformationen/Erwartungen.

Alle drei Aspekte wiederum lassen sich weiter aufschlüsseln. So kann ein und dieselbe *verbale Mitteilung* viele verschiedene Bedeutungen haben: „Ich bin für gewöhnlich gut organisiert" könnte bedeuten, daß der Sprecher seinen Schreibtisch gut aufräumt, daß er pünktlich zur Arbeit geht, daß er alle nötigen Unterlagen immer dabei hat, daß er sein Beziehungsleben in Ordnung hält usw. Darüber hinaus können mit ein und derselben verbalen Mitteilung verschiedene Botschaften verbunden sein. Schulz von Thun (1981) unterscheidet den Sach-, Selbstoffenbarungs-, Appell- und Beziehungscharakter einer verbalen Mitteilung. Als Beispiel führt er ein Ehepaar auf einer Autofahrt an. Sie fährt. Plötzlich sagt er zu ihr: „Du, die Ampel ist grün!" Diese schlichte Äußerung beinhaltet eine Sachinformation („Die Ampel ist grün."), hat wahrscheinlich aber auch Selbstoffenbarungscharakter („Ich habe es eilig!"), sagt vielleicht etwas über die Beziehung aus („Du brauchst meine Hilfe.") und enthält vermutlich den Appell: „Gib Gas!"

Nonverbale Mitteilungen (Mimik, Gestik, Tonfall, Haltung, Nähe – Distanz) begleiten oder ersetzen verbale Mitteilungen. Häufig unterstreichen sie das Gesagte und bestätigen es, manchmal aber geben sie uns zusätzliche Informationen (etwa über die „wahre" Ausprägung eines Gefühls) oder teilen uns etwas anderes mit, als gesagt wurde (etwa wenn jemand mit einem traurigen Gesichtsausdruck und einer „belegten" Stimme bekräftigt, daß in seinem Leben im Moment alles in Ordnung ist).

Die konkreten *Beziehungserfahrungen, Vorinformationen und Erwartungen* stellen für uns eine Art Hintergrundfolie dar, auf der wir das Mitgeteilte einzuordnen und zu bewerten versuchen. Paßt diese Mitteilung in das Bild, das ich bislang vom Patienten hatte? Ist es das, was ich erwartet hatte, daß er antworten würde? Wenn nicht, merken wir auf und haken vielleicht noch einmal nach.

Miller u. Rollnick (1999) erläutern diesen Entscheidungsprozeß: „Um aktiv zuzuhören, müssen Sie zuerst lernen, entsprechend zu denken. Das bedeutet vor allem, sich klar zu machen, daß die Bedeutung, die Sie einer Klientenäußerung geben, nicht unbedingt mit der des Klienten übereinstimmt ... Aktives Zuhören heißt dann, Ihr Verständnis der Mitteilung zu überprüfen, anstatt es von vornherein für das einzig richtige zu halten. Sie legen dem Klienten gewissermaßen Ihr Verständnis seiner Aussagen zur Prüfung vor."

Es lassen sich verschiedene Formen unterscheiden, in denen Aktives Zuhören gestaltet wird. Sie unterscheiden sich vor allem im Hinblick auf die Nähe, die damit zum Patienten erzeugt wird:
- *Frage*: „Wie fühlen Sie sich dabei?" – wahrt Distanz.
- *Hypothetische Frage*: „Hat Sie das sehr geärgert?" – schafft relative Nähe.
- *Feststellung*: „Das hat Sie sehr geärgert!" – schafft Nähe.

Alle drei Formen sind im Rahmen motivierender Gesprächsführung grundsätzlich nützlich. Die Frage, welche der drei zu einem gegebenen Zeitpunkt einzusetzen ist, muß spontan entschieden werden und hängt ab von der Stabilität der Arzt-Patient-Beziehung, der Dynamik des bisherigen Gesprächsverlaufs und der „Bedrohlichkeit" des jeweiligen Themas.

Insbesondere im Umgang mit Widerstandsäußerungen ist aktives Zuhören geeignet, den Kontakt nicht abbrechen zu lassen, ohne dabei das Widerstandsthe-

ma zu ignorieren. Dazu drei (idealtypische) Beispiele (in Anlehnung an Miller u. Rollnick 1999) :
- Patient: Sie haben doch überhaupt keine Ahnung, was es bedeutet, „drauf" zu sein!
  Arzt: Sie fühlen sich von mir nicht richtig verstanden. *(Einfache Reflexion)*.
  Patient: Genau!
- Patient: Ich könnte gar nicht aufhören. Was würden meine Freunde denken?
  Arzt: Es könnte tatsächlich sehr hart für Sie werden, überhaupt irgend etwas zu verändern. *(Überzogene Reflexion)*.
  Patient: Na ja, so ist es nun auch wieder nicht.
- Patient: Okay, vielleicht habe ich ein paar Probleme mit dem Alkohol, aber ich bin kein Alkoholiker.
  Arzt: Sie haben kein Problem damit zu sehen, daß Ihnen Ihr Trinkverhalten nicht gut tut, aber Sie wollen nicht mit einem „Etikett" versehen werden. *(Reflexion der Ambivalenz)*.
  Patient: Genau!

Abschließend noch einmal Miller u. Rollnick (1999): „Wir empfehlen, dem aktiven Zuhören gerade in der Anfangsphase einer Beratung große Bedeutung beizumessen. Insbesondere sollten selbstmotivierende Aussagen in dieser Weise gespiegelt werden. Wenn Sie eine offene Frage gestellt haben, reagieren Sie auf die Antwort des Klienten im Sinne aktiven Zuhörens und vermeiden Sie zunächst weitere Fragen. Fragen zu stellen ist für Berater einfacher, als aktiv zuzuhören, man gerät dann allerdings auch leicht in die Frage-Antwort-Falle. Diese wiederum ist eher geeignet, Widerstand zu wecken, als selbstmotivierende Aussagen hervorzubringen."

Bestätigen

Vielen Professionellen in der medizinischen Versorgung fällt es leichter, negative Entwicklungen, defizitäre Symptome und Schwächen ihrer Patienten zu erkennen, als positive (Teil-) Verläufe, „gesunde" Anteile und Stärken. Dies hängt zum einen mit dem Behandlungsauftrag zusammen: Schließlich geht es ja darum, Leiden zu lindern oder zu beseitigen. Zum andern spiegelt sich darin aber auch eine symptomorientierte Grundhaltung und verkürzte Sichtweise gegenüber dem Patienten wider: Der Patient wird nicht als Mensch, sondern als Träger eines Symptoms („Der Magen in Zimmer 14!") betrachtet. Mag eine solche Haltung bei der Operation eines Kreuzbandrisses noch ausreichend sein, so stößt sie bei der Behandlung und Problematisierung von Suchterkrankungen sehr schnell an ihre Grenzen. Hier wird nämlich umgehend deutlich, daß eine Besserung oder Heilung der Krankheit nur mit den *Kompetenzen* des Patienten zu erreichen ist. Bei Luban-Plozza et al. (1998) finden wir dazu die folgende Aussage eines Arztes gegenüber seinem Patienten: „Ich kann Ihnen nicht helfen. Sie können sich nur selbst helfen. Aber lassen Sie uns gemeinsam besprechen, wie ich Ihnen dabei helfen kann".

Diese Erfahrungen bilden den Hintergrund einer dritten Strategie, des Bestätigens. Bestätigen bedeutet, den Patienten „zu loben und ihm Anerkennung und

Verständnis entgegenzubringen" (Miller u. Rollnick 1999). Dies kann sich auf aktuelle Ereignisse im Leben des Patienten beziehen, aber auch auf vergangene. Viele Patienten, die heute Suchtprobleme haben, haben in der Vergangenheit schwierige Lebenssituationen bewältigt. Dies zu erkennen und dem Patienten widerzuspiegeln, kann seinen Glauben an die Fähigkeit, kommende Aufgaben zu meistern, enorm steigern. Einige Beispiele für bestätigende Äußerungen des Arztes (angelehnt an Miller u. Rollnick 1999):

- Ich finde es prima, daß Sie etwas bezüglich Ihres Problems tun wollen.
- Das muß sehr schwer für Sie gewesen sein.
- Mit Sicherheit sind Sie ein starker Mensch, wenn Sie es geschafft haben, mit diesem Problem so lange zu leben und dabei nicht ins Abseits zu rutschen.
- Es muß für Sie schwer sein, tagtäglich ein Leben voller Streß zu akzeptieren. Ich muß schon sagen, wenn ich an Ihrer Stelle wäre, würde ich das auch ganz schön schwierig finden. Und ich glaube, das ist auch der Grund, weswegen Sie hier sind – weil Sie diese Form von Streß nicht mehr länger ertragen wollen.
- Mir kommt es so vor, als seien Sie eine wirklich energische und willensstarke Person. Sie mögen es, mit anderen Leuten Spaß zu haben und sie zum Lachen zu bringen. So gesehen, ist es hart, darüber nachzudenken, mit dem Trinken aufzuhören.
- Sicherlich müssen Sie im Moment mit einer Vielzahl von Problemen fertig werden – mehr als andere Leute. Daß Sie sich manchmal so sehr nach einer Aufmunterung, nach einer Entlastung sehnen, kann ich gut verstehen.

Selbstmotivierende Aussagen hervorrufen

Motivierende Gesprächsführung bedeutet, dem Patienten dabei zu helfen, seine individuellen Gründe für eine Verhaltensänderung zu finden. Diese Selbstmotivation ist es, die eine Absicht zur Verhaltensänderung langfristig trägt. Wenn man das soziale Umfeld von abhängigkeitskranken Menschen betrachtet, dann trifft man oftmals auf Angehörige, Freunde, Kollegen usw., die zu wissen meinen, warum der Betroffene möglichst bald etwas an seinem Verhalten ändern müsse und was diese Änderung beinhaltet. Diese „Fremdmotivation" gilt es zunächst einmal zu erkennen und nicht mit Eigenmotivation zu verwechseln. Fremdmotivation ist in den meisten Fällen mit Widerstand verbunden: Der Patient wehrt sich gegen eine Bevormundung. Diesen Widerstand muß man als Arzt ernst nehmen und dem Patienten verständnisvoll widerspiegeln. So könnte ein Hausarzt folgendes zu einem seiner Patienten sagen:

„Ich sehe, daß Ihre Frau sehr viel Interesse hat, daß Sie mit dem Trinken aufhören. Sie war es ja auch, die mich letzte Woche wegen Ihres Alkoholkonsums angesprochen hat. Das ist ja bestimmt jetzt für Sie keine angenehme Situation. Ich kann mir vorstellen, daß Sie sich ganz schön unter Druck fühlen."

Erst dann ist es möglich, mit dem Patienten über seine eigene Einschätzung seines Alkohol- (oder anderen) Konsums zu sprechen, möglichst beginnend mit einer offenen Frage (s. oben):

„Mich würde interessieren, wie Sie die Dinge sehen. Wie sieht denn ein normaler Tag bei Ihnen aus. Und welche Rolle spielt da der Alkohol?"

Im günstigen Fall wird der Patient nun vom Ärger auf seine Frau ablassen und eigene Gedanken bzw. Sorgen bezüglich seines Alkoholkonsums berichten.

Selbstmotivierende Aussagen kommen selten in direkter Form zur Sprache. Oft sind sie verschlüsselt, tauchen nur im Nebensatz auf oder vermitteln sich nonverbal. Der Arzt sollte in dieser Hinsicht sehr wachsam sein und einen gewissen kriminalistischen Spürsinn aufbringen.

Wir können vier Bereiche unterscheiden, in denen selbstmotivierende Aussagen eine Rolle spielen:
1. *Problembewußtsein* (mögliche Äußerungen von Patienten [alle nach Miller u. Rollnick 1999]: „Ich denke, das Problem ist größer als ich dachte." – „Ich habe noch nie wirklich realisiert, wieviel ich eigentlich trinke." – „Das ist ernst!" – „Wahrscheinlich bin ich ziemlich viele dumme Risiken eingegangen.").
2. *Ausdruck von Besorgnis* („Ich bin deswegen wirklich in Sorge." – „Wie konnte mir das nur passieren? Ich fasse es nicht!" – „Ich fühle mich völlig hilflos.").
3. *Veränderungsabsicht* („Ich glaube, es wird Zeit für mich, über das Aufhören nachzudenken." – „Ich muß in dieser Hinsicht etwas unternehmen." – „So will ich nicht sein. Was kann ich tun?" – „Ich weiß noch nicht, wie ich es anstellen soll, aber ich muß was verändern." – „Wie kommen Menschen von einer solchen Angewohnheit los?").
4. *Zuversicht* („Ich glaube, ich schaffe es." – „Jetzt, da ich mich entschieden habe, bin ich sicher, daß ich mich verändern kann." – „Ich bin dabei, mit diesem Problem fertig zu werden.").

Viele Patienten müssen in Richtung solcher Aussagen angeregt bzw. ermutigt werden, insbesondere diejenigen, die deutliche Ambivalenzen hinsichtlich ihres Suchtmittelkonsums aufweisen. Hier stehen dem Arzt verschiedene Möglichkeiten der Einflußnahme zur Verfügung. Eine direkte Methode ist die, den Patienten offen nach selbstmotivierenden Einschätzungen zu fragen. Nicht, *ob* er sich Sorgen macht, sondern *welche* Sorgen das sind. Miller u. Rollnick (ebd.) schlagen eine Reihe von offenen Fragen zu allen vier Kategorien selbstmotivierender Aussagen vor (s. folgende Übersicht).

Offene Fragen zur Förderung selbstmotivierender Aussagen (nach Miller u. Rollnick 1999)

1. Problembewußtsein
   - Was bringt Sie auf den Gedanken, daß es sich um ein Problem handelt?
   - Welche Schwierigkeiten haben Sie wegen des Drogengebrauchs bekommen?
   - In welcher Hinsicht meinen Sie, haben Sie oder andere Personen durch Ihr Trinken Schaden genommen?
   - Inwiefern war das ein Problem für Sie?
   - Wie hat der Gebrauch von Tranquilizern Sie dazu gebracht, nicht mehr das zu tun, was Sie wollten?
2. Besorgnis
   - Inwiefern ist Ihr Trinken für Sie selbst oder andere Menschen Anlaß zur Sorge?

- Was beängstigt Sie an Ihrem Drogengebrauch?
  - Was stellen Sie sich vor, könnte mit Ihnen geschehen, wenn Sie so weitermachen?
  - Wie sehr versetzt Sie das in Sorge?
  - Auf welche Weise beunruhigt Sie das?
  - Was glauben Sie, wird geschehen, wenn Sie nichts veränderten?
3. Veränderungsabsicht
  - Was veranlaßt Sie zu der Annahme, daß Sie sich verändern müssen?
  - Angenommen, Sie wären zu hundert Prozent erfolgreich und alles würde genauso laufen, wie Sie es sich wünschen, was wäre der Unterschied zur augenblicklichen Situation?
  - Was spricht dafür, in Zukunft weiter zu konsumieren wie bisher? Und was ist mit der anderen Seite? Was spricht dafür, etwas zu verändern?
  - Welche Vorteile würde eine Veränderung bringen?
  - Ich habe den Eindruck, daß Sie sich im Moment festgefahren fühlen. Was müßte sich denn ändern?
4. Zuversicht
  - Was gibt Ihnen die Kraft zu glauben, daß Sie sich verändern könnten, wenn Sie es wollten?
  - Was würde Ihres Erachtens für Sie arbeiten, wenn Sie sich verändern würden?

Eine zweite Strategie, selbstmotivierende Aussagen hervorzurufen, ist das Erstellen einer Vorteil-Nachteil-Waage. Der Patient erstellt allein (im niedergelassenen Bereich eignet sich diese Strategie hervorragend als „Hausaufgabe") oder gemeinsam mit dem Arzt eine Vier-Feld-Matrix mit Vorteilen und Nachteilen der gegenwärtigen Situation sowie Vorteilen und Nachteilen einer Veränderung der Konsumgewohnheiten (s. Abb. 14.1). Geschieht dies in einer respektvoll-sachlichen Atmosphäre, die allen Aspekten genügend Wertschätzung erlaubt, dann führt es häufig dazu, daß Patienten eigene Sorgen zulassen und ein wenig Widerstand aufgeben können. Hier ist es dann wichtig, die Sorgen möglichst konkret zu benennen und von einer vorsichtig abstrakt geäußerten Besorgnis (z. B. „Mit der Familie läuft es nicht so gut.") hin zu einer detaillierten Beschreibung und Auflistung aller relevanten beunruhigenden Entwicklungen zu kommen. In diesem Zusammenhang kann es in Einzelfällen sehr hilfreich sein, wenn der Arzt für eine gewisse Zeit (und mit der gebotenen inneren Distanz) nur eine Seite der Waage vertritt, etwa diejenige der Vorteile der gegenwärtigen Situation. Derartige „paradoxe Interventionen" führen oft zu einer Zuspitzung von Diskrepanzen und einer stärkeren Betonung der anderen – veränderungsorientierten – Waagschale auf seiten des Patienten. Es kann sinnvoll sein, die Patienten um eine Bewertung und Hierarchie ihrer Sorgen zu fragen oder sie aufzufordern, sich die unangenehmsten Konsequenzen vorzustellen. Dies kann insbesondere bei solchen Patienten nötig sein, die sich in einer scheinbar völlig chaotischen Lebenssituation befinden. Fragen könnten hier sein: „Was beunruhigt Sie am meisten?" oder: „Was wäre das Schlimmste, das passieren könnte, wenn Sie nichts veränderten?"

Eine weitere Strategie besteht darin, den Patienten zu bitten, sich seine früheren Lebensumstände – vor Auftreten der aktuellen Probleme – vorzustellen, oder zu versuchen, sich ein Bild davon zu machen, wie eine bessere Zukunft aussehen könnte. Der Vergleich von Vergangenheit und Zukunft mit der gegenwärtigen Situation kann bedeutende motivierende Aspekte hervorrufen. Hier entwickeln Patienten häufig ein Bewußtsein davon, welche Werte und Güter in ihrem Leben wesentlich sind und welche nicht. Viele ehemals Abhängige haben den Übergang in stabilere Phasen vollzogen und aufrecht erhalten, weil sie im Laufe der Auseinandersetzung mit ihrem Suchtmittelkonsum „höhere" Werte entdeckt und ausgebaut haben, von denen ein ständiger Zug in Richtung Veränderung ausging. Diesbezügliche Fragen des Arztes könnten folgendermaßen lauten (nach Miller u. Rollnick 1999), zunächst zu früheren Lebenserfahrungen: „Können Sie sich an eine Zeit erinnern, in der für Sie alles gut lief? Was hat sich seitdem verändert?" – „Wie ging es zu, bevor Sie so stark anfingen zu trinken? Was waren Sie damals für einer?" – „Wie hat der Drogenkonsum Sie darin gehindert, sich weiter zu entwickeln?" Zur Zukunft: „Wenn Sie sich tatsächlich dazu entschließen sollten, sich zu verändern, welche Hoffnungen verbinden Sie damit für die Zukunft?" – „Welche Dinge würden Sie gern zu Ihren Gunsten verändert wissen?" – „Ich merke, daß Sie im Moment sehr enttäuscht sind. Was hätten Sie gern anders?" – „Was käme im günstigsten Fall für Sie dabei heraus, wenn Sie sich veränderten?"

Eine letzte Strategie schließlich, die dazu dienen soll, selbstmotivierende Aussagen hervorzurufen, besteht darin, diagnostische Befunde fachgerecht zu nutzen. In der medizinischen Versorgung sind dies vor allem somatische Befunde. Körperliche Erkrankungen oder Störungen sind häufig Motoren eines Veränderungsprozesses. Insbesondere Menschen, die von einer Substanz nicht abhängig sind, sondern eher dem Spektrum riskanten oder schädlichen Konsums zuzurechnen sind, können von einem sachlichen Gespräch über ihre somatische Verfassung, über einzelne pathologische Parameter bzw. über körperliche Risiken, denen sie sich aussetzen, enorm profitieren. Die „somatische Krise" ist ein bedeutender motivationaler Faktor im Hinblick auf eine Veränderung von Konsumgewohnheiten (Rumpf et al. 1997). Der Arzt muß allerdings darauf achten, daß er die diagnostischen Befunde in einer Art und Weise rückmeldet, die auf Bewerten, Moralisieren und Schüren von Angst verzichtet. Statt dessen sollte er die ihm zur Verfügung stehenden Informationen sachlich vermitteln und die Reaktion des Patienten beobachten bzw. erfragen. Ein kurzer Dialog könnte sich folgendermaßen anhören:

- Arzt: „Ja, Herr Müller, ich hatte Ihnen beim letzten Termin Blut abgenommen, und hier sind nun die Werte. Im Großen und Ganzen normal, nur ein Leberenzym ist erhöht. Sehen Sie hier, γ-GT liegt bei 180, normal wäre höchstens 30. Der γ-GT-Wert steigt in der Regel dann an, wenn man über einen längeren Zeitraum mehr Alkohol trinkt, als die Leber abbauen kann. Wie hört sich das für Sie an?"
- Patient: „Na ja, okay, manchmal wird's schon etwas mehr, aber Sie müssen auch sehen, was ich für einen Streß in der Firma habe. Daß man da mal am Abend ein paar Bierchen zum Entspannen trinkt, also das würden Sie auch tun."
- Arzt: „Okay, Herr Müller, ich möchte das gleich einmal im Detail mit Ihnen besprechen. Ich merke aber schon, daß das für Sie kein einfaches Thema ist.

Mir ist es wichtig zu sagen, daß ich Sie damit nicht belästigen möchte. Ich will Ihnen auch nichts einreden. Meine Aufgabe sehe ich darin, eine gute Diagnostik durchzuführen und Ihnen Informationen anzubieten über Risiken, über Ursachen von bestimmten Symptomen und – wenn nötig – auch über spezifische Behandlungsmöglichkeiten. Ihre Aufgabe wäre es, daraus Konsequenzen zu ziehen. Was meinen Sie, können wir weitermachen?"
- Patient: „Ist schon in Ordnung."

In diesem kurzen fiktiven Dialog ist es dem Arzt gelungen, einen diagnostischen Befund sachlich zu vermitteln und die Reaktion des Patienten (Widerstand: Bagatellisieren) konstruktiv in seine nachfolgende Intervention einzubauen, indem er seine eigene Rolle definiert und die persönliche Entscheidungsfreiheit des Patienten betont hat (s. unten: Strategien zum Umgang mit Widerstand). Es bedeutet für Ärztinnen und Ärzte eine große Herausforderung, selbst bei deutlichsten somatischen Befunden eine respektvoll-sachliche Distanz zu wahren, die Gesprächsführung nicht aus der Hand zu geben, die Verantwortung für eine Veränderung von Konsumgewohnheiten aber beim Patienten zu belassen.

Zusammenfassen

Regelmäßige Zusammenfassungen – etwa zwischen zwei Gesprächsblöcken, am Ende eines Gesprächs, am Anfang des nächsten – stärken das Gefühl des Verstandenwerdens auf seiten des Patienten. Sie differenzieren zwischen Wesentlichem und Unwesentlichem, geben Ärzten und Patienten strukturiertes Material an die Hand und fungieren als Kontrollmechanismen des Arbeitsbündnisses. Zusammenfassungen verstärken, was gesagt wurde, zeigen den Patienten, daß ihnen zugehört wurde, und leiten über zu einer anderen Gesprächsphase. Auch hier handelt es sich nicht um einen passiven Prozeß: Der Arzt entscheidet, welche Aspekte des Gesprächs er in eine Zusammenfassung aufnimmt und welche nicht. Der Ton ist kooperativ, er erlaubt den Patienten, etwas hinzuzufügen oder zu korrigieren. Zusammenfassungen werden in ihrer Bedeutung oftmals unterschätzt. Gerade Patienten mit Suchterkrankungen sind in ihren Gedankengängen häufig sehr unstrukturiert. Es werden selbst in einem 10minütigen Gespräch so viele Aspekte angesprochen, daß es sowohl für Ärzte als auch für Patienten (zumindest am Ende des Gesprächs) ausgesprochen hilfreich ist, die wichtigsten Gesprächsinhalte noch einmal zusammenzutragen. Wichtig ist es hier vor allem, Ambivalenzen und Diskrepanzen deutlich zu benennen. Eine Zusammenfassung zwischen zwei Gesprächsblöcken könnte sich folgendermaßen anhören (nach Miller u. Rollnick 1999):
„Es hört sich an, als wären Sie zwischen zwei Zuständen hin und her gerissen. Einerseits sind Sie sehr beunruhigt, daß Sie durch Ihr Trinken Ihrer Familie zusetzen und daß Ihre Arbeit ebenfalls in Mitleidenschaft gezogen wird. Sie sind besonders darüber erstaunt, daß Ihnen zwei Freunde unabhängig voneinander in derselben Woche sagten, daß sie sich Sorgen machten wegen Ihres Trinkens. Gleichzeitig halten Sie sich nicht für einen Alkoholiker und haben festgestellt, daß Sie eine ganze Woche lang ohne Alkohol auskommen können,

ohne dabei irgendeine Beeinträchtigung zu bemerken. Habe ich Sie richtig verstanden?"

Strategien zum Umgang mit Widerstand

Ausgehend von der Annahme, daß Widerstand keine Charaktereigenschaft von Suchtkranken ist (man findet Widerstandsphänomene bei nahezu allen körperlichen und psychischen Störungen), sondern in der Interaktion zwischen Arzt und Patient entsteht, somit in Auftreten und Ausmaß prinzipiell beeinflußbar ist, bietet die motivierende Gesprächsführung verschiedene Strategien zum Umgang mit bzw. zur Vermeidung von Widerstand an.

Vier Strategien zum Umgang mit Widerstand wurden schon weiter oben vorgestellt: *"einfache Reflexion", "überzogene Reflexion"* und *"Reflexion der Ambivalenz"* im Zusammenhang mit aktivem Zuhören sowie *"persönliche Entscheidungsfreiheit und Selbstkontrolle betonen"* im Zusammenhang mit der Vermittlung diagnostischer Befunde. Darüber hinaus sollen hier noch vier weitere Strategien vorgestellt werden, die sich als Reaktion auf Äußerungen des Widerstands bewährt haben. Grundsätzlich gilt, daß keine der genannten Strategien in *jeder* Situation angemessen ist. Es ist im Einzelfall spontan zu prüfen, welche Strategie eingesetzt werden sollte. (Alle Beispiele im folgenden aus Miller u. Rollnick 1999.)

Den Fokus verschieben

Hier geht es darum, die Aufmerksamkeit des Patienten vom Widerstand weg zu lenken. Man geht gewissermaßen um den Widerstand herum, nimmt ihn zwar ernst, steigt auf das „Angebot" des Patienten aber nicht ein. Diese Strategie sollte insbesondere dann eingesetzt werden, wenn ein Aspekt zur Sprache kommt, der im Hinblick auf eine Förderung der Veränderungsmotivation oder eine Umsetzung konkreter Veränderungsschritte unwesentlich ist. Ein Beispiel:
- Patient: „Okay, vielleicht habe ich ein paar Probleme mit dem Alkohol, aber ich bin kein Alkoholiker."
- Arzt: „Ich glaube nicht, daß dies das eigentliche Problem ist, und ich möchte nicht, daß Sie sich darüber Sorgen machen. Mir ist es nicht wichtig, ob Sie sich für einen Alkoholiker halten oder nicht. Vielmehr mache ich mir – genau wie Sie – Sorgen wegen einiger Dinge, die in Ihrem Leben geschehen sind. Erzählen Sie doch bitte ein wenig mehr über ...".

Zustimmung mit einer Wendung

Hier geht es darum, dem Patienten im Grundsatz zuzustimmen, aber seiner Äußerung eine kleine, fast unmerkliche Wendung bzw. Richtungsänderung zu verleihen. Dies geschieht in der Überzeugung, daß das Thema zwar wichtig ist, in der vorgetragenen Form aber eher destruktiv und hemmend wirkt. Man stimmt

also zu, allerdings mit der Absicht, das angesprochene Thema mit der zugefügten Wendung konstruktiver behandeln zu können.
- Patient: „Warum kümmern Sie und meine Frau sich eigentlich nur um *mein* Trinken? Was ist mit *ihren* Problemen? Sie würden auch trinken, wenn Ihre Familie Sie dauernd quälen würde."
- Arzt: „Sie sprechen da etwas an, dem ich wahrscheinlich bisher zu wenig Aufmerksamkeit geschenkt habe. Es geht um mehr als Ihr persönliches Trinkverhalten. Probleme mit Alkohol haben meistens etwas mit der ganzen Familie zu tun. Wir sollten das nicht vergessen."

Umformen und anders beleuchten

Diese Strategie ist dadurch gekennzeichnet, daß die Äußerungen des Patienten umbenannt werden. Das ist besonders in solchen Situationen angezeigt, in denen sich Arzt und Patient zwar über die Sache einig sind, bezüglich ihrer Bedeutung und der daraus zu ziehenden Konsequenzen aber nicht. Die Einschätzungen des Patienten werden zwar ernst genommen, aber unter einem anderen Blickwinkel betrachtet und in einer Form neu interpretiert, die eine Entwicklung in Richtung Veränderung eher unterstützt. Eine günstige Gelegenheit zur Neuformulierung bietet z. B. das Phänomen der Toleranzentwicklung. Dazu Miller u. Rollnick (1999): „Starke Trinker berichten in der Regel, daß sie 'mehr vertragen' als andere Menschen ... Starke Trinker konsumieren regelmäßig Alkoholmengen, die ausreichen, beträchtliche körperliche Schäden zu verursachen, ohne daß sie diese sofort spüren oder sehen. Folglich fehlt den Betroffenen das normale Warnsystem, das einen vor einem Trinkexzeß bewahrt. An dieser Stelle bietet sich für den Therapeuten die Gelegenheit, Einschätzungen umzuformen und anders zu beleuchten."
Die Umformulierung könnte sich hier in den Worten des Arztes etwa folgendermaßen anhören (nach Miller u. Rollnick 1999):
- Patient: „Ich trinke viel mehr als meine Kumpels und bin immer noch nicht besoffen."
- Arzt: „Ich weiß nicht, ob Sie das wissen – viele Menschen wissen es nicht –, aber das ist *gerade* ein Grund zur Sorge. Sehen Sie mal, normalerweise trinkt jemand ein oder zwei Drinks und merkt dann allmählich die Wirkung. Er beläßt es dann dabei. Irgendwas in ihm sagt ihm, daß es jetzt genug ist. Aber einige Menschen haben – unglücklicherweise – das, was wir eine 'erhöhte Toleranz' nennen. Ihnen fehlt das normalerweise eingebaute Warnsystem. Vielleicht kamen sie schon so auf die Welt, vielleicht haben sie es im Laufe des Lebens verloren – warum es so ist, kann niemand sagen. Das Ergebnis allerdings ist, daß sie sich selbst schaden, ohne es zu merken."

Paradoxe Intervention

Paradox intervenieren bedeutet, das Gegenteil von dem zu „verschreiben", was man eigentlich beabsichtigt. Wenn ich also den Patienten dazu bewegen will, sein Trinkverhalten zu verändern, empfehle ich ihm, so weiterzumachen wie bisher.

Der Effekt kann sein, daß die in diesem Moment vom Patienten erlebte Konsequenz ein Umdenken und Gegensteuern erzeugt. Aus der Kommunikationspsychologie ist außerdem bekannt, daß die Empfehlung, etwas Bestimmtes zu tun, quasi automatisch – im Sinne eines Autonomiereflexes und unabhängig vom Inhalt – Impulse in die Gegenrichtung provoziert. Beide Aspekte, bewußter erlebte Konsequenz und Autonomiestreben, begründen eine gewisse Erfolgswahrscheinlichkeit paradoxer Interventionen. Man sollte diese Strategie allerdings sehr bedacht einsetzen. Sie kann auch ins Gegenteil umschlagen und dem Patienten den Eindruck vermitteln, daß er nicht ernst genommen wird. Paradoxe Interventionen also nur in einer stabilen Arzt-Patient-Beziehung! Ein Beispiel (nach Miller u. Rollnick 1999):

Arzt: „Sie erinnern sich, daß wir über die Vor- und Nachteile des Trinkens gesprochen haben, und obwohl Sie mir einige Gründe genannt haben, warum Alkohol Ihnen Unannehmlichkeiten bereitet, glaube ich herauszuhören, daß bei Ihnen immer noch die Vorteile überwiegen. Sie sind durchaus glücklich mit Ihrem Trinken, und Sie wollen das im Grunde nicht verändern. Das ist eine Entscheidung, die Sie allein treffen, und vielleicht ist es auch das, was Sie tun sollten. Sicher, es würde schwer für Sie werden, Ihr Trinkverhalten zu verändern, vielleicht zu schwer für Sie. Vielleicht könnten Sie es auch gar nicht tun, selbst wenn Sie es wollten. Der Punkt ist der, daß es sich so anhört, als wollten Sie in Wirklichkeit so weiter trinken wie bisher oder sogar noch mehr. Vielleicht ist es ja das, was Sie brauchen. Vielleicht brauchen Sie den Alkohol, um das Leben überhaupt zu bewältigen."

Im günstigen Fall antwortet der Patient nun: „Na ja, so ist es ja nun auch wieder nicht. Das wäre ja gelacht, wenn ich mein Leben nicht auch ohne Alkohol in den Griff bekäme ..."

Alle Strategien zum Umgang mit Widerstand dienen dazu, den Kontakt zum Patienten zu halten und die Auseinandersetzung mit der Suchtmittelproblematik nicht abreißen zu lassen. Konstruktiv mit dem Widerstand umgehen, bedeutet für den Arzt oft, einen Schritt zurückzutreten, das Tempo der Problemlösung zu verlangsamen oder seine Richtung zu ändern. In diesen Fällen ist es die vorrangige Aufgabe des Arztes, sich in seiner Expertenrolle nicht gekränkt zu fühlen, sondern den Patienten auf *seinem* Veränderungsweg zu begleiten.

Strategien zur Einleitung konkreter Veränderungsschritte

Wenn es gelungen ist, die Veränderungsmotivation des Patienten zu stärken und ein konkretes Veränderungsinteresse zu wecken, dann folgt daraus konsequenterweise die Entwicklung eines konkreten Veränderungsplans. Zunächst aber gilt es, den rechten Zeitpunkt für den Übergang in dieses Stadium der Gespräche zu erkennen. Miller u. Rollnick (1999) geben einige Hinweise, woran der Arzt erkennen kann, ob ein Patient sich für konkrete Veränderungsschritte entschieden hat (s. Übersicht „Anzeichen für Veränderungsbereitschaft").

Eine Entscheidung, etwas gegen das Suchtmittelproblem zu tun, bedeutet nicht unbedingt, daß alle Ambivalenzen des Patienten aufgelöst sind. Häufig begegnen wir dem Phänomen, daß Patienten erst im Moment des ernsten Entschlusses erfassen, was dieser in der Konsequenz eigentlich bedeutet. Ein Patient z. B., der sich nach mehreren Gesprächen mit seinem Hausarzt und nach Abwägen aller Vor- und Nachteile durchringt, künftig auf den Alkohol zu verzichten, wird oftmals erst jetzt spüren, welch einschneidende Veränderungen dieser Entschluß für sein Leben birgt. Er wird seinen Entschluß möglicherweise unter dem Einfluß aufkommender Ängste noch einmal überdenken. Dieses „Wiederaufflackern" von Ambivalenzen muß der Arzt ernst nehmen. Die konkreten Konsequenzen der Entscheidung sollten deshalb im Detail besprochen werden, um eine erneute, stabilere Entscheidung vorzubereiten. Dazu einige beispielhafte Äußerungen des Arztes (nach Miller u. Rollnick 1999):

- „Wie würde sich Ihr Leben verändern, wenn Sie diesen Weg verfolgen und den Konsum völlig beenden würden?"
- „Sie sagten, daß Sie gerne weniger konsumieren würden. Lassen Sie uns einen Moment darüber sprechen. Wie könnte das Ihrer Meinung nach funktionieren?"
- „Das ist also Ihr Ziel. Was glauben Sie, könnte an diesem Plan schiefgehen?"
- „Wenn Sie dieses Ziel erreichen würden, was würde außerdem noch passieren? Was würde sich gut entwickeln, was nicht so gut?"

Anzeichen für Veränderungsbereitschaft

- *Nachlassender Widerstand:* Die Patienten beenden das Argumentieren, Unterbrechen oder Verleugnen usw.
- *Weniger Fragen zur Problematik:* Die Patienten haben anscheinend genügend Informationen zu ihren Problemen und stellen keine Fragen mehr.
- *Entschluß:* Die Patienten haben offensichtlich einen Entschluß gefaßt und wirken ruhiger, friedvoller, entspannter und/oder entlasteter. Diese Entwicklung tritt manchmal dann ein, wenn sie gerade eine Phase der Trauer und des Schmerzes durchlebt haben.
- *Selbstmotivierende Äußerungen:* Die Patienten erkennen ein Problem („Ich schätze, das ist ernst."), sind offen für Veränderungen („Ich müßte etwas tun."), sind besorgt („Das beunruhigt mich.") oder voller Optimismus („Ich werde das schaffen!").
- *Häufige Fragen zur Veränderung:* Die Patienten fragen, was sie gegen dieses Problem tun könnten oder was andere Menschen dagegen tun.
- *Zukunftsphantasien, Ausblicke:* Die Patienten sprechen darüber, wie das Leben nach einer Veränderung aussehen könnte, welche Schwierigkeiten auf sie zukommen könnten oder welche Vorteile eine Veränderung hätte.
- *Experimente:* Wenn die Patienten zwischen den Beratungssitzungen Zeit haben, machen sie erste Versuche mit Veränderungen, gehen z. B. zu Treffen von Selbsthilfegruppen, trinken einige Tage gar nichts, lesen ein Selbsthilfebuch o.ä.

Wenn dies abgeschlossen ist und der Patient nach wie vor den Eindruck erweckt, daß er an einer Veränderung seiner bisherigen Konsumgewohnheiten interessiert ist, kann es sinnvoll sein, ihm eine zusammenfassende Rückmeldung zu geben über selbstmotivierende Äußerungen, Ambivalenzen, objektive Befunde zu Risiken und Problemen, Hinweise auf konkrete Veränderungsabsichten oder -pläne sowie die eigene Einschätzung seiner Situation. „Der Zweck dieser Zusammenfassung besteht darin, möglichst viele Gründe für eine Veränderung zusammenzutragen, während gleichzeitig Zögern oder Ambivalenz anerkannt wird" (Miller u. Rollnick 1999).

Am Ende einer solchen Zusammenfassung gilt es zunächst, sich zu versichern, daß man nichts Wesentliches ausgelassen hat, um im nächsten Schritt den Patienten zu fragen, was dies nun für ihn bedeutet. Ein Beispiel einer solchen Zusammenfassung geben Miller u. Rollnick (1999; T = Therapeut, K = Klient):

- T: „Dann will ich einmal zusammenfassen, wo wir im Moment stehen, und Sie sagen mir, ob ich etwas ausgelassen habe. Sie kamen hierher zum Teil auf Bitten Ihrer Frau, zum Teil ..., weil Sie selbst besorgt über Ihr Trinken sind, bis dahin jedoch noch nie sehr viel darüber nachgedacht hatten. Sie waren sich bewußt, daß Ihr Trinken in den letzten Jahren zugenommen hat, und z. Zt. sind es mehr als 50 Standardgetränke die Woche. Sie waren sich ebenso im klaren darüber, daß Sie mehr trinken als andere Menschen, und anscheinend haben Sie eine deutliche Toleranz für Alkohol entwickelt. Sie können sehr viel trinken, ohne sich betrunken zu fühlen, obwohl – wir haben heute darüber gesprochen – genügend Alkohol in Ihrem Blut sein muß, um Sie zu beeinträchtigen und einigen Schaden anzurichten. Sie wollen schonend mit sich umgehen und sind besorgt über Ihre Gesundheit. Die von uns durchgeführten Blutanalysen zeigen, daß Ihr Körper durch das Trinken Schaden genommen hat ... Sie haben bereits einige Probleme aufgezählt, die mit dem Alkohol zusammenhängen, und es gibt einige Anzeichen, daß Sie im Begriff stehen, eine Abhängigkeit zu entwickeln. Gleichzeitig halten Sie sich nicht für einen Alkoholiker, und früher haben Sie gedacht, solange Sie kein Alkoholiker sind, brauchen Sie sich auch um nichts, was mit dem Trinken zusammenhängt, Sorgen zu machen. Sie hatten einige schlimme Kater, Sie sind besorgt wegen des Einflusses des Alkohols auf Ihr Erinnerungsvermögen, und Ihre Testergebnisse zeigen, daß Ihre Sorgen berechtigt sind. Ihre Werte ähneln denen starker Trinker, in auffallendem Kontrast zu Ihrer ansonsten hohen Intelligenz. Ich weiß, daß Sie sich darüber Gedanken gemacht haben, inwiefern Ihr Trinken dem Ihres Vaters gleicht, und das ist beunruhigend. Wir sprachen über Ihre Familiengeschichte, und daß Sie wahrscheinlich einem höheren Risiko als die meisten anderen Menschen ausgesetzt sind, durch Alkohol geschädigt zu werden. Sie wollen vor allem sichergehen, daß Ihr Trinken Ihrer Familie nicht schadet, denn Sie wissen, was das bedeutet. Ist das eine gute Zusammenfassung?"
- K: „Ja, außer daß ich, bevor ich hierher kam, nicht wirklich gedacht habe, ich würde mehr als andere Menschen trinken."
- T: „Es hatte für Sie den Anschein, daß Ihr Trinken völlig normal wäre."
- K: „Gut, vielleicht nicht normal, aber auch nicht ungewöhnlich. Ich hatte einfach noch nicht darüber nachgedacht."
- T: „Aber nun denken Sie darüber nach. Ich habe Ihnen eine Menge Informationen gegeben, und ein paar davon sind ziemlich hart. Was machen Sie nun damit?"

Sogenannte *Schlüsselfragen* („Was bedeutet das jetzt für Sie?"– „Wohin könnte es nun gehen?'"– „Was, meinen Sie, müßte sich verändern?" usw.) dienen dazu, auf der Basis der vom Patienten anerkannten guten Gründe für eine Veränderung seiner Konsumgewohnheiten den Übergang in die konkrete Umsetzung einzuleiten. Sie unterstreichen die Eigenverantwortung des Patienten und verhindern so, daß der Arzt für den Patienten Lösungswege entwickelt, die diesem nicht angemessen sind. Häufig fragen Patienten in dieser Phase, was sie denn nun tun sollen. Hier sollte sich der Arzt nicht zu einem vorzeitigen Ratschlag „verführen" lassen („Sicherlich kann ich Ihnen sagen, was ich denke, wenn Sie das wirklich wissen wollen. Aber ich möchte nicht, daß es Ihnen so vorkommt, als ob ich Ihnen vorschreiben würde, was Sie tun sollen. Es würde mich zum jetzigen Zeitpunkt viel mehr interessieren, was Sie für eigene Ideen haben. Meine kann ich Ihnen dann immer noch sagen."). Er sollte sich zunächst darauf beschränken, Informationen über *mögliche* Veränderungsalternativen zu geben. In einigen Fällen kann es angezeigt sein, erfolgreich beschrittene Veränderungswege anderer Patienten zu beschreiben („Ich weiß nicht, ob das bei Ihnen funktioniert, aber ich kann Ihnen schildern, was bei anderen Menschen, die in einer vergleichbaren Situation waren, funktioniert hat."). Sollte der Patient dennoch auf einen konkreten Ratschlag des Arztes drängen, so sollte der Arzt deutlich machen, daß es sich hierbei um *seine* Meinung handelt, die der Patient annehmen kann oder auch nicht („Vielleicht erscheint es Ihnen sinnvoll, vielleicht auch nicht, aber es wäre eine Möglichkeit. Sie müssen selbst beurteilen, ob es zu Ihnen paßt."). Die Entscheidung über Ausmaß, Richtung und Tempo einer Veränderung trifft der Patient ganz allein.

Wenn ein Patient nicht in der Lage ist, eine verbindliche Entscheidung zu treffen, sollte der Arzt ihn nicht drängen. Besser ist es, sein Zögern ernstzunehmen und zu sagen: „Wenn Sie noch nicht dazu bereit sind, dann möchte ich auch nicht, daß Sie sich verbindlich äußern. Dies ist viel zu wichtig, als daß es übers Knie gebrochen werden sollte. Gehen Sie nach Hause und denken Sie noch einmal in Ruhe nach, so daß wir beim nächsten Mal weiter darüber reden können." (Miller u. Rollnick 1999).

Man kann die Selbstverpflichtung des Patienten zur Veränderung untermauern, indem man einen konkreten Plan erstellt bzw. den Patienten bittet, dies bis zu einem nächsten Termin zu tun. Ein solcher Veränderungsplan sollte folgende Aspekte beinhalten:
- die wichtigsten Gründe für eine Veränderung,
- die wesentlichen Veränderungsziele,
- die ersten Schritte,
- weitere konkrete Handlungsschritte und ihr jeweiliger Zeitpunkt,
- Personen, die die Veränderungsschritte unterstützen,
- positive Erwartungen für den Alltag.

Die Verbindlichkeit eines solchen Plans kann erhöht werden, wenn eine wichtige Bezugsperson des Patienten mit einbezogen wird (s. unten). Darüber hinaus stärkt jede „öffentliche" Bekanntgabe von Veränderungsabsichten (etwa gegenüber Freunden, Familienmitgliedern oder Arbeitskollegen) die Selbstverpflichtung des Patienten. Je konkreter schließlich der Veränderungsplan ist und je früher und unmittelbarer er beginnt, desto höher ist die Wahrscheinlichkeit, daß er eingehalten wird.

Zur Beteiligung von Angehörigen und wichtigen Bezugspersonen

Grundsätzlich gilt, daß der Patient der erste Kommunikationspartner des Arztes ist. Ohne seine Zustimmung und seinen Willen findet Behandlung in der Regel nicht statt. Der Einbezug von Angehörigen und wichtigen anderen Bezugspersonen (im folgenden kurz: Angehörigen) kann allerdings für den Veränderungsprozeß des Patienten sehr förderlich sein. Erfolgreiche Veränderungsversuche werden häufig von Angehörigen mitgetragen und unterstützt. Aus diesem Grunde ist es sinnvoll, in jedem Fall über einen Einbezug von Angehörigen nachzudenken. Dies bedeutet allerdings nicht, daß ein Einbezug in jedem Fall angezeigt ist. Manchmal ist er sogar kontraindiziert (s. unten).

Angehörige sind häufig von der Suchterkrankung bzw. dem Mißbrauch mitbetroffen: Partner, Kinder und Arbeitskollegen (vor allem im Falle von Problemen mit Alkohol) sowie Eltern, andere Familienangehörige und Freunde (im Falle von Problemen mit illegalen Drogen). Viele Angehörige wenden sich an den Arzt und bitten ihn um Unterstützung. Sie bitten ihn um Informationen, fordern ihn oft aber auch mehr oder weniger direkt auf, den Betroffenen „trocken zu legen" oder „gründlich umzukrempeln". „Besonders dann, wenn der Partner den Klienten gedrängt hat, Hilfe anzunehmen, kann es zunächst sinnvoll sein, sich mit dem Klienten allein zu treffen, um eine Atmosphäre des Vertrauens und der Unterstützung zu schaffen" (Miller u. Rollnick 1999). Zunächst gilt es also, die Interessen des Patienten deutlich von denen seiner Angehörigen zu unterscheiden.

Eine weitere Differenzierung besteht darin, die Motivationsdynamik zwischen Patient und Angehörigen im Hinblick auf eine Veränderung der Suchtmittelproblematik zu ermitteln. Diese Ermittlung sollte sich auf Beobachtungen der Kommunikation stützen. Der Arzt sollte z. B. darauf achten,
- ob der Patient konkrete Veränderungsabsichten äußert und darin von seinen Angehörigen unterstützt wird,
- ob der Patient Problemlösungen berichtet bzw. vorschlägt und die Angehörigen darauf konstruktiv reagieren und
- ob die Angehörigen für den Fall einer Veränderung bereit wären, ihre Lebensführung teilweise umzustellen, wenn dies den Patienten unterstützen würde.

Im Hinblick auf eine Veränderung ergeben sich aus solchen Beobachtungen vier prinzipielle Fälle der Motivationsverteilung zwischen Patient und Angehörigen:
- *Fall 1*: Patient eher veränderungsmotiviert, Angehörige ebenso.
- *Fall 2*: Patient eher veränderungsmotiviert, Angehörige eher nicht.
- *Fall 3*: Angehörige eher veränderungsmotiviert, Patient eher nicht.
- *Fall 4*: Patient und Angehörige eher nicht veränderungsmotiviert.

Für die Gesprächsführung unter Einbezug von Angehörigen gelten grundsätzlich dieselben Prinzipien und Strategien wie für die Gesprächsführung mit dem Patienten allein.

Fall 1 verlangt vom Arzt Informationen über Hilfsangebote, über alternative Veränderungswege und positive Veränderungsmodelle. Der Arzt sollte Patient und Angehörige ermutigen, den eingeschlagenen Weg weiter zu verfolgen, und versuchen, die Ressourcen der Beziehung konstruktiv zu nutzen. Es sollten gemeinsame Behandlungsziele und gemeinsam getragene konkrete Veränderungsschritte formuliert werden.

Im *Fall 2* muß der Arzt herausfinden, ob die widerstrebende Haltung des Angehörigen ein unverrückbares Hindernis auf dem Veränderungsweg des Patienten darstellt oder aber als Quelle von wichtigen ambivalenten Einstellungen (auch des Patienten) in den Beratungsprozeß integriert werden kann. Letzteres stärkt den Klärungs- und Veränderungsprozeß, ersteres zwingt Arzt und Patient zu einer Entscheidung, ob die Behandlung ohne den Angehörigen weitergeführt oder aber abgebrochen werden muß. Führt der Patient die Behandlung ohne den Angehörigen weiter, so muß der Widerstand des Angehörigen bei jeder Vereinbarung konkreter Veränderungsschritte mitbedacht werden.

Fall 3 ist eine grundsätzlich schwierige Situation. Handelt es sich bei der Beziehung zwischen Patient und Angehörigen um eine stabile und beiderseitig als zufriedenstellend erlebte, dann kann eine vom Arzt eingeholte Rückmeldung des Angehörigen über (problematische) Konsumgewohnheiten des Patienten dessen Motivation zur Veränderung positiv beeinflussen. Dies kann auch erreicht werden, indem der Arzt den Angehörigen zu alternativen Lösungsvorschlägen befragt. Hier muß man allerdings behutsam vorgehen, um dem Patienten nicht das Gefühl zu geben, zwei Gegner zu haben, die ihn in die Enge führen. Im Gespräch mit einem alkoholabhängigen Mann (zögerlich) und seiner Ehefrau (auf Veränderung drängend) könnte der Arzt sagen: „Ich kann mir vorstellen, daß es frustrierend ist, wenn so wenig Übereinstimmung zwischen Ihnen und Ihrem Mann darüber besteht, wie es denn nun weitergehen soll. Sie haben jetzt verschiedene Möglichkeiten. Eine ist, Sie (Ehefrau, GK) kommen auch weiterhin gemeinsam zur Behandlung und sprechen über das Trinken und seine Folgen – ein Weg, der im Moment nicht viel Erfolg verspricht, oder? Eine andere Möglichkeit ist, Sie widmen Ihre Energien sich selbst bzw. dem Rest der Familie, und Ihr Mann bestimmt allein, was er in bezug auf das Trinken unternehmen will" (nach Miller u. Rollnick 1999). Handelt es sich um eine angespannte oder instabile Beziehung, dann sollte der Arzt das alleinige Gespräch mit dem Patienten suchen. Es kann in diesem Fall sinnvoll sein, dem Angehörigen ein Unterstützungsangebot zu machen (etwa Informationen über Selbsthilfegruppen für Angehörige geben). Zu einem späteren Zeitpunkt, wenn die Interessen des Patienten hinreichend gewürdigt wurden und sich ein wachsendes Interesse an einer Veränderung abzeichnet, kann ein gemeinsames Gespräch mit dem Angehörigen wiederum unterstützend wirken.

Im *Fall 4* sollte der Arzt seine Rolle darauf beschränken, Patient und Angehörigen eine Rückmeldung über objektive Befunde zu geben. Wenn die Kommunikation zwischen Patient und Angehörigem sehr destruktiv erscheint, sollte der Arzt allgemeine Informationen über Belastungen von Beziehungen in Folge chronischer Krankheiten geben und so versuchen, beide Beziehungspartner zu entlasten. Er kann versuchen, die mangelnde Veränderungsabsicht beider Partner durch Informationen über alternative Veränderungsmöglichkeiten und eine Hierarchisierung der Ziele neu zu beleuchten. Er sollte allerdings nicht auf Veränderung drängen. Dies würde eher den Widerstand beider Partner provozieren. Wenn der Arzt den Eindruck hat, daß Patient und Angehöriger die Probleme und möglichen Lösungen unterschiedlich einschätzen, sollte er unbedingt einen alleinigen Termin mit dem Patienten ausmachen, um den (manchmal nur scheinbaren) Mangel an Veränderungsabsicht im Einzelkontakt abzusichern.

Im Falle von (Ehe-)Partnerschaften gilt folgender Grundsatz: Wenn die Patienten zögern, ihre Partnerinnen (oder umgekehrt) in die Behandlung mit einzubeziehen, sollte der Arzt zunächst einmal die erwarteten Vor- und Nachteile des Einbezugs ermitteln. Wenn sich dabei herausstellt, daß die erwarteten Nachteile für die Patienten überwiegen, sollte nicht weiter auf einem Einbezug insistiert werden. In vielen Fällen entwickelt sich erst im Laufe der Behandlung die Bereitschaft, gemeinsam mit den Partnern an einer Veränderung zu arbeiten.

Zusammenfassend haben sich die folgenden allgemeinen Strategien der motivierenden Gesprächsführung unter Einbezug von Angehörigen als effektiv erwiesen:

- *Positiven Einstieg finden:* Die Angehörigen sollten in ihren bisherigen Bemühungen, dem Patienten mit seinem Suchtmittelproblem zu helfen, bestärkt werden. Sie sollten Anerkennung dafür erfahren, daß sie an der Behandlung teilnehmen. Sie sollten nach ermutigenden und positiven Erfahrungen gefragt werden.
- *Die positiven Ressourcen der Beziehung aufgreifen:* Der Arzt sollte Äußerungen und Verhaltensweisen verstärken, die die positiven Aspekte der Beziehung betreffen. Gemeinsame Lebenserfahrung, Vertrauen oder gemeinsame Lebensziele sind zentrale Faktoren, um die Veränderungsmotivation der Patienten während und nach der Behandlung zu stützen. Vorschläge zu positiv besetzten gemeinsamen Aktivitäten können hilfreich sein.
- *Fallen vermeiden:* Der Arzt sollte nicht versuchen, insbesondere nicht im Gespräch mit (Ehe-)Partnern, als Experte für die Lösung der Suchtmittel- oder Beziehungsprobleme aufzutreten. Es besteht die Gefahr, daß er damit zur Projektionsfläche für nicht ausgesprochene Ambivalenzen des Patienten oder Differenzen zwischen den Partnern wird und ein Nachdenken über konkrete Veränderungsschritte geradezu verhindert. Ebenso real ist die Gefahr, in die sogenannte Schuld-Falle zu tappen: Der Patient wirft dem Angehörigen vor, an seinen Suchtmittelproblemen schuldig zu sein (oftmals Männer gegenüber ihren Frauen, im Drogenbereich oftmals die abhängigen Söhne und Töchter gegenüber ihren Eltern). Der Arzt sollte sich an einer solchen Diskussion nicht beteiligen und statt dessen versuchen, das Gespräch auf pragmatische Fragen des Alltags zurückzuführen.
- *Konsens über Behandlungsziele herstellen:* Das Feedback über die Diagnoseergebnisse sollte dazu genutzt werden, die jeweiligen Bewertungen der Schwere des Problems sowie die jeweiligen Vorstellungen über die Konsequenzen offen zu legen. So kann allmählich ein Konsens über die Behandlungsziele erarbeitet werden. Wenn eine gemeinsame Basis geschaffen ist,

können im Rahmen eines Veränderungsplans (s. oben) die notwendigen ersten Schritte vereinbart werden.
- *Prinzipien und Strategien wie im Einzelgespräch einsetzen:* Die Prinzipien und Strategien der motivierenden Gesprächsführung unter Einbezug von Angehörigen unterscheiden sich grundsätzlich nicht von denen, die auch im Einzelgespräch mit den Patienten verwandt werden sollten: Empathie zeigen, Diskrepanzen entwickeln, Streitgespräche vermeiden, Widerstand aufnehmen, Aktiv Zuhören, Bestätigen, Zusammenfassen usw. Das Besondere ist, daß man es hier mit zwei (oder mehr) Gesprächspartnern zur selben Zeit zu tun hat, deren Beziehungsdynamik die Diagnostik und Einflußnahme erschwert. Wenn es allerdings gelingt, Patient und Angehörige auf einen gemeinsamen Weg zu verpflichten, dann bestehen beste Chancen, daß das angestrebte Ziel auch erreicht wird.

Literatur

Beck A, Wright FD, Newman CF, Liese K (1997) Kognitive Therapie der Sucht. Beltz, Weinheim
Bien T, Miller WR, Tonigan S (1993) Brief interventions for alcohol problems: a review. Addiction 88:315–336
Bleuler E (1983) Lehrbuch der Psychiatrie, 15. Aufl. Springer, Berlin Heidelberg New York
Edwards G, Orford J, Egert S, Guthrie S, Hawker A, Hensman C, Mitcheson M, Oppenheimer E, Taylor C (1977) Alcoholism: a controlled trial of „treatment" and „advice". J Stud Alcohol 38:1004–1031
Fleming MF, Barry KL, Manwell LB, Johnson K, London R (1997) Brief physician advice for problem alcohol drinkers – A randomized controlled trial in community-based primary care practices. JAMA 277 [13]:1039–1045
Heather N, Rollnick S, Bell A, Richmond R (1996) Effects of brief counselling among male heavy drinkers identified on general hospital wards. Drug and Alcohol Review 15:29–38
John U, Hapke U, Rumpf H-J, Hill A, Dilling H (1996) Prävalenz und Sekundärprävention von Alkoholmißbrauch und -abhängigkeit in der medizinischen Versorgung. Schriftenreihe des Bundesministeriums für Gesundheit, Band 71. Nomos, Baden-Baden
Kremer G, Wienberg G, Dormann S, Wessel T, Pörksen N (1999) Evaluation von Kurzinterventionen bei PatientInnen mit Alkoholproblemen im Allgemeinkrankenhaus. SUCHT 45 [2]:80–88
Luban-Plozza B, Laederach-Hofmann K, Knaak L, Dickhaut HH (1998) Der Arzt als Arznei. Das therapeutische Bündnis mit dem Patienten. Deutscher Ärzte-Verlag, Köln
Miller WR, Rollnick S (1999) Motivierende Gesprächsführung. Lambertus, Freiburg
Petry J (1998) Suchtentwicklung und Motivationsdynamik. In: Bundesverband für stationäre Suchtkrankenhilfe, Beutel M (Hrsg) Motivation in der Suchttherapie – Intrapsychischer Prozeß und versorgungspolitische Aufgabe. Neuland, Geesthacht
Reimer C (1994) Ärztliche Gesprächsführung. Springer, Berlin Heidelberg New York
Richmond R, Heather N, Wodak A, Kehoe L, Webster I (1995) Controlled evaluation of a general practice-based brief intervention for excessive drinking. Addiction 90:119–132
Rumpf H-J, Hapke U, John U (1997) Spezifika des Settings im Allgemeinkrankenhaus und ihre Bedeutung für die Vernetzung von Suchthilfen. In: John U, Deutsche Hauptstelle gegen die Suchtgefahren (Hrsg) Regionale Suchtkrankenversorgung. Konzepte und Kooperationen. Lambertus, Freiburg
Schulz von Thun F (1981) Miteinander reden. Rowohlt, Reinbek
Wedler H (1998) Das ärztliche Gespräch. Anleitung zur Kommunikation in der psychosomatischen Grundversorgung. Schattauer, Stuttgart

Wilke E (1994) Leitlinien des ärztlich-psychotherapeutischen Gesprächs. In: Reimer C (Hrsg) Ärztliche Gesprächsführung. Springer, Berlin Heidelberg New York

Sachverzeichnis

A

Abbruch der Behandlung 155, 156
Abhängigkeit
- chronisch mehrfach beeinträchtigte Abhängigkeitskranke 102, 106, 130, 131
- Gegenüberstellung, Abhängigkeits- / somatische Erkrankungen 171
- Ko-Abhängigkeit 173
- körperliche 33
- psychische 34

Abhängigkeitsentwicklung, neuroanatomische Substrate 41
Abhängigkeitssyndrom 4, 6, 7
- diagnostische Leitlinien (Übersicht) 7
- differenzierte Beschreibung (Übersicht) 7

Abstinenz 65, 102, 161, 172, 174
- ausstiegorientierte Hilfen 102
- kontrollierter Konsum vs. Abstinenz 77

Abstinenzbereitschaft 102
Abstinenzparadigma 104
Abstinenzraten 77
Abtreibung 144
Adaptionsmechanismen 41
Adoleszenz 44
Aids 163
Akupunkturbehandlung 82
Akutkrankenhäuser 108, 109
Akzeptanz 190
Alkohol 16, 17
- Länder, durchschnittlicher Alkoholkonsum (Übersicht) 20

Alkoholembryopathie 25
Alkoholismus / Alkoholabhängigkeit 42
Alkoholüberschußhypothese 43
Allgemeinkrankenhaus 183, 187
Ambivalenz 180, 188, 190, 202, 203
ambulante(s)
- Beratungs- und Behandlungseinrichtungen 102, 106, 107
- betreutes Wohnen 108, 135

- Entgiftung 108
- Entwöhnungsangebot 123
- Rehabilitation 107, 116, 123

Angebotsregulation 53
Angehörige 205
Anspannungs-Reduktions-Hypothese 38
Arbeits- und Beschäftigungsprojekte 111
Arbeitskreis 126
Arbeitslosigkeit 111, 135
Arzt / Ärzte / ärztlich(e)
- Aufdrängen eigener Sichtweisen 189
- Dienste, ärztliche 105
- Gesprächsführung, ärztliche 179
- des Gesundheitsamtes 161
- Hausarzt 169, 194
- Intervention durch den Arzt 145
- niedergelassene 105, 106, 108, 124, 126, 135, 183, 184
- Selbstreflexion des Arztes 177
- Stellungnahme, ärztliche 150
- Substitutionsmittel für Opiatabhängige 106
- Vertrauensbeziehung zwischen Arzt und Patient 179
- Zusammenarbeit / Kooperation 122, 125, 128

Arztbrief 176
Arztkontakte 106
Arzt-Patient-Beziehung 169–178, 190, 192, 201
Arztpraxis 183, 187
Asylbewerber 158, 159
Asylbewerberleistungsgesetz 159
Aufenthaltserlaubnis 158
Ausländeramt 159
Ausländergesetz 158
ausländische Patienten / Ausländerstatus 158, 159
Ausweisungsschutz 158
Autotoxin 33

B

Balint-Gruppen 177
Behandlung (s. Therapie)
Belastungsfaktoren, psychosoziale 47
Berater 120
Beratung 119, 120
– Bedarf 120
– Freiwilligkeit 120
– Gespräche 120
– Phasen 120
– Prozeß 120
– Strategien 187
– Ziele 187
Beratungsstellen / -einrichtungen 115, 116, 124, 126, 128
– ambulante 102, 106, 107
– Aufgaben 116
– Kooperation 126
– *Übersicht* 117
berufliche Integration 111
Berufsschweigepflicht 145
Beschaffungskriminalität 151, 152
Beschäftigungs- und Arbeitsprojekte 111
Besorgnis 195
Bestätigen 193, 194
β-Endorphin 42
Betäubungsmittelgesetz (BtmG) 151
Betreuer 160
Betreuung
– ambulantes betreutes Wohnen 108, 135
– juristische 169
– psychosoziale 107
– – inkl. Kooperationsansätze und -modelle 115–128
– Überprüfung 160
betriebliche Suchtkrankenhilfe 111
– Arbeitslosigkeit 111, 135
– betriebsärztliche Dienste 111
Bewährungshilfe 135, 153, 154
Bezugspersonen 180, 205
Bundesseuchengesetz (BseuchG) 163
Bundessozialhilfegesetz (s. BSHG) 89, 91, 110, 149
– Hilfen zur Wiedereingliederung 110, 149, 150

C

„Case-Management" 127, 137
Charaktervariable 49
„craving" 13, 34
– „physical" 13
– „symbolic" 13

D

Datenschutz 162
Diagnose 11, 106, 172, 197
– Abhängigkeitssyndrom, diagnostische Leitlinien (*Übersicht*) 7
– ICD-10 3–5
– Klassifikation, diagnostische 3–14
Diplom-Psychologen 107
Diskrepanzen 186
Dokumentation 157
– Arztbrief 176
Drogen
– Beratungsstellen 115
– – *Übersicht* 117
– illegale (s. dort) 16, 20
– kommunales Drogenkonzept 131
– als positive Verhaltensverstärker 34
– Stadien des Drogenkonsums 44
Drogengebrauch und Drogenabhängigkeit
– distale und proximale Risikofaktoren 45–48
– Entwicklung und Aufrechterhaltung 31–52
Drogenhandel 151
Drogenhilfe 101, 131, 137
– niederschwellige 124
Drogenwirkung
– und Erwartungseffekte 48, 49
– subjektive Drogenwirkungseffekte 48
Drohung und Gewalt 177
DSM-IV 3, 11

E

Effektivität und Effizienz der Behandlung von Suchtkrankheiten 73
Eigenmotivation (s. auch Motivation) 194
Eingliederung, soziale 87
Eingliederungshilfe 110, 131, 139, 149, 150
Einrichtungen, niederschwellige (s. dort) 104, 105
Empathie 186, 189
– Grundhaltung, empathische 189
Endorphin-β 42
Entgiftung 107
– ambulante 108
– qualifizierte Entgiftungsbehandlung 129
Entwicklungspsychologie 58
Entwicklungspsychopathologie 58
Entwöhnungsbehandlung 107–109
– ambulantes Entwöhnungsangebot 123
Entzug / Entzugsbehandlung
– Akutkrankenhaus 108
– qualifizierte 67, 108

– Syndrom 8, 9
– Symptome 33, 41
Epidemiologie, Allgemeinbevölkerung 15–22
Erfolgsanalysen 75
Erfolgsaussagen, Gültigkeit 75
Erwartungseffekte und Drogenwirkung 48, 49
„European Monitoring Centre for Drugs and Drug Addiction" (EMCDDA) 62
evidenzbasierte Medizin 73

F
Fachkliniken 102
– Akutkrankenhäuser 108, 109
– psychiatrische 108, 109
Fahreignung 162
Fahrerlaubnis 161, 162
Fahrerlaubnisverordnung 161
Fahrtüchtigkeit 162
Familiengericht 147
„flashbacks" (Nachhallzustände) 10
Flüchtlingsberatungsstellen 159
Folgeerkrankungen 23–30
– körperliche 23–25
– – Beispiele (*Übersicht*) 25
– psychische 26–30
forensische Psychiatrie 152
FRAMES 56
Frauenhaus 136, 157
Freiwilligkeit 66
Fremdgefährdung 160
Fremdmotivation 194
Frühintervention 56, 108, 167
Führerschein 161

G
GABA-Rezeptoren 36
ganzheitlicher Behandlungsansatz 102
Garantenstellung 156
Gebrauch, schädlicher 3, 6
Gefährdung
– Fremdgefährdung 160
– Selbstgefährdung 159–161
Geschlechtsverkehr 163
– geschützter 163
– infektiöser 163
– ungeschützer 163
Gespräche
– beratende 120
– therapeutische 191
Gesprächsführung 179–208
– ärztliche 179

– Kommunikationsprobleme 182
– Machtkämpfe 182
– motivierende 179–208
Gesprächsphase 198
Gesundheitsamt 148
Gesundheitsförderung 140
Gewaltandrohung 177
Gewaltopfer 156, 157
Gewohnheiten, Konsumgewohnheiten 191, 198
Gruppentherapie 80
gutachterliche Sicht 151

H
„harm reduction" 56, 67, 68
Hausarzt 169, 194
Hausaufgabe für den Patienten 196
Hepatitis C, chronisch aktive 162
Heranwachsende 148
Heroinverschreibung, ärztliche 73
Herzerkrankung, koronare 24
Hilfe
– Planung 107
– Systeme 101
– zur Teilnahme am Leben in der Gemeinschaft 93
– vorläufige 97
– zur Wiedereingliederung 110
hirnphysiologische Störung 32
HIV-Infektion 163

I
ICD-10 3–5
IDCL (Internationale Diagnosen-Checklisten) 11
illegale Drogen 16
– Lebenszeitprävalenz des Konsums illegaler Drogen (*Übersicht*) 20
Infektionskrankheiten 162–164
– Aids 163
– Geschlechtsverkehr, infektiöser 163
– Hepatitis C, chronisch aktive 162
– HIV-Infektion 163
Information 119
Intervention 56, 65–71, 106–108
– Freiwilligkeit 66
– Frühintervention 56, 108, 167
– Kurzinterventionen 183–185
– paradoxe 200, 201
– Ziel 185
Intoxikation, akute 4, 5
– Kodierung begleitender Komplikationen (*Übersicht*) 5

J

Jugendamt 136, 145–147
Jugendgericht 148
Jugendhilfe 135, 138, 148
Jugendliche 148
Jugendstrafrecht 148
juristische Betreuung 169

K

Karzinom 24
Kinder- und Jugendhilfegesetz 147
– Hilfeplan 147
Klassifikation, diagnostische 3–14
Klienten 117, 127
Ko-Abhängigkeit 173
kognitive Vorbereitung 44
kommunale Suchthilfen, Netzwerk 129–140
– Übersicht 134
kommunales Drogenkonzept 131
Kommunikation 137, 176, 205
Kommunikationsprobleme mit Patienten 182
Komorbidität 26
– Patienten, komorbide 109
Königsweg 189
Konsum
– Abstinenz vs. kontrollierter Konsum 77
– kontrollierter 68
– Thematisieren des Suchtmittelkonsums 191
Konsumgewohnheiten 191, 198
Kontrollverlust 32
Kooperation 125–127
– Ansätze und -modelle 115–128
– Ausländerinitiativen 159
– Bereitschaft zur 148
– Bewährungshilfe 135
– fachübergreifende 130
– Flüchtlingsberatungsstellen 159
– Konzept zur 124
– Koordination und Kooperation, dynamisches Steuermodell 130
koronare Herzerkrankung 24
Kosten, volkswirtschaftliche, Berechnung von Substanzabhängigkeit 28, 29
Krankenbehandlung 187
Krankenversicherung, Leistungserbringung 87–98, 170
– gesetzliche Krankenversicherung 91
– Leistungsumfang 91
– Zuständigkeitsmerkmale 88–91
Krankenversicherungsrecht 93
Krankheitsmodell 32

Krisenintervention 121, 122, 135
– Interventionsmaßnahme 122
– Schadensbegrenzung 121
– Zwangseinweisung 121, 148
Krisensituation 121, 161
Kurzinterventionen 183–185
– Studien (*Übersicht*) 184

L

Langzeitmaßnahmen 94
Leistungserbringung, Kranken-, Rentenversicherung und Sozialhilfe 87–98
Leistungspflichten 93–95
– Rangfolge 95
Leistungsträger 87
– Hilfen für Suchtkranke (*Übersicht*) 94
– Verwaltungsverfahren 96
Letalität 27
„low-dose dependency" 45

M

Machtkämpfe mit Patienten 182
Maßregelvollzugsgesetze 154
Medikamente 17
– psychotrope 17
Methadonsubstitution 107, 135, 145, 159, 162
minderjährige Suchtkranke 146–148
– Sorgeberechtigte 146
Morbidität 24
Mortalität 24
Motivation 179–182, 188
– Behandlungsmotivation 179, 180
– Eigenmotivation 194
– Fremdmotivation 194
– Veränderungsmotivation 169–181, 186, 187, 190, 199
– Verteilung 205
motivierende Gesprächsführung 179–208
– selbstmotivierende Aussagen 194
multiprofessioneller Ansatz 69
mütterlicher Suchtmittelkonsum 25
mµ-Opiatrezeptoren 43

N

Nachhallzustände („flashbacks") 10
Nachsorge 123
Nervensystem, vegetatives 41
Netzwerk 102, 124, 126, 129–140
– kommunlaer Suchthilfen (*s. auch dort*) 129–140
– medizinische Basisversorung und Vernetzung 133

– Modelle der Kooperation und Vernetzung 125
– regionale 102
– der Suchtkrankenhilfe (*Übersicht*) 105
– Vernetzungskonzept 124
– zwischen verschiedenen Helfern 137
Neuroadaptation 13
niederschwellige Einrichtungen 104, 105
– aufsuchende Maßnahmen 104
– Drogenhilfe, niederschwellige 124
– Hilfen, niederschwellige 104, 105
– Schadensminimierung 104
– Überlebenssicherung 104
Niederschwelligkeit 65

O

Opferschutzbeauftragte 157
Opiatrezeptoren, mµ- 43
Opioidkompensationshypothese 43
Organisationsentwicklung 140

P

Patienten 106, 127
– Arzt-Patient-Beziehung 169–178, 190, 192, 201
– ausländische 158
– Behandlungsziele, Absprache zwischen Arzt und Patient 66
– Hausaufgabe 196
– komorbide 109
– Kommunikationsprobleme und Machtkämpfe mit Patienten 182
– Kurzinterventionen 183–185
– Regelverstoß durch Patienten 70
– in Schuldgefühle verstrickte Patienten 176
– thematisieren des Suchtmittelkonsums 191
– Verstandenwerden 198
– Vertrauensbeziehung zwischen Arzt und Patient 179
Pharmakodynamik 27
Polytoxikomanie 11
Postdetoxifikationssyndrom 26
Prävalenz 15
– Lebenszeitprävalenz des Konsums illegaler Drogen (*Übersicht*) 20
– psychotrope Substanzen, Prävalenz von Konsum, Mißbrauch und Abhängigkeit (*Übersicht*) 18, 19
Prävention 53–63, 107
– Grundlagenforschung, Ergebnisse und Konzepte 57

– Primärprävention 53–55
– – durch Angebotsregulierung 54
– – durch Regulation der Nachfrage 55
– Sekundärprävention 55, 56
– Strategien 53–56
– – schadensmindernde 56, 57
– – *Übersicht* 54
– Tertiärprävention 56, 57
Präventionsprogramme 46
Probierversuche 44
Problembewußtsein 195
Prognose des Behandlungserfolgs 78
Prophylaxe 118, 119
– Fachkräfte 119
– primäre 118
– sekundäre 119
– Suchtprophylaxe 118
– tertiäre 119
– Veranstaltungen 119
Prostitution 151
protektive Faktoren 24
Psychiatrie
– forensische 152
– Kliniken, psychiatrische 108, 109
Psych-KG 66
Psychologen 107
Psychosen, organische 26
Psychosomatik 171, 177
– *Balint*-Gruppen 177
psychosozial(e)
– Begleitung 106, 122, 123
– Belastungsfaktoren 47
– Betreuung (*s. auch dort*) 107, 108, 115–128
– – inkl. Kooperationsansätze und -modelle 115–128
– Definition 122
psychotherapeutische Praxen 105, 106
Psychotherapie 68
psychotische Störung 4
psychotrope Substanzen 3–10, 17
– Kategorien (*Übersicht*) 5
– Klassifikation des Mißbrauchs (*Übersicht*) 6
– Prävalenz von Konsum, Mißbrauch und Abhängigkeit (*Übersicht*) 18, 19
– Störungen (*Übersichten*) 3, 12
– substanzinduziert (*Übersicht*) 10

Q

Qualitätsmanagement 129
Qualitätssicherung 128, 139
Qualitätszirkel 177

R

Rausch 4
rechtliche Grundlagen in der Versorgung von Suchtkranken 143–164
Rechtsanspruch 96
Rechtsgut 146
– Güterabwägung 146
Regelverstoß
– durch die Behandelnden 71
– durch Patienten 70
– offener Umgang mit 70, 71
Regulation der Nachfrage 55
Rehabilitation 89
– ambulante 107, 116, 123
– medizinische Rehabilitationsmaßnahmen 92, 170
– Reha-Einrichtungen 109
Reize, Kopplung der Drogenwirkung an Hinweisreize 38, 39
Rentenversicherung, Leistungserbringung 87–98
– gesetzliche Rentenversicherung 91
– Leistungsumfang 91
– Träger der Rentenversicherung 90
– Zuständigkeitsmerkmale 88–91
Rentenversicherungsträger 170
Reward-System 41
Risikofaktoren für den Drogengebrauch, distale und proximale 45–48
– *Übersicht* 58
Rollenzuweisung
– aufgrund aktueller Erfahrung 174
– aufgrund von Vorerfahrung 173, 174
Rückfall 70, 161

S

Schadensbegrenzung 121
schädlicher Gebrauch 3, 6
Schuldfähigkeit 151
Schuldgefühl, in Schuldgefühle verstrickte Patienten 176
Schwangerschaft 136, 143–146, 159
– Abtreibung 144
– Schutz des Ungeborenen 144
Schweigepflicht 145, 155
– Berufsschweigepflicht 145
– Verletzung 145
Selbstgefährdung 159–161
Selbsthilfe 111
Selbsthilfegruppen 111
selbstmotivierende Aussagen 194
Selbstreflexion des Arztes 177
Selbstverpflichtung 204

Sensitivierung 45
„Setting" 68, 174, 175, 180
– Absprache 68
SKID (strukturiertes klinisches Interview) 11
somatische Erkrankungen / Abhängigkeitserkrankungen, Gegenüberstellung 171
Sorgerecht 145, 146
– Entzug 146
– Kindeswohl 145
– minderjährige Suchtkranke 146–148
Sozialarbeiter 107
Sozialbericht 150
soziale Eingliederung 87, 131
Sozialhilfe, Leistungserbringung 87–98
– Bundessozialhilfegesetz (s. BSHG) 89, 91, 110, 149
– Leistungsumfang 91, 97
– Träger der Sozialhilfe 88
– vorläufige Hilfen 97
– Zuständigkeitsmerkmale 88–91
Sozialhilfeträger 88
sozialpsychiatrische Dienste 102, 106, 131
Spannungsabbauhypothese 43
Stadien des Drogenkonsums 44
stationärer Bereich 102
Störung, hirnphysiologische 32
Störungsmodelle 31
Strafe, „Therapie statt Strafe" 135, 151, 154
Straffälligenhilfe 135
Strafgesetzbuch 145
Strafrecht 152
Strafvollzug 152
Straßenverkehrsbehörde 161
Strategien der Suchtbehandlung 73, 74, 200
Substanzmißbrauch 3
Substitution / Substitutionstherapie 107, 135, 145, 147, 159, 162
Sucht
– als körperliche Abhängigkeit 33
– als Krankheit 32
– als psychische Abhängigket 34
Suchtberatungsstellen 115
Suchtentwicklung, Toleranzänderung 44, 45
Suchtfolgeschäden (s. Folgeerkrankungen) 23–30
Suchthilfen / Suchtkrankenhilfe in Deutschland 101–113, 115, 116
– betriebliche (s. dort) 111
– Entwicklung 115
– kommunlae 129–140
– Netzwerk der Suchtkrankenhilfe

(*Übersicht*) 105, 129–140
Suchthilfesystem 129–131, 137
Suchtkranke, chronisch mehrfach beeinträchtigte 102, 106, 130, 131
Suchtmedizin 66, 170
- Behandlungsbedarf, suchtmedizinischer 132
Suchtmittelkonsum, mütterlicher 25
Suchtprophylaxe (*s.* Prophylaxe) 118, 119
Suizid 23
Symptom
- Träger eines Symptoms 193
- Verschiebung der Symptome 76

T

Tabak 17
Thematisieren des Suchtmittelkonsums 191
Therapeuten 187, 188
Therapie
- Akupunkturbehandlung 82
- ambulante Beratungs- und Behandlungseinrichtungen 102, 106, 107
- Behandlungs- und Veränderungsmotivation 180, 199
- Behandlungsabbruch 155, 156
- Behandlungsangebot 65
- Behandlungsaufträge 193
- Behandlungsbedarf, suchtmedizinischer 132
- Behandlungserfolg 76–78
- – im katamnestischen Verlauf 76, 77
- – Prognose des Behandlungserfolgs 78
- Behandlungsplanung 102
- Behandlungsvertrag 155
- Behandlungsziele 66–68, 207
- – Absprache zwischen Arzt und Patient 66
- – Zielhierarchie 67, 68
- Dauer einer Behandlung 79
- Effektivität und Effizienz der Behandlung von Suchkrankheiten 73
- Entzugsbehandlung, qualifizierte 67
- Erfolgsmessung 74, 75
- ganzheitlicher Behandlungsansatz 102
- Gespräche, therapeutische 191
- Gruppentherapie 80
- Langzeitmaßnahmen 94
- Psychotherapie 68
- Regelverstoß durch die Behandelnden 71
- Strategien der Suchtbehandlung 73, 74
- Substitution / Substitutionstherapie 107, 135, 145, 147, 159, 162
- „Therapie statt Strafe" 135, 151, 154
- Therapieketten in der traditionellen Suchtarbeit (*Übersicht*) 103
- Vergleiche
- – von Behandlungsformen 79
- – von Behandlungsprogrammen 80
- – zwischen minimaler und extensiver Behandlung 80
- Wirksamkeitsüberprüfung von Behandlungskomponenten 81
- Ziel 74
- Zwangsbehandlung 145
Tiere, Übertragbarkeit von Befunden 35
Toleranz, chronische 8
Toleranzänderung in der Suchtentwicklung 44, 45
Toleranzentwicklung 39–41, 200
Träger der Sozialhilfe 88
Trinkverhalten 181

U

Übergangseinrichtungen 110

V

vegetatives Nervensystem 41
Veränderung 202, 203
- Absicht / -interesse 196, 201, 204
- Ambivalenz 203
- Bereitschaft 179, 202
- Motivation 179–181, 186, 187, 190, 199
- Plan 201, 204
- Prozess 197
- – einzelne Schritte 201
Verbund, regionaler 69, 70
verhaltenstheoretisches Modell (*Schema*) 36
Verhaltensverstärker, Drogen als 34
Vermittlung / Vermittlungsprozeß 121
Vernetzung (*s. auch* Netzwerk) 102, 124, 126, 127, 129–140
Versorgungssystem 101–165
- Netzwerk kommunaler Suchthilfen 129–140
- psychosoziale Betreuung inkl. Kooperationsansätze und -modelle 115–128
- rechtliche Grundlagen in der Versorgung von Suchtkranken 143–164
- Schaffung und Weiterentwicklung 126
- Suchtkrankenhilfe in Deutschland 101–113, 115, 116
- System der Suchtkrankenhilfe 127
- Verbesserung der Versorgungsstruktur 125

– vernetztes 130
Verstandenwerden 198
Verstärker
– Drogen als positive Verhaltensverstärker 34
– indirekte Verstärkereffekte 38
– negative Verstärkerwirkung 37
Vertrag, Behandlungsvertrag 155
Vertrauensbeziehung zwischen Arzt und Patient 179
Vorbereitung, kognitive 44
Vorteil-Nachteil-Waage 181, 196
– *Schema* 181

W

Widerstand 182, 188, 199

Wiedereingliederungshilfen 110, 149, 150
Wirkungserwartungen 48, 49
Wohnheim und Übergangseinrichtungen 110
– Außenwohngruppen 110
Wohnungslosenhilfe 102, 133, 138, 149
Wohnungslosigkeit des Suchtkranken 148–151

Z

Zuhören 191–193
– aktives 191, 192
– Reflexionen 191
Zuversicht 196
Zwangsbehandlung 145
Zwangseinweisung 121, 148